本书获

2019年贵州省出版传媒事业发展专项资金

贵州出版集团有限公司出版专项资金

资　助

古籍整理之本草彩色药图系列·第二辑

食疗本草彩色药图

原 著 — 唐·孟诜

主 编 — 周 静　杨卫平

贵州出版集团
贵州科技出版社

图书在版编目(CIP)数据

食疗本草彩色药图 / 周静, 杨卫平主编. -- 贵阳: 贵州科技出版社, 2019.12（2025.1重印）
（古籍整理之本草彩色药图系列. 第二辑）
ISBN 978-7-5532-0816-9

Ⅰ. ①食… Ⅱ. ①周… ②杨… Ⅲ. ①食物本草-中国-图谱 Ⅳ. ①R281.5-64

中国版本图书馆CIP数据核字(2019)第271444号

食疗本草彩色药图
SHILIAOBENCAO CAISE YAOTU

出版发行	贵州出版集团 贵州科技出版社
地　　址	贵阳市中天会展城会展东路A座（邮政编码:550081）
网　　址	http://www.gzstph.com
出 版 人	熊兴平
经　　销	全国各地新华书店
印　　刷	北京兰星球彩色印刷有限公司
版　　次	2019年12月第1版
印　　次	2025年1月第2次
字　　数	342千字
印　　张	12
开　　本	889 mm×1194 mm　1/16
书　　号	ISBN 978-7-5532-0816-9
定　　价	95.00元

天猫旗舰店:http://gzkjcbs.tmall.com

古籍整理之本草彩色药图系列·第二辑
编委会

总 主 编 杨卫平 冯 泳
副总主编 云雪林 陈 芳 周 静 蒲 翔 杨碧仙
编　　委（按姓氏笔画排序）

王 嫣	云雪林	尹武燕	冯 泳	刘 冬
刘 明	刘顶鼎	刘绍欢	孙明玉	李 琼
李晓刚	李煦照	杨卫平	杨碧仙	宋胜武
陈 芳	陈天琪	周 静	周 慧	夏同珩
黄 敏	梅 颖	彭 芳	蒋志滨	覃海龙
蒲 翔				

《食疗本草彩色药图》编委会

主　编　周　静　杨卫平
副主编　刘绍欢　蒋志滨　李晓刚　彭　芳
编　委　（按姓氏笔画排序）
　　　　　　刘绍欢　李晓刚　杨卫平　周　静
　　　　　　周　慧　赵　丹　彭　芳　蒋志滨
　　　　　　覃拉拉　雷战霞　谭　芸

前言
FOREWORD

以药治病,历史悠久,我国人民使用中药防病治病的历史已绵延上千年。历代医家经过无数实践和努力,积累了大量的用药经验,为我们的防病治病提供了大量的原始资料。中华中医药学会曾经在华夏出版社的密切配合下,在全国范围内发起了"学经典,读名著"大型读书活动,希望通过对大量中医药经典文献的整理出版,达到传播我国悠久的传统文化和中医药知识的目的,以培养更多的优秀中医药人才,更好地促进中医药的发展和进步,为人类的健康事业做出贡献。

我国历代中医药典籍中,前人留下了大量的宝贵的文字材料。历史证明,要认真继承、应用和发扬中医药的理论知识,理应认真阅读"经典"。但是,由于历史原因,很多经典文献难免文字艰涩,且有些描述粗略,以致难窥中医药理论的全貌和细节,今人使用时颇有不便。

我们曾经在2015年对在中医药发展史上具有代表性的5本本草古籍著作进行过整理,并补充了现代相关研究成果和药物原植物的识别等内容,该丛书出版后产生了良好的社会效益。今年,我们再次选择5本具有较高临床实用价值的本草典籍进行整理,分别是《汤液本草》《食疗本草》《本草经解》《神农本草经读》和《本草备要》。内容设置有【古籍原文】【药物来源】【形态特征】【性味功效】【古方选录】【用法用量】【使用注意】【现代研究】等,并在每本书后设有中文药名索引、方剂名索引和药用植物、动物学名索引等,方便读者阅读和查询。

本丛书文字部分的编写以贵州中医药大学药学院的教师杨卫平、冯泳、陈芳、云雪林、周静、蒲翔、梅颖为主,同时还有"全国名老中医药专家邱德文传承工作室"的工作人员及其他中医药院校的教师、研究生、本科生等参与。彩色图片的筛选参考了大量的医药文献,具体的拍摄工作主要由杨卫平、刘绍欢、夏同珩、宋胜武、尹武燕等人完成。

古籍原文中涉及的部分药材如犀角、虎骨等,来源于国家珍稀保护动物,按照国家现行法律规定不能再使用,其中部分药材我们已在文中给出了可替代的药材名称。

本丛书立足于保留古代本草典籍的原貌,选择有价值的古代用方,并力求符合现代药物使用规范,具有内容丰富翔实、层次分明与文字通俗易懂、图文并茂等特点,可供中医药专业人士、学生及中医药爱好者使用。

本丛书在编写过程中,参考了国内外大量的医药文献,在此向所有参考文献的原作者表示谢意。

由于编者的学识水平有限,书中疏漏、不足之处在所难免,敬请广大读者批评和指正。

编　者
2019 年 11 月

目 录

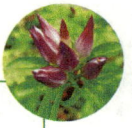

卷 上

1	盐	003
2	石燕	003
3	黄精	004
4	甘菊	005
5	天门冬	005
6	地黄（生地、干地黄）	006
7	薯蓣（山芋、山药）	006
8	白蒿（大籽蒿）	007
9	决明子	008
10	生姜	008
11	苍耳	009
12	葛根	010
13	栝楼（瓜蒌）	011
14	燕覆子（木通、八月札）	012
15	百合	012
16	艾叶	013
17	小蓟（刺儿菜）	014
18	恶食（恶实、牛蒡子）	015
19	海藻	015
20	昆布	016
21	紫菜（坛紫菜、甘紫菜）	016
22	船底苔	017
23	干苔	017
24	茴香（茴香、小茴香）	018
25	荠苨	018
26	蒟酱	019
27	青蒿	019
28	菌子（香蕈、香菇菌）	020
29	牵牛子	021
30	羊蹄	021
31	菰菜、菱首（茭瓜、茭白）	022
32	萹竹（萹蓄）	022
33	甘蕉（香蕉）	023
34	蛇莓	024
35	苦芙	024
36	槐实（槐角）	025
37	枸杞	025
38	榆荚	026
39	酸枣	027
40	木耳	027
41	桑	028
42	竹	028
43	吴茱萸	030
44	槟榔	031
45	栀子	031
46	芫荑	032
47	茗（茶）	033
48	蜀椒、秦椒（花椒）	033
49	蔓椒（猪椒、两面针）	034
50	椿	034
51	樗	035
52	郁李仁	036
53	胡椒	036
54	橡实	037
55	鼠李（牛李子）	037

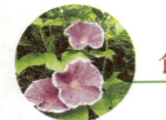

56	枳 椇	038
57	梨(榸)子	038
58	藕	039
59	莲 子	040
60	橘	040
61	柚	041
62	橙	042
63	干枣(大枣、红枣)	042
64	软枣(君迁子)	043
65	蒲桃(葡萄)	043
66	栗 子	044
67	覆盆子	045
68	芰实(菱实、菱角)	045
69	鸡头子(芡实)	046
70	梅实(乌梅)	046
71	木 瓜	047
72	楂子(木瓜)	047
73	柿	048
74	芋(芋头)	049
75	凫茨(荸荠)	049
76	茨菰(慈姑)	050
77	枇 杷	050
78	荔 枝	051
79	柑 子	052
80	甘 蔗	053
81	石蜜(白砂糖、糖霜)	053
82	沙糖(红糖)	054
83	桃人(桃仁)	054
84	樱 桃	055
85	杏	055
86	石 榴	056
87	梨	057
88	林檎(花红)	058
89	李(李子)	058
90	羊梅(杨梅)	059
91	胡桃(核桃)	060
92	藤梨(猕猴桃)	060
93	柰(苹果)	061
94	橄榄(橄榄)	062

卷 中

95	麝 香	065
96	熊	065
97	牛	066
98	牛 乳	067
99	羊	068
100	羊 乳	069
101	酥	070
102	酪	070
103	醍 醐	070
104	乳 腐	070
105	马	070
106	鹿	071
107	黄明胶(白胶)	073
108	犀 角	073
109	犬	074
110	麢羊(羚羊)	075
111	虎	075
112	兔	076
113	狸	077
114	獐	077
115	豹	078
116	猪	078
117	麋	079
118	驴	080
119	狐	081
120	獭	081
121	猯(貒)	082
122	野 猪	082
123	豺	083
124	鸡(乌鸡)	083
125	鹅	085
126	野鸭、白鸭	085
127	鹧 鸪	086
128	雁	086
129	雀	087

目 录

130	山鸡、野鸡	087
131	鹑（鹌鹑）	088
132	鸥	088
133	鸲鹆肉	089
134	慈鸦	089
135	鸳鸯	090
136	蜜（蜂蜜）	090
137	牡蛎	091
138	龟甲（龟板）	091
139	魁蛤（海蛤壳）	092
140	鳢鱼（乌鳢）	093
141	鲇、鳠	093
142	鲫鱼	093
143	鳝鱼（黄鳝）	094
144	鲤鱼	095
145	鲟鱼	095
146	猬	096
147	鳖（鳖甲）	096
148	蟹	097
149	乌贼鱼（乌贼干、海螵蛸）	097
150	鳗鲡鱼（鳗鱼）	098
151	鼍（扬子鳄）	099
152	鼋	099
153	鲛鱼（鲨鱼）	099
154	白鱼（红鳍鲌）	100
155	鳜鱼	101
156	青鱼	101
157	石首鱼（黄鱼）	101
158	嘉鱼	102
159	鲈鱼	102
160	鲎	102
161	时鱼（鲥鱼）	103
162	黄赖鱼	103
163	比目鱼（牙鲆）	103
164	鲚鱼	104
165	鲢鲐鱼（河豚）	104
166	鲸鱼	104
167	黄鱼（鳣鱼）	105
168	鲂鱼	105

169	牡鼠	105
170	蚌	106
171	车螯	106
172	蚶（瓦楞子）	107
173	蛏	107
174	淡菜	108
175	虾	108
176	蝮蛇	109
177	蛇蜕皮	110
178	蝮蛇	110
179	田螺	111
180	海月	111

卷 下

181	胡麻	115
182	白油麻	115
183	麻蕡（麻子仁、火麻仁）	116
184	饧糖（饴糖、胶饴）	117
185	大豆	117
186	薏苡仁（苡米、苡仁）	118
187	赤小豆	119
188	青小豆	119
189	酒	120
190	粟米（小米）	120
191	秫米	121
192	穬麦（穬麦蘖）	122
193	粳米	122
194	青粱米	123
195	白粱米	123
196	黍米	124
197	稷	124
198	小麦	124
199	大麦	125
200	曲（神曲）	126
201	荞麦	126
202	藊豆（扁豆）	127
203	豉（豆豉）	127

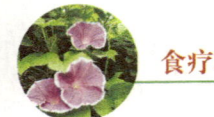

204	绿　豆 ……………………………………	128
205	白豆(豇豆) …………………………………	128
206	醋(酢酒) …………………………………	129
207	糯　米 ……………………………………	130
208	酱 …………………………………………	130
209	葵(冬葵) …………………………………	131
210	苋(苋菜) …………………………………	132
211	胡荽(芫荽、香菜) ………………………	132
212	邪蒿(香芹) ………………………………	133
213	同蒿(茼蒿) ………………………………	134
214	罗勒(零陵香) ……………………………	134
215	石胡荽(鹅不食草) ………………………	135
216	蔓菁(芜菁、大头菜) ……………………	136
217	冬　瓜 ……………………………………	136
218	濮瓜(冬瓜) ………………………………	137
219	甜　瓜 ……………………………………	138
220	胡瓜(黄瓜) ………………………………	138
221	越　瓜 ……………………………………	139
222	芥 …………………………………………	140
223	萝　卜 ……………………………………	140
224	菘菜(白菜、青菜) ………………………	141
225	荏子(白苏子) ……………………………	142
226	龙　葵 ……………………………………	143
227	苜　蓿 ……………………………………	144
228	荠(荠菜) …………………………………	144
229	蕨(蕨菜) …………………………………	145
230	翘摇(紫云英) ……………………………	145
231	蓼子(蓼实) ………………………………	146
232	葱(葱白) …………………………………	146
233	韭(韭菜) …………………………………	147
234	薤(薤白) …………………………………	148
235	荆　芥 ……………………………………	149
236	莙荙(甜菜) ………………………………	149
237	紫　苏 ……………………………………	150
238	鸡苏(水苏) ………………………………	150
239	香菜(香薷) ………………………………	151
240	薄　荷 ……………………………………	152
241	秦荻梨 ……………………………………	152
242	瓠子(葫芦) ………………………………	153
243	大　蒜 ……………………………………	153
244	小　蒜 ……………………………………	154
245	胡葱(洋葱) ………………………………	154
246	莼　菜 ……………………………………	155
247	水　芹 ……………………………………	156
248	马齿苋 ……………………………………	156
249	落苏(茄) …………………………………	157
250	蘩蒌 ………………………………………	158
251	鸡肠草 ……………………………………	159
252	白苣(莴苣、莴笋) ………………………	159
253	落　葵 ……………………………………	160
254	堇菜(如意草) ……………………………	160
255	蕺菜(鱼腥草) ……………………………	161
256	马芹子(孜然) ……………………………	162
257	芸薹(油菜) ………………………………	162
258	雍　菜 ……………………………………	163
259	波稜(菠菜) ………………………………	164
260	苦　荬 ……………………………………	164
261	鹿角菜 ……………………………………	165
262	萻苉 ………………………………………	165
263	附　余 ……………………………………	166

中文药名索引 …………………………………… 167
方剂名索引 ……………………………………… 173
药用植物、动物学名索引 ……………………… 176

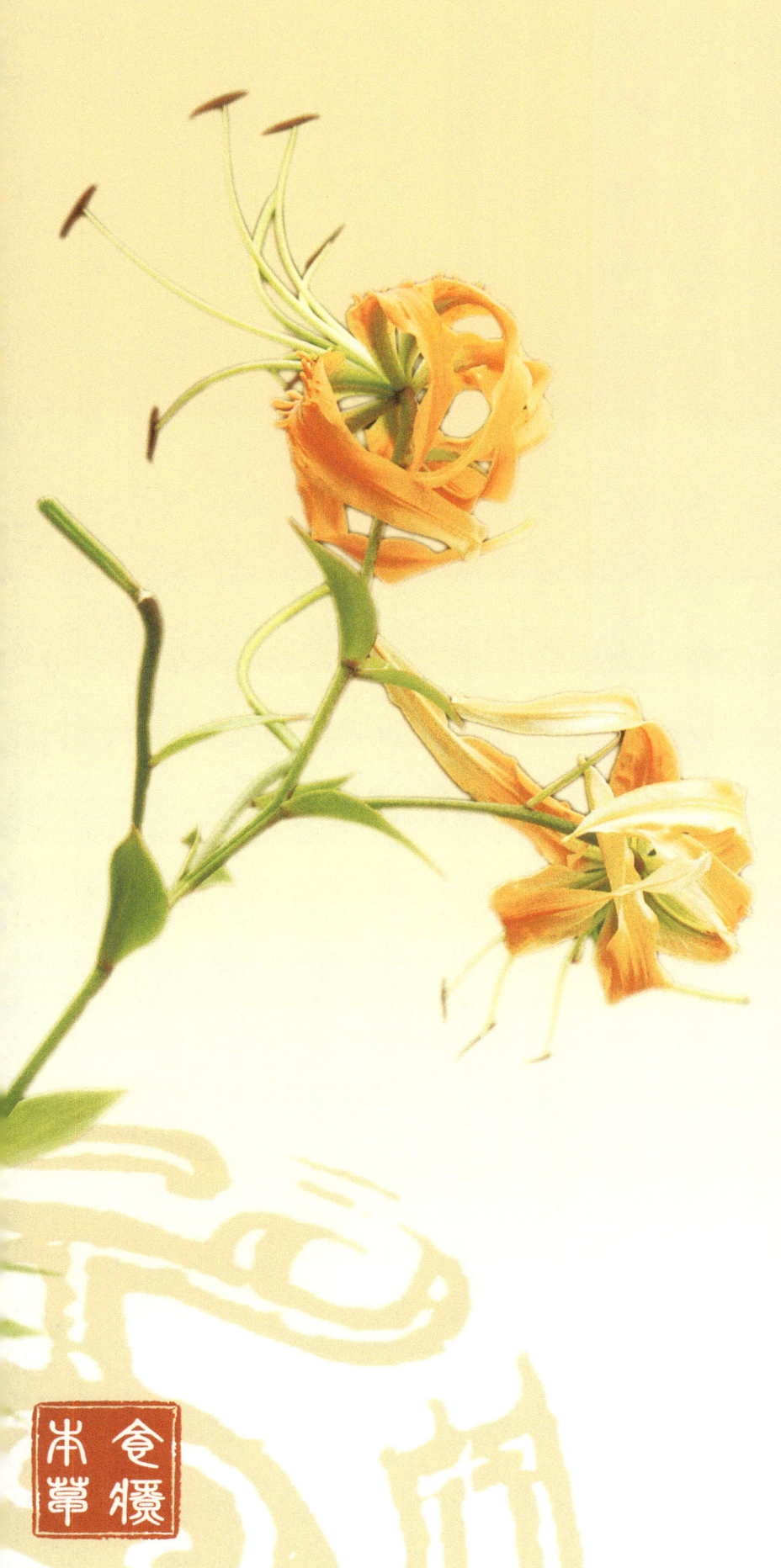

卷上

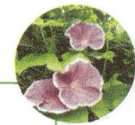

1 盐

【古籍原文】蠷螋尿疮：盐三升，水一斗，煮取六升，以绵浸汤，淹疮上。

又，治一切气及脚气：取盐三升，蒸，候热分裹；近壁脚踏之，令脚心热。

又，和槐白皮蒸用，亦治脚气，夜夜与之良。

又，以皂荚两梃，盐半两，同烧令通赤，细研。夜夜用揩齿。一月后，有动者齿及血䘌齿，并瘥，其齿牢固。

【药物来源】为海水或盐井、盐池、盐泉中的盐水经煎、晒而成的结晶体。

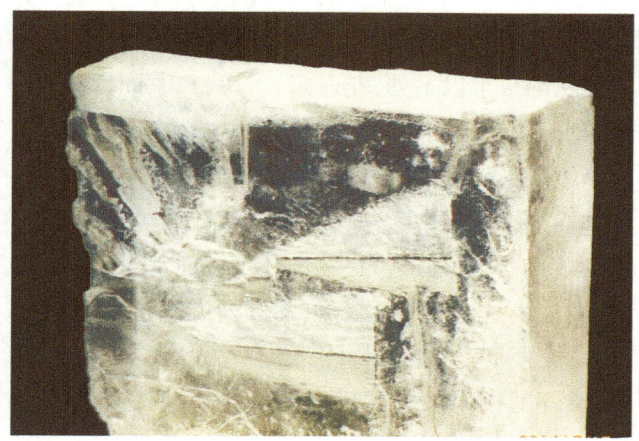

【形态特征】药材为立方体、长方体或不规则多菱形晶体。纯净者，无色透明；通常呈白色或灰白色，半透明。具玻璃样光泽。体较重、质硬，易砸碎。气微，味咸，置空气中易潮解。能溶于水，不溶于乙醇。

【性味功效】味咸，性寒。涌吐，清火，凉血，解毒，软坚，杀虫，止痒。

【古方选录】《仁斋直指方》姜盐饮：盐一两，生姜半两（切）。用法：上同炒，令色变，以童尿二盏，煎一盏，分为二，温服。主治：干霍乱，欲吐不吐，欲泻不泻，痰壅腹胀。

【用法用量】内服：沸汤融化，0.9～3 g；作催吐用，9～18 g，宜炒黄。外用适量，炒热熨敷；或水化点眼、漱口、洗疮。

【使用注意】咳嗽、口渴者慎服，水肿者忌服。

【现代研究】含氯化钠、氯化镁、硫酸镁、硫酸钠、硫酸钙及不溶物质等。有利尿、催吐等作用。

2 石燕

【古籍原文】在乳穴石洞中者，冬月采之，堪食。余月采者只堪治病，不堪食也。食如常法。

又，治法：取石燕二十枚，和五味炒令熟，以酒一斗，浸三日，即每夜卧时饮一两盏，随性多少也。甚能补益，能吃食，令人健力也。

【药物来源】为古生代腕足类石燕子科动物中华弓石燕 Cyrtiospirifer sinensis（Graban）及弓石燕 Cyrtiospirifer sp. 等多种近缘动物的化石。

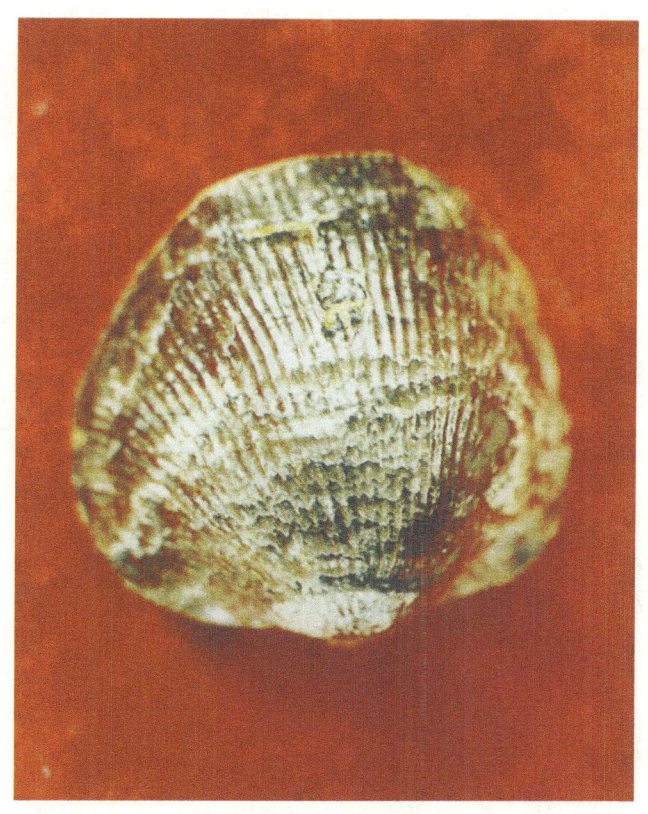

【形态特征】药材略呈肾形而扁，长2～3 cm，宽1.5～4 cm。表面青灰色至土棕色，两面中央隆起，具银杏叶般的纹理。质坚如石，不易破碎。气微，味淡。

【性味功效】味甘、咸，性凉。除湿热，利小便，退目翳。

【古方选录】《疯门全书》画眉丹：石燕一对（火煅，醋淬三四次），黄丹二钱。用法：共研末，姜汁调搽二眉根上，眉自复生。主治：麻风眉毛脱落。

【用法用量】煎服，3～9 g；或磨汁服，1.5～3 g。外用适量,水磨点眼;或研末搽。

【使用注意】体虚、无湿热者及孕妇慎服。

【现代研究】含碳酸钙、二氧化硅及少量磷等。

3　黄　精

【古籍原文】饵黄精,能老不饥。其法:可取瓮子去底,釜上安置令得,所盛黄精令满;密盖,蒸之。令气溜,即暴之。第二遍蒸之亦如此。九蒸九暴。凡生时有一硕,熟有三四斗。蒸之若生,则刺人咽喉。暴使干,不尔朽坏。

其生者,若初服,只可一寸半,渐渐增之。十日不食,能长服之,止三尺五寸。服三百日后,尽见鬼神。饵必升天。根、叶、花、实,皆可食之。但相对者是,不对者名偏精。

【药物来源】为百合科植物黄精 Polygonatum sibiricum Red. 或多花黄精 Polygonatum cyrtonema Hua 等的干燥根茎。

【形态特征】①黄精:多年生草本。高 50～90 cm。

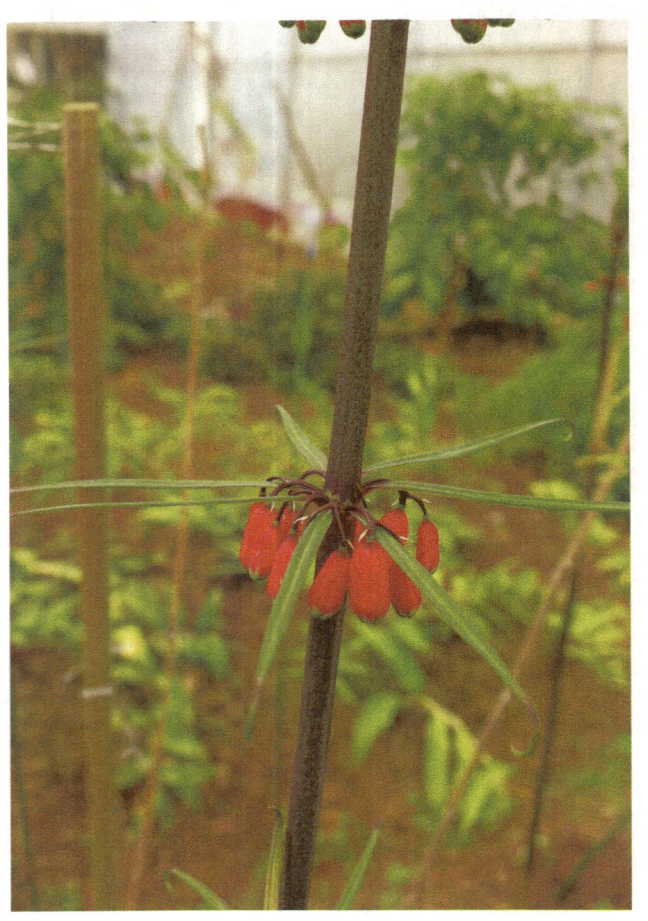

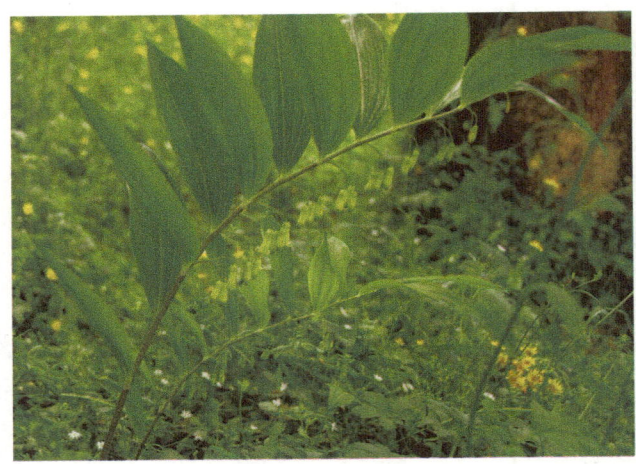

根茎横走,圆柱状,结节膨大。叶轮生,无柄;每轮 4～6 片,叶片条状披针形,先端渐尖并卷曲。花腋生,下垂,2～4 朵成伞形花丛;基部有膜质小苞片;花被筒状,白色至淡黄色,裂片 6 片;雄蕊着生在花被筒状的一半以上处,花丝短;子房长 3 mm,花柱长 5～7 mm。浆果球形,成熟时黑色。

②多花黄精:多年生草本,高 45～60 cm。地下根茎横走,肥大肉质,黄白色,有数个茎痕,少数须根。茎直立,圆柱形,单一。叶无柄,通常 4～5 片轮生,叶片线状披针形至线形,先端渐尖或卷曲。花腋生,总花梗下垂;花 2 朵,白色,先端 6 齿裂;雄蕊 6 枚,雌蕊 1 枚。浆果球形。花期 4—6 月,果期 5—8 月。

【性味功效】味甘,性平。补气养阴,健脾、润肺、益肾。

【古方选录】《太平圣惠方·卷三十三》蔓菁子散:蔓菁子一斤(以水淘净),黄精二斤(和蔓菁子水蒸九次)。用法:上药,捣细罗为散。每服空心以粥饮调二钱,日午晚食后,以温水再调服。主治:眼昏暗不明。

【用法用量】煎服,10～15 g,鲜品 30～60 g;或入丸、散,熬膏。外用适量,煎汤洗、熬膏涂或浸酒搽。

【使用注意】中寒泄泻、痰湿痞满气滞者禁服。

【现代研究】含多糖,有黄精低聚糖 A、B、C 等;皂苷类成分,有黄精皂苷 A、B,薯蓣皂苷,毛地黄皂苷等;黄酮类成分,有芹菜黄素等。有降血压、降血糖、降血脂、延缓衰老、抗病原微生物等作用。

4 甘 菊

【古籍原文】平。其叶正月采,可作羹。茎,五月五日采。花,九月九日采。

并主头风目眩、泪出,去烦热,利五脏。野生苦菊不堪用。

【药物来源】为菊科植物菊 Dendranthema morifolium (Ramat.) Tzvel. 的头状花序。

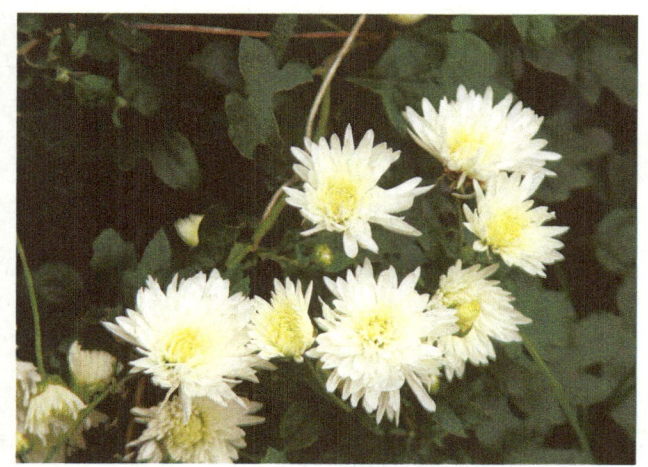

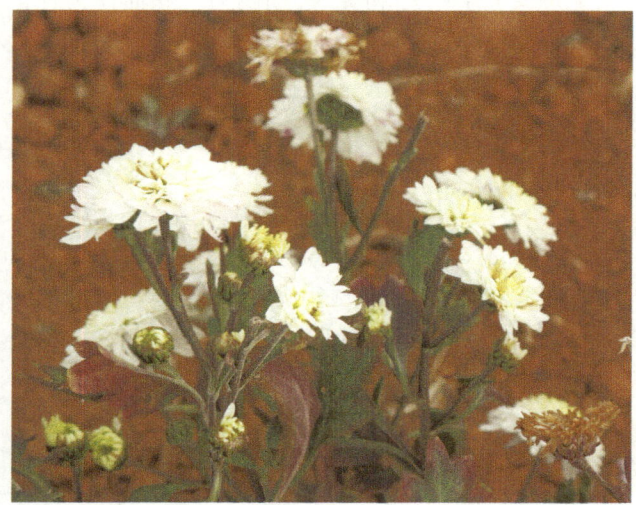

【形态特征】多年生草本,高60～150 cm。茎直立,分枝或不分枝,被柔毛。叶互生,有短柄;叶片卵形至披针形,羽状浅裂或半裂,基部楔形,下面被白色短柔毛。头状花序大小不一,单个或数个集生于茎枝顶端;总苞片多层,外层绿色,被柔毛;舌状花白色、红色、紫色或黄色。瘦果不发育。花期9—11月。

【性味功效】味辛、甘、苦,性微寒。疏风清热,平抑肝阳,清肝明目,解毒消肿。

【古方选录】《太平惠民和剂局方》菊睛丸:甘菊花四两,巴戟(去心)一两,苁蓉(酒浸,去皮,炒,切,焙)二两,枸杞子三两。用法:上为细末,炼蜜为丸,如梧桐子大。每服三十丸至五十丸,温酒或盐汤下,空心食前服。主治:肝肾不足,眼目昏暗。

【用法用量】煎服,10～15 g;或入丸、散;或泡茶。外用适量,煎水洗或捣烂敷。

【使用注意】气虚胃寒、食减泄泻者慎用。

【现代研究】含龙脑、樟脑、菊油环酮等挥发油成分,糖类,氨基酸等。有解热、降血压、消炎、抗菌等作用。

5 天门冬

【古籍原文】补虚劳,治肺劳,止渴,去热风。

可去皮心,入蜜煮之,食后服之。若曝干,入蜜丸尤佳。亦用洗面,甚佳。

【药物来源】为百合科植物天门冬 Asparagus cochinchinensis (Lour.) Merr. 的干燥块根。

【形态特征】多年生攀缘草本,全体光滑无毛。块根肉质,丛生,长椭圆形或纺锤形,灰黄色。茎细,扭曲,多分枝,具棱;叶状枝簇生,扁平,先端刺针状。花1～3朵簇生叶腋,下垂,单性,雌雄异株;花被片6片;雄蕊6枚,花药呈丁字形;子房3室,柱头3裂。浆果球形,熟时红色,种子1粒。

【性味功效】味甘、苦,性寒。滋阴润燥,清肺降火。

【古方选录】《明医指掌》天门冬丸:天门冬一两,阿胶、甘草、炒杏仁、贝母、茯苓各半两。用法:研细末,

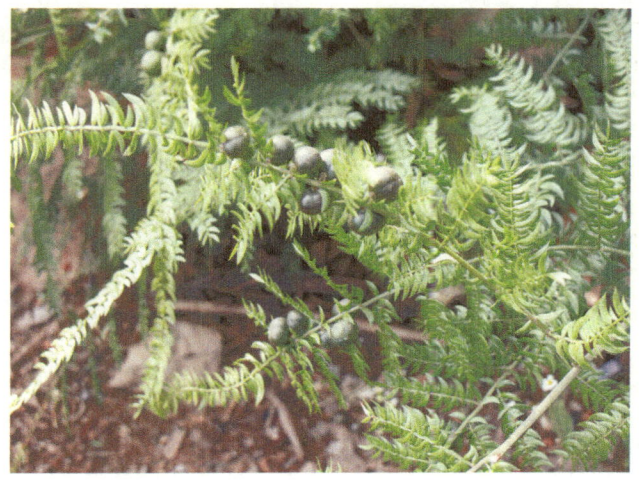

炼蜜为丸,弹大,每次一丸,含化。主治:阴虚火旺致咯血吐血。

【用法用量】煎服,6～15 g;熬膏;或入丸、散。外用适量,鲜品捣敷或捣烂绞汁涂。

【使用注意】虚寒泄泻及风寒咳嗽者禁服。

【现代研究】含天冬呋甾醇寡糖苷 Asp-Ⅳ、Asp-Ⅴ、Asp-Ⅵ、Asp-Ⅷ,甲基原薯蓣皂苷,伪原薯蓣皂苷,寡糖Ⅰ～Ⅶ,天冬多糖 A、B、C、D 等,以及瓜氨酸、丝氨酸、苏氨酸等。有镇咳、祛痰、平喘、抗菌、杀灭孑孓、降血糖、延缓衰老等作用。

6 地黄(生地、干地黄)

【古籍原文】微寒。以少蜜煎,或浸食之;或煎汤,或入酒饮,并妙。

生则寒,主齿痛,唾血,折伤。叶可以羹。

【药物来源】为玄参科植物地黄 Rehmannia glutinosa Libosch 的块根。

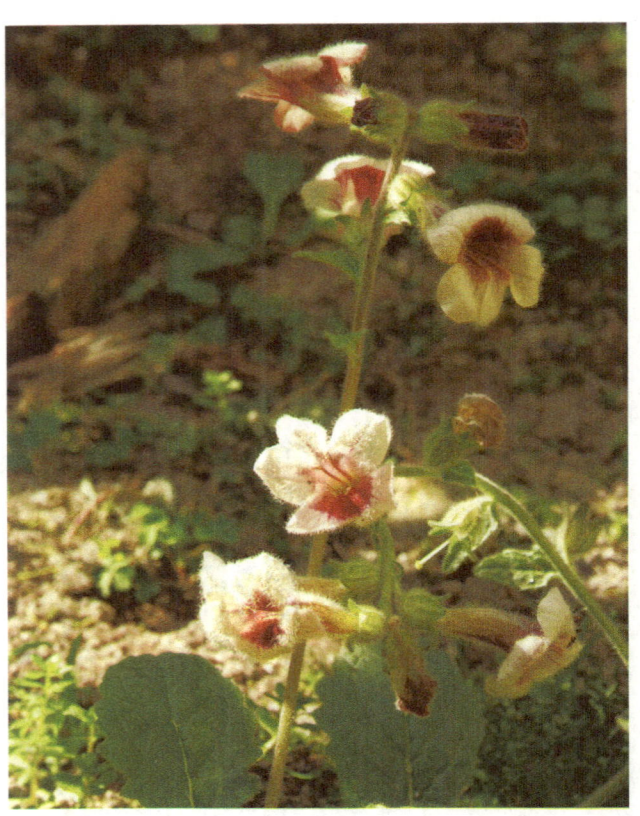

【形态特征】多年生草本植物,高 10～40 cm,全株被灰白色长柔毛及腺毛。根肥厚肉质,呈块状、圆柱形或纺锤形。茎直立。根生叶丛生;叶片倒卵形或长椭圆形;茎生叶较基生叶小。总状花序;花萼钟形,花冠宽阔,紫红色或淡紫红色;雄蕊4枚,2枚强;子房上位,卵形,2室,花柱头膨大。蒴果卵形或卵圆形,上有宿存花柱,外有宿存花萼。种子多数。

【性味功效】味甘,性寒。清热凉血,养阴生津。

【古方选录】《普济方》地黄益母草汤:生地黄汁半碗,益母草汁半碗。用法:上药各取半盏,同煎至七分,日三五服。主治:妇人血伤不止,兼赤白带下。

【用法用量】煎服,10～30 g;捣汁或熬膏。外用适量,捣烂敷或取汁涂搽。

【使用注意】胃虚食少、脾虚有湿者慎服。

【现代研究】含梓醇、二氢梓醇、乙酰梓醇、地黄苷、桃叶珊瑚苷、筋骨草苷、β-谷甾醇,以及多种氨基酸和糖类等。有免疫调节、降血糖、促进造血、止血、降血压、抗骨质疏松、抗胃溃疡等作用,对脑缺血及神经衰弱具有保护作用。

7 薯蓣(山芋、山药)

【古籍原文】治头疼,利丈夫,助阴力。和面作馎饦,则微动气,为不能制面毒也。熟煮和蜜,或为汤煎,

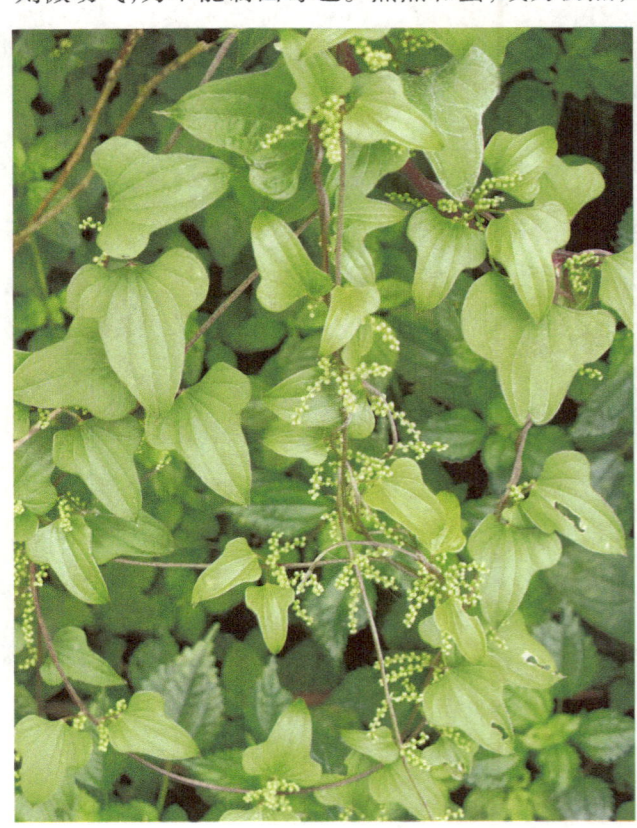

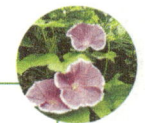

或为粉,并佳。干之入药更妙也。

【药物来源】为薯蓣科植物薯蓣 Dioscorea opposita Thunb. 的根茎。

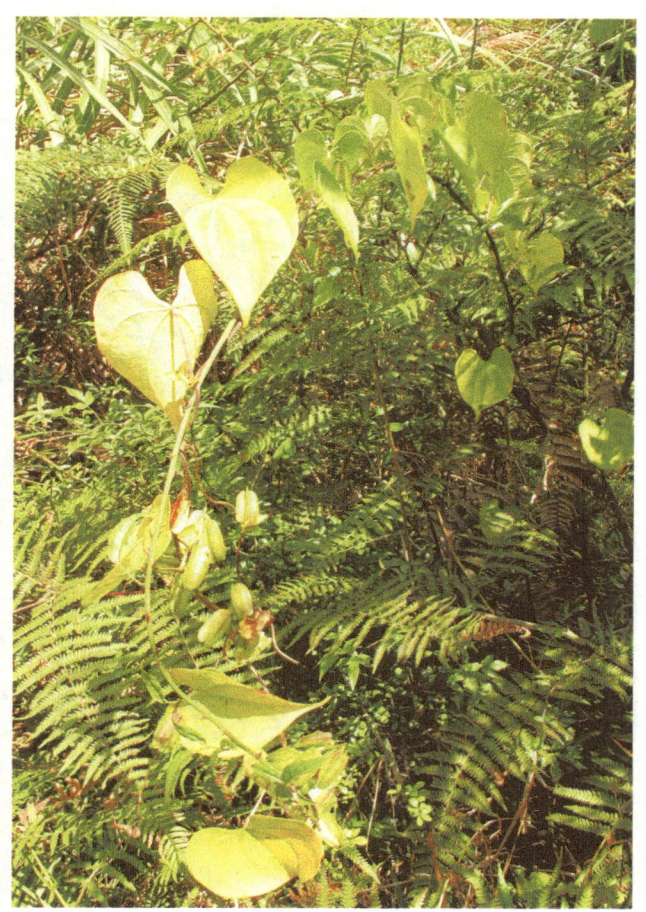

【形态特征】缠绕草质藤本。块茎长圆柱形,垂直生长,长可达 1 m。茎新鲜时断面白色,富黏性;干后白色粉质。茎通常带紫红色,右旋,无毛。单叶,在茎下部的互生,中部以上的对生;叶片变异大,卵状三角形至宽卵状戟形;叶腋内常有珠芽(零余子)。雌雄异株。雄花序为穗状花序,雄蕊 6 枚;雌花序为穗状花序。蒴果三棱状扁圆形或三棱状圆形。种子四周有膜质翅。

【性味功效】味甘,性平。补脾养胃,生津益肺,补肾涩精。

【古方选录】《圣济总录·卷四十三》山芋丸:山芋、白术各一两,人参三分。用法:上三味,捣罗为细末,煮白面糊为丸,如小豆大,每服三十丸,空心食前温米饮下。主治:脾胃虚弱,不思饮食。

【用法用量】煎服,15~30 g,大剂量 60~250 g;或入丸、散。外用适量,捣敷。补阴,宜生用;健脾止泻,宜炒黄用。

【使用注意】湿盛中满或有实邪、积滞者禁服。

【现代研究】含淀粉(16%~30%)、鞣质、糖蛋白(成分为多糖和蛋白质)、多酚氧化酶、胆甾醇、麦角甾醇、β-谷甾醇、甘露聚糖、尿囊素、多巴胺、山药碱、植酸、槭素、氨基酸等。有增强免疫力、降血糖、降血脂、抗氧化、抗衰老等作用。

8 白蒿(大籽蒿)

【古籍原文】寒。春初此蒿前诸草生。捣汁去热黄及心痛。其叶生挼,醋淹之为菹,甚益人。又,叶干为末,夏日暴水痢,以米饮和一匙,空腹服之。

子:主鬼气,末和酒服之良。又,烧淋灰煎,治淋沥疾。

【药物来源】为菊科植物大籽蒿 Artemisia sieversiana Ehrhart ex Willd. 的全草。

【形态特征】一年或二年生草本,高 50~150 cm。主

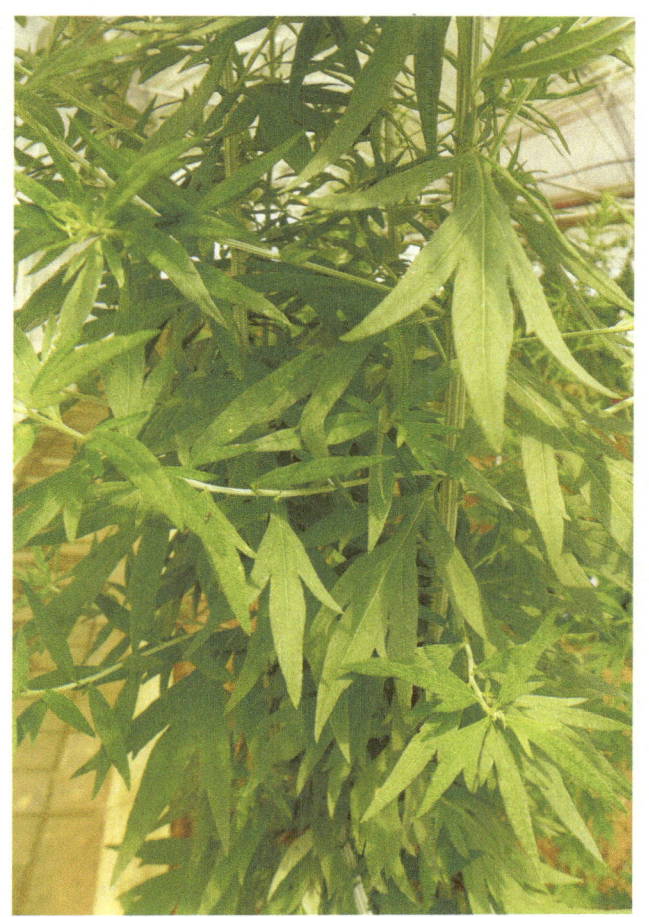

根单一，狭纺锤形。茎枝被白毛，多分枝，下部稍木质化。叶互生；叶片二至三回羽状深裂或全裂；茎上部叶羽状分裂或不分裂，近无柄。头状花序多数，半球形或近球形，在分枝上排成总状或复总状花序；总苞片密被白毛；小花皆为管状，黄色，表面有腺点。瘦果长圆形。

【性味功效】味苦、甘，性凉。清热利湿，凉血止血。

【现代用方】《中国民族药志》：大籽蒿30 g，洪连25 g，蒂达25 g。用法：共研细粉，每次3～6 g，每日3次。主治：肺部疾病、气喘咳嗽、咽喉肿痛。

【用法用量】煎服，10～15 g，鲜品加倍；或捣汁；或研末。

【现代研究】地上部分含白蒿素、洋艾内酯、洋艾素、大籽蒿素、芝麻素、黄酮类化合物及精油等。有消炎，体外抑制金黄色葡萄球菌、大肠杆菌等作用。

9 决明子

【古籍原文】平。叶：主明目，利五脏，食之甚良。

子：主肝家热毒气，风眼赤泪。每日取一匙，挼去尘埃，空腹水吞之。百日后，夜见物光也。

【药物来源】为豆科植物决明 Cassia tora L. 的干燥成熟种子。

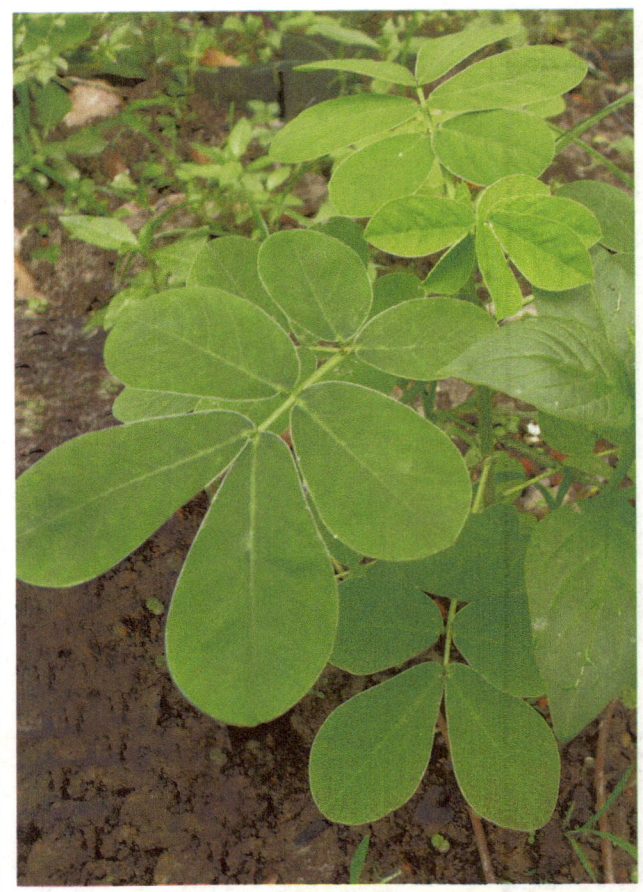

【形态特征】一年生半灌木状草本，高1～2 m。羽状复叶，叶柄无腺体；小叶3对，膜质；托叶线形；叶片倒卵形或倒卵状长圆形，顶端钝而有小尖头，基部渐狭。花通常2朵生于叶腋；萼片5片，卵形或卵状长圆形；花黄色；花瓣5片；雄蕊10枚；子房线状。果纤细，被疏柔毛。种子多数，菱形，灰绿色，有光泽。

【性味功效】味苦、甘、咸，性微寒。清热明目，润肠通便。

【古方选录】《太平圣惠方》决明子散：决明子、地肤子、细辛、白芷、桂心、车前子各三两，柏子仁、防风各二两。用法：上药捣罗为散，每于空心及晚食前以温酒调下二钱。主治：眼昏暗。

【用法用量】煎服，6～15 g，大剂量可用至30 g；或研末；或泡茶饮。外用适量，研末调敷。

【使用注意】脾胃虚寒及便溏者慎服。

【现代研究】含大黄酚、大黄素、大黄素甲醚、大黄酸、橙黄决明素、美决明子素、决明苷、硬脂酸、棕榈酸、油酸、亚油酸等。有降血压、降血脂、保肝、泻下、抗菌、抗血小板凝集、抗氧化活性等作用。

10 生姜

【古籍原文】温。去痰下气。多食少心智。八九月食，伤神。

除壮热，治转筋，心满。食之除鼻塞，去胸中臭气，通神明。

又，冷痢：取椒烙之为末，共干姜末等分，以醋和面作小馄饨子，服二七枚。先以水煮，更稀饮中重煮。出，停冷吞之。以粥饮下，空腹，日一度作之良。

谨按：止逆，散烦闷，开胃气。

又，姜屑末和酒服之，除偏风。汁作煎，下一切结实冲胸膈恶气，神验。

又，胃气虚，风热，不能食：姜汁半鸡子壳，生地黄汁少许，蜜一匙头，和水三合，顿服立差。

又，皮寒，（姜）性温。又，姜汁和杏仁汁煎成

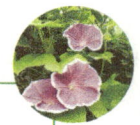

【性味功效】味辛，性微温。解表散寒，温中止呕，化痰止咳，解鱼蟹毒。

【古方选录】《金匮要略》生姜半夏汤：半夏半升，生姜汁一升。用法：上二味，以水三升，煮半夏取三升，内生姜汁，煮取一升半，小冷。分四服，日三，夜一服，止，停后服。主治：病人胸中似喘不喘，似呕不呕，似哕不哕，心中愦愦然无奈者。

【用法用量】煎服，3～10 g；或捣汁冲。外用适量，捣敷；或炒热熨；或绞汁调搽。

【使用注意】阴虚内热及实热证禁服。

【现代研究】含α-姜烯、β-檀香萜醇、β-水芹烯、6-姜辣素、3-姜辣素、4-姜辣素、生姜酚、姜醇、姜烯酮、姜酮、天冬氨酸、谷氨酸、丝氨酸等。有镇静，保肝，利胆，解热，镇痛，镇吐，兴奋血管运动中枢、呼吸中枢和心脏，消炎，抗菌，抗惊厥，抗氧化，抗溃疡，抗血小板聚集等作用。

11 苍 耳

【古籍原文】温。主中风、伤寒头痛。

又，丁肿困重，生捣苍耳根、叶，和小儿尿绞取

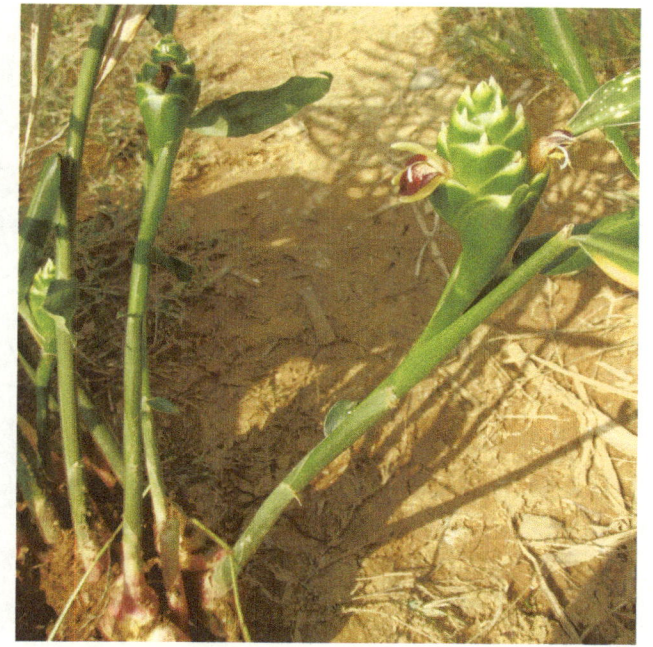

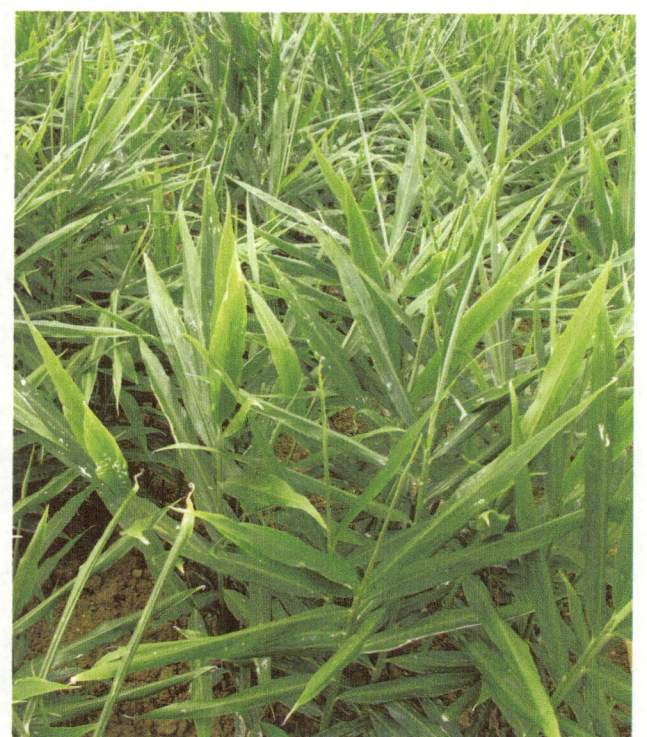

煎，酒调服，或水调下，善下一切结实冲胸膈。

【药物来源】为姜科植物姜 Zingiber officinale Rosc. 的新鲜根茎。

【形态特征】多年生草本，高40～100 cm。根肉质，扁圆横走，分枝。叶互生，2列，无柄，叶鞘抱茎，叶片披针形，光滑无毛，叶舌膜质。花茎自根茎抽出，穗状花序，椭圆形；苞片绿白色，花冠黄绿色。蒴果。花期7—8月。

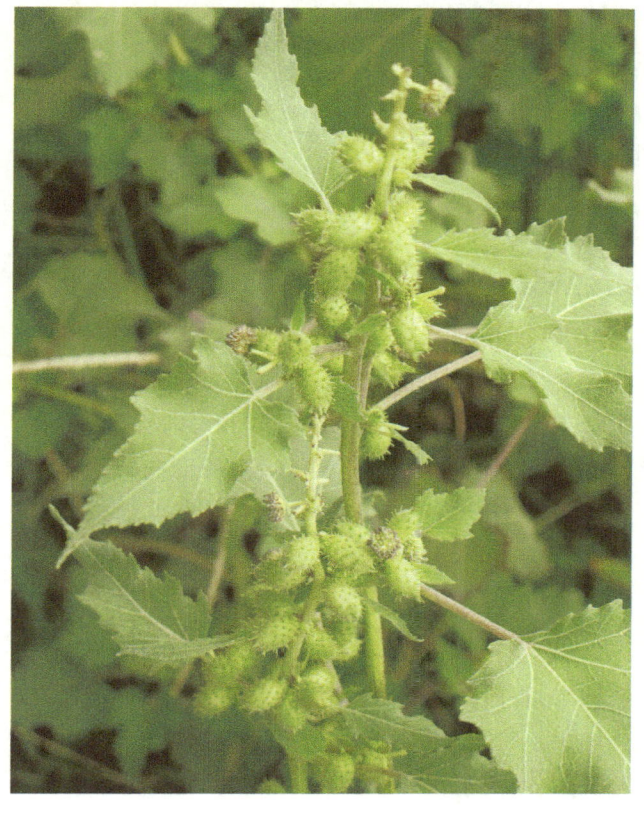

汁,冷服一升,日三度,甚验。

拔丁肿根脚。

又,治一切风:取嫩叶一石,切,捣和五升麦蘖,团作块,于蒿、艾中盛二十日,状成曲。取米一斗,炊作饭。看冷暖,入苍耳麦蘖曲,作三大升酿之。封一十四日成熟。取此酒,空心暖服之,神验。封此酒可两重布,不得全密,密则溢出。

又,不可和马肉食。

【药物来源】为菊科植物苍耳 Xanthium sibiricum Patrin ex Widder 的干燥成熟带总苞的果实。

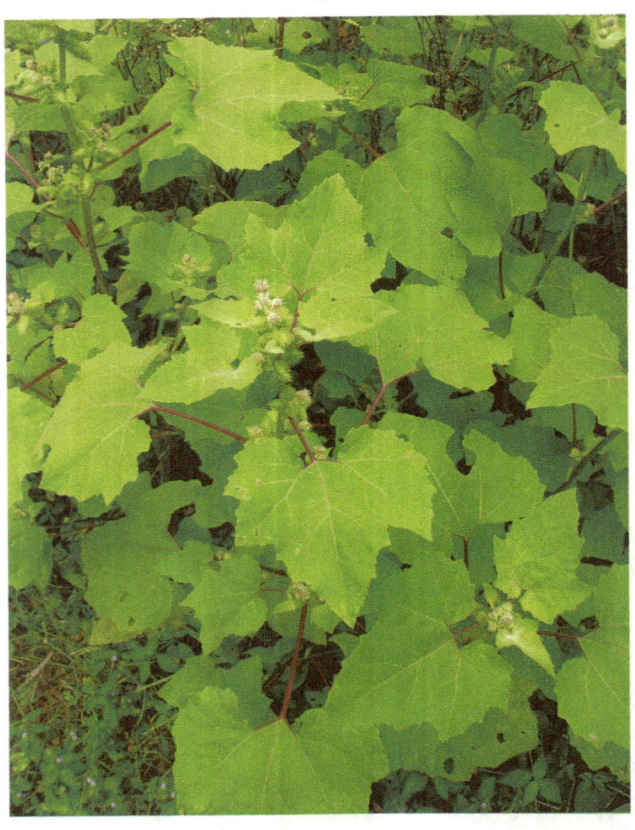

【形态特征】一年生草本,高 20～90 cm。根纺锤状。茎直立,粗糙或被毛。叶三角状卵形或心形。雄性头状花序球形,雌性头状花序椭圆形,内层总苞片结合成囊状,在瘦果成熟时变坚硬,外面疏生具钩状刺。瘦果 2 个,倒卵形。

【性味功效】味辛、苦,性温;有毒。散风寒,通鼻窍,祛风湿,止痒。

【古方选录】《济生方》苍耳散:辛夷仁半两,苍耳子二钱半,香白芷一两,薄荷叶半钱。用法:上并晒干,为细末。每服二钱,用葱、茶清食后调服。主治:鼻渊,鼻流浊涕不止。

【用法用量】煎服,3～10 g;或入丸、散。外用适量,捣敷;或煎水洗。

【使用注意】本品有毒,剂量过大可致中毒。轻者表现为全身乏力、精神萎靡、食欲不振、恶心呕吐、腹痛腹泻或便秘,继则出现头昏头痛、嗜睡或烦躁不安、心率增快或减慢、低热出汗,或出现轻度黄疸、肝大;严重者昏迷抽搐、休克、尿闭、胃肠道大量出血,呼吸、循环或肾功能衰竭而死亡。

【现代研究】含棕榈酸、硬脂酸、油酸、亚油酸、苍术苷、绿原酸、蜡醇等。有降血糖、降血压、镇痛、消炎、抗微生物、抗氧化等作用,小剂量兴奋呼吸,大剂量则抑制。

12 葛 根

【古籍原文】蒸食之,消酒毒。其粉亦甚妙。

【药物来源】为豆科植物野葛 Pueraria lobata (Willd.) Ohwi 的根。

【形态特征】多年生落叶藤本,长达 10 m。块根圆柱状,肥厚。茎基部粗壮,上部多分枝。三出复叶;顶生小叶柄较长,叶片菱状圆形,侧生小叶较小,斜卵形;托叶盾状着生,卵状长椭圆形。总状花序腋生或顶生,花冠蓝紫色或紫色;萼钟状,萼齿 5 枚;旗瓣近圆形或卵圆形,翼瓣狭椭圆形,龙骨瓣较翼瓣稍长;雄蕊 10 枚,二体;子房线形,花柱弯曲。荚果线形。种子卵圆形。

【性味功效】味甘、辛,性凉。解肌退热,生津止渴,透疹,升阳止泻,通经活络,解酒毒。

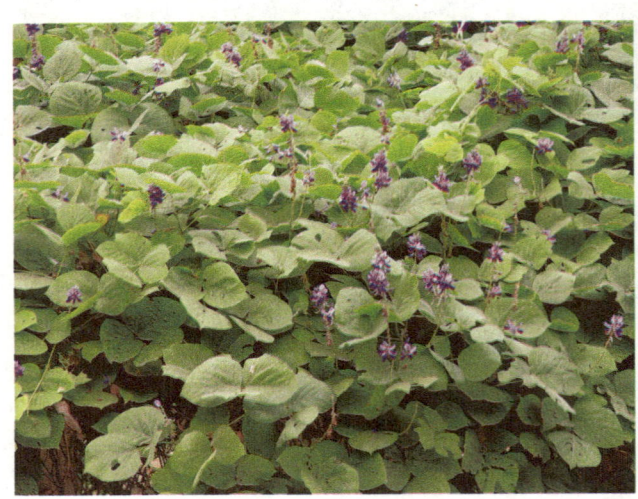

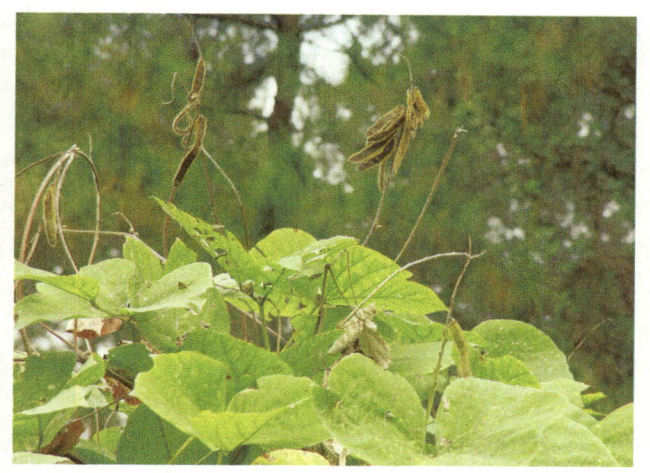
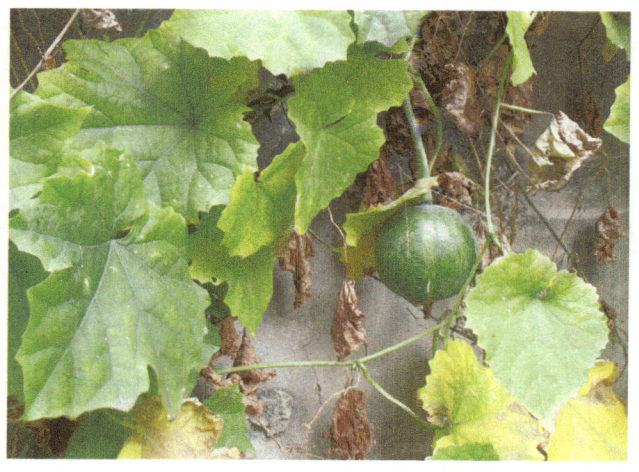

【古方选录】《外科精义》葛根牛蒡子散：葛根、牛蒡子、管仲、甘草、豆豉各五钱。用法：上件共为细末，每服三钱，用水调服。主治：时毒头面肿赤。

【用法用量】煎服，10～15 g；或捣汁。外用适量，捣敷。解表、透疹、生津宜生用，止泻多煨用。

【现代研究】含黄酮类成分，如葛根素、黄豆苷元、黄豆苷、黄豆苷元8-O-芹菜糖(1-6)葡萄糖苷等，香豆素类，如6,7-二甲基香豆素、6-牻牛儿基-7,4'-二羟基香豆素等。有解热、降血压、降血糖、降血脂、抗氧化、抗缺氧、抗肿瘤、抗血小板凝集、抗心律失常、抗心肌缺血、改善微循环等作用。

13 栝楼（瓜蒌）

【古籍原文】子：下乳汁。

又，治痈肿：栝楼根苦酒中熬燥，捣筛之。苦酒和，涂纸上，摊贴。服金石人宜用。

【药物来源】为葫芦科植物栝楼 *Trichosanthes kirilowii* Maxim. 的干燥成熟果实（瓜蒌），或成熟果皮

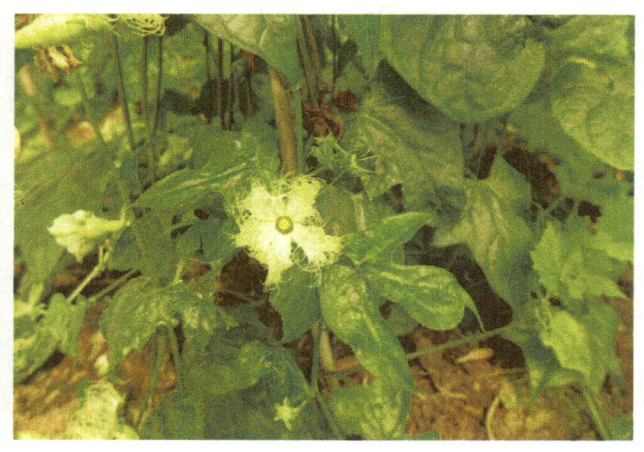

（瓜蒌皮），或成熟种子（瓜蒌子），或块根（天花粉）。

【形态特征】多年生草质藤本，长达10 m。块根肥厚。茎攀缘，表面有浅纵沟；卷须腋生。叶互生；叶片近圆形或近心形。花单性，雌雄异株。雄花排列成总状花序；萼筒状，萼片5片；花冠白色，先端细裂成流苏状；雄蕊3枚；雌花单生；子房下位，柱头3深裂。瓠果卵圆形至广椭圆形，熟时橙黄色，光滑。种子多数，扁平，长方形或阔卵形。

【性味功效】瓜蒌：味甘、微苦，性寒。清热涤痰，宽胸散结，润燥滑肠。瓜蒌皮：味甘，性寒。清热化痰，利气宽胸。瓜蒌子：味甘，性寒。润肺化痰，润肠通便。天花粉：味甘、微苦，性微寒。清热泻火，生津止渴，消肿排脓。

【古方选录】《金匮要略》栝楼薤白半夏汤：栝楼实一枚（捣），薤白三两，半夏半斤，白酒一斗。用法：上药同煮取四升，温服一升，日三服。主治：胸痹不得卧，心痛彻背者。《外科发挥》瓜蒌子汤：薏苡仁四钱，桃仁、牡丹皮、瓜蒌仁各二钱。用法：水二盅，煎八分，食前并空腹。主治：产后恶露不尽，或经后瘀血停滞肠胃作痛。《普济方》独胜散：天花粉，不拘多少，为细末。用法：每服一钱，蜜汤调下，无时。主治：小儿久嗽，咯唾鲜血。

【用法用量】煎服，9～20 g；或入丸、散。外用适量，捣敷。

【使用注意】脾胃虚寒、便溏及寒痰、湿痰者慎服。反乌头，不宜同用。

【现代研究】栝楼含正三十四烷酸，富马酸，琥珀酸，栝楼萜二醇，丝氨酸蛋白酶A、B及甾醇等。有祛

痰、耐缺氧、抑制血小板聚集、改善微循环、抗心肌缺血、抗心律失常、抗溃疡、抗菌、抗癌、抗衰老等作用。天花粉含天花粉蛋白、多糖等。有致流产、抗早孕、抗癌、抗人类免疫缺陷病毒、降血糖等作用。

14 燕覆子（木通、八月札）

【古籍原文】平。右主利肠胃，令人能食。下三焦，除恶气。和子食更良。江北人多不识此物，即南方人食之。

又，主续五脏音声及气，使人足气力。

又，取枝叶煮饮服之，治卒气奔绝。亦通十二经脉。其茎为通草，利关节拥塞不通之气。今北人只识通草，而不委子功。其皮不堪食。煮饮之，通妇人血气。浓煎三、五盏，即便通。

又，除寒热不通之气，消鼠瘘、金疮、踒折。煮汁酿酒妙。

【药物来源】为木通科植物木通 Akebia quinata (Thunb.) Decne、三叶木通 Akebia trifoliate (Thunb.) Koidz. 或白木通 Akebia trifoliate (Thunb.) Koidz. var australis (Diels) Rehd 的干燥藤茎（木通）、成熟果实（八月札）。

【形态特征】木通：落叶木质藤本，长 3～15 m。掌状复叶，小叶片 5 片；倒卵形或椭圆形，先端圆，常微凹至具一细短尖，基部圆形或楔形，全缘。短总状花序腋生；花单性，雌雄同株；花序基部着生 1～2 朵雌花，上部着生密而较细的雄花；花被片 3 片；雄花具雄蕊 6 枚；雌花较大，有离生雌蕊 2～13 枚。果肉质，浆果状，长椭圆形。种子多数，长卵形而稍扁。

【性味功效】木通：味苦，性寒。利尿通淋，清心除烦，通经下乳。八月札：味微苦，性平。疏肝和胃，活血止痛，软坚散结，利小便。

【古方选录】《医宗必读》通心散：木通、连翘各三钱。用法：水盅半，灯心十茎，煎八分服。主治：心经有热，唇焦面赤，小便不通。

【现代用方】《四川中药志》（1979 年）：八月札 30 g，小茴香 12 g。用法：水煎服。主治：中寒腹痛、疝痛。

【用法用量】木通：煎服，3～6 g；或入丸、散。八月札：煎服，15～30 g。

【使用注意】滑精、气虚、津伤口渴者及孕妇慎服。

【现代研究】木通含白桦脂醇、齐墩果酸、常春藤皂苷元、木通皂苷、木通苯乙醇苷 B、豆甾醇、β-谷甾醇、胡萝卜苷、肌醇、蔗糖及钾盐等。有消炎、利尿、抗菌、抗血栓等作用。

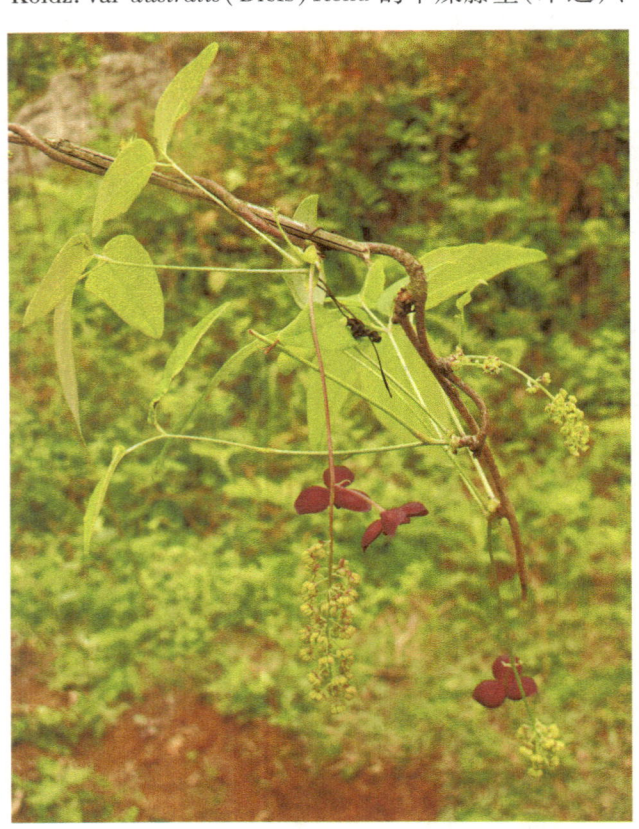

15 百合

【古籍原文】平。主心急黄，蒸过，蜜和食之。作粉尤佳。红花者名山丹，不甚良。

【药物来源】为百合科植物百合 Lilium brownii F. E. Brown var. viridulum Baker、卷丹 Lilium lancifolium Thunb. 或细叶百合 Lilium pumilum DC. 的肉质鳞叶。

【形态特征】百合：多年生草本，高 70～150 cm。茎上有紫色条纹，无毛。鳞茎球形，白色。叶散生，具短柄；上部叶常小于中部叶，叶片倒披针形至倒卵形，先端急尖，基部斜窄。花 1～4 朵，喇叭形，有香味；花被片 6 片，倒卵形；雄蕊 6 枚，前弯，花丝具柔毛，花药椭圆形，花粉粒红褐色；子房长柱形，花柱无毛，柱头 3 裂。蒴果长圆形，有棱。种子多数。

【性味功效】味甘，性寒。养阴润肺，清心安神。

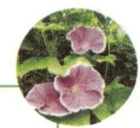

卷 上
JUAN SHANG

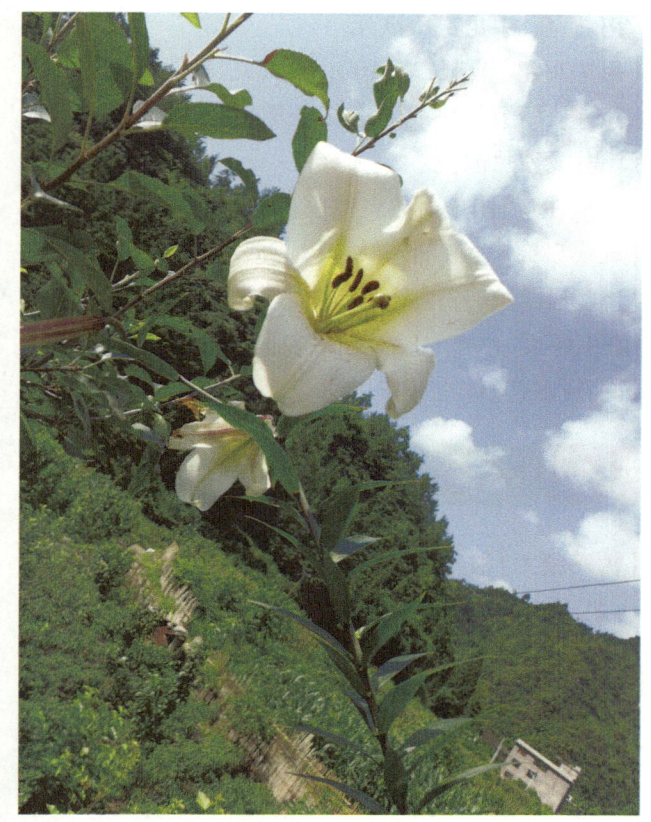

一丸,食后临卧细嚼,姜汤咽下,噙化尤佳。主治:咳嗽不已,或痰中有血。

【用法用量】煎服,6~12 g;或入丸、散;亦可蒸食、煮粥。外用适量,捣敷。

【使用注意】风寒咳嗽及中寒便溏者禁服。

【现代研究】百合含岷江百合苷 A、D,26－O－β－D－吡喃葡萄糖基－奴阿皂苷元－3－O－α－L－吡喃鼠李糖基－(1→2)－β－D－吡喃葡萄糖苷,百合皂苷,去乙酰百合皂苷及少量秋水仙碱等。有镇咳、平喘、祛痰、镇静催眠、抗缺氧、抗疲劳、抗氧化、抗应激性损伤、增强免疫力等作用。

16 艾 叶

【古籍原文】干者并煎者,金疮,崩中,霍乱;止胎漏。春初采,为干饼子,入生姜煎服,止泻痢。三月三日,可采作煎,甚治冷。若患冷气,取熟艾面裹作馄饨,可大如弹子许。

艾实:又治百恶气,取其子,和干姜捣作末,蜜丸如梧子大,空心三十丸服,以饭三五匙压之,日再服。

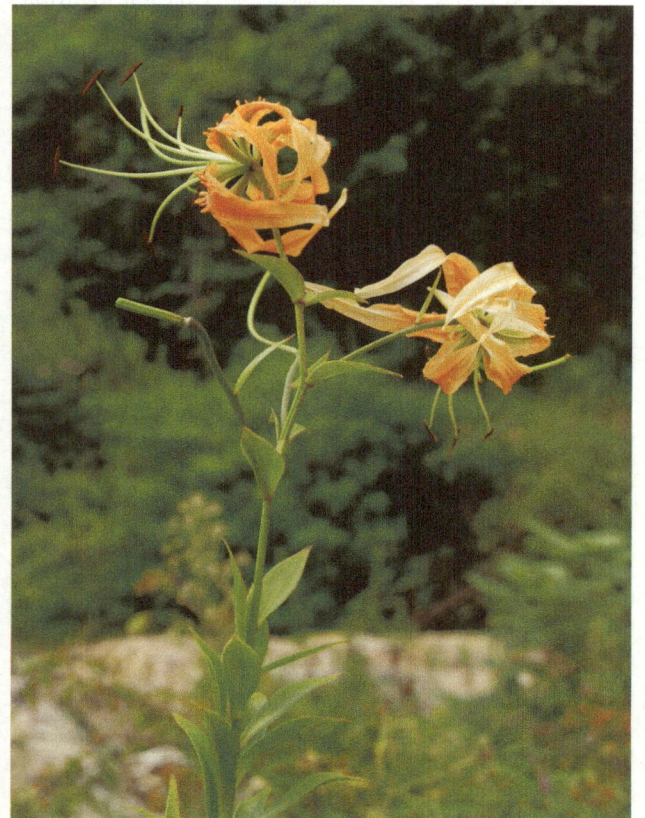

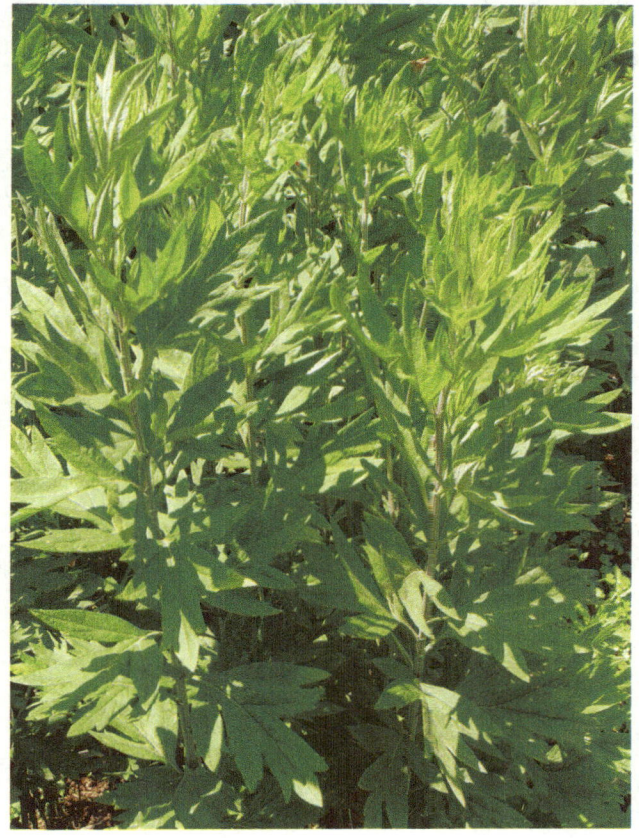

【古方选录】《济生》百花丸:款冬花、百合(焙,蒸)等分。用法:上为细末,炼蜜为丸,如龙眼大。每服

其鬼神速走出,颇消一切冷气。田野之人与此方相宜也。

又,产后泻血不止,取干艾叶半两炙熟,老生姜半两,浓煎汤,一服便止,妙。

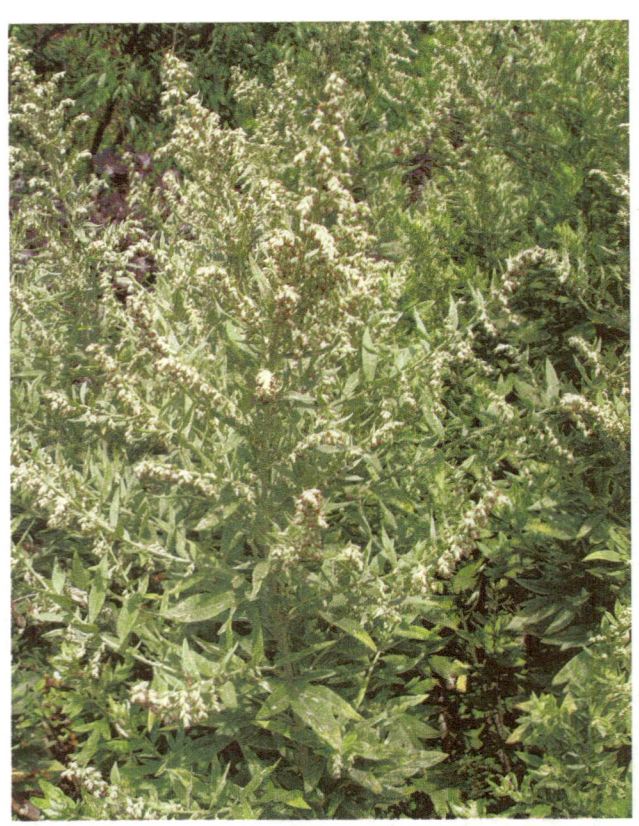

【药物来源】为菊科植物艾 Artemisia argyi Levl. et Vant. 的干燥叶。

【形态特征】多年生草本,高50~120 cm。全株密被白色茸毛。叶互生,下部叶在花期枯萎;中部叶卵状三角形或椭圆形;叶片羽状或浅裂,侧裂片约2对,上面被蛛丝状毛,有白色密或疏腺点,下面被白色或灰色密茸毛;上部叶渐小,三裂或不分裂,无柄。头状花序多数,排列成复总状;总苞片4~5层,边缘膜质,背面被绵毛;花带红色;外层雌性,内层两性。瘦果无毛。

【性味功效】味辛、苦,性温;有小毒。温经止血,散寒止痛;外用祛湿止痒。

【古方选录】《圣济总录》艾叶汤:生艾叶(捣,绞取汁)一盏,阿胶(炙令燥)半两,蜜一合。用法:上三味,取艾叶汁一盏,入阿胶及蜜一合,煎取一盏,去滓。分为二服,温温服之。主治:妊娠卒下血不止,胎上逼心,手足逆冷欲死。

【用法用量】煎服,3~10 g;或入丸、散;或捣汁。外用适量,捣绒作炷或制成艾条熏灸;或捣敷;或煎水熏洗;或炒热温熨。

【使用注意】阴虚血热者慎服。

【现代研究】含桉油精、香叶烯、α-蒎烯、β-蒎烯、樟脑、异龙脑、柠檬烯、羊齿烯酮、异泽兰黄素等。有镇咳、平喘、祛痰、止血、镇痛、利胆、兴奋子宫、消炎、抗菌、抗过敏休克等作用。

17 小蓟(刺儿菜)

【古籍原文】根:主养气。取生根叶,捣取自然汁,服一盏,立佳。又,取菜煮食之,除风热。

根:主崩中。又,女子月候伤过,捣汁半升服之。

叶:只堪煮羹食,甚除热风气。

又,金创血不止,挼叶封之即止。

夏月热,烦闷不止,捣叶取汁半升,服之立瘥。

【药物来源】为菊科植物刺儿菜 Cirsium setosum (Willd.) MB. 的地上部分。

【形态特征】多年生草本。根状茎长。茎直立,高

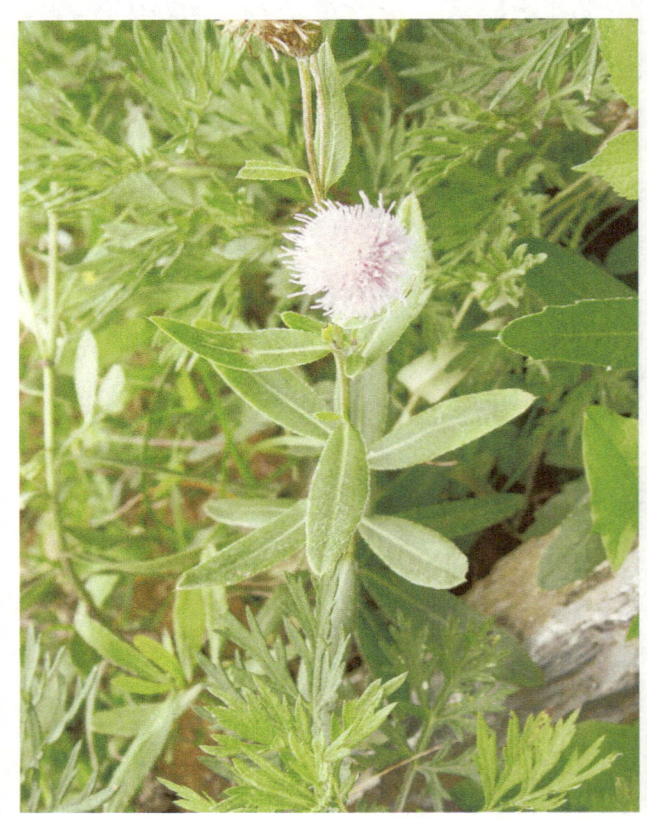

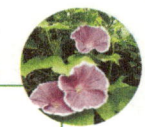

30～80 cm。基生叶花期枯萎，下部叶和中部叶椭圆形或椭圆状披针形。头状花序单生于茎端，雌雄异株。瘦果椭圆形或长卵形，略扁平。

【性味功效】味甘、苦，性凉。凉血止血，散瘀解毒消痈。

【古方选录】《玉机微义》引《济生》小蓟饮子：生地黄、小蓟根、通草、滑石、山栀仁、蒲黄（炒）、淡竹叶、当归、藕节、甘草各等分。用法：上咀嚼，每服半两，水煎，空心服。主治：下焦结热，尿血成淋。

【用法用量】煎服，5～10 g；鲜品可至30～60 g；或捣汁饮服。外用适量，捣敷。

【使用注意】虚寒出血及脾胃虚寒者禁服。

【现代研究】含芦丁、蒙花苷、原儿茶酸、绿原酸、咖啡酸及蒲公英甾醇等。有促凝血、止血、抗菌等作用。

18 恶食（恶实、牛蒡子）

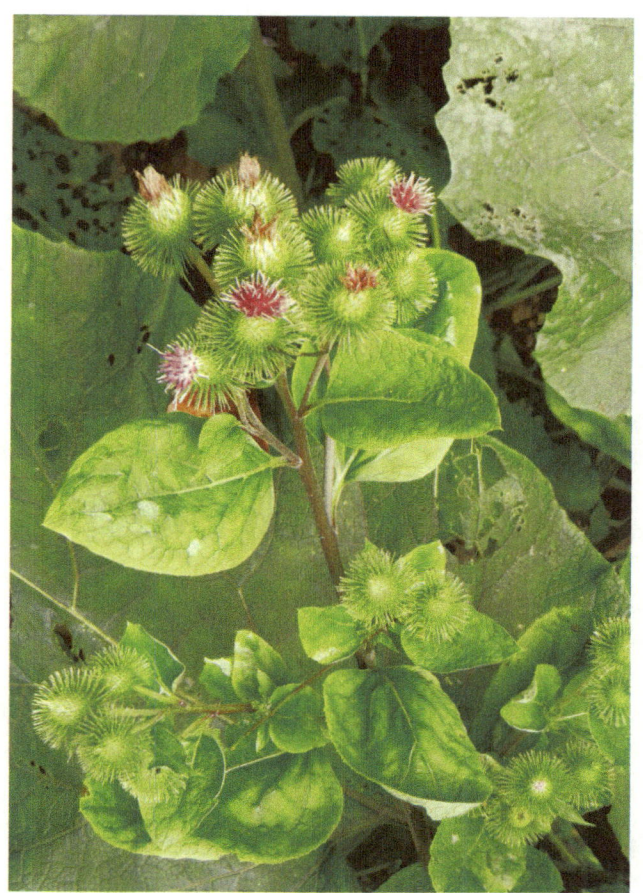

【古籍原文】根，作脯食之良。

热毒肿，捣根及叶封之。

杖疮、金疮，取叶贴之，永不畏风。

又瘫缓及丹石风毒，石热发毒。明耳目，利腰膝，则取其子末之，投酒中浸经三日，每日饮三两盏，随性多少。

欲散支节筋骨烦热毒，则食前取子三七粒，熟按吞之，十服后甚良。

细切根如小豆大，拌面作饭煮食，尤良。

又，皮毛间习习如虫行，煮根汁浴之。夏浴慎风。却入其子炒过，末之如茶，煎三七，通利小便。

【药物来源】为菊科植物牛蒡 *Arctium lappa* L. 的干燥成熟果实。

【形态特征】二年生草本，高1～2 m。根粗壮，肉质，圆锥形。茎直立，上部多分枝，带紫褐色，有纵条棱。基生叶大形，丛生；茎生叶互生；叶片长卵形或广卵形。头状花序簇生，着生于枝端，排列成伞房状；花小，红紫色；花冠先端5浅裂；雄蕊5枚，花药黄色；子房下位，柱头2裂。瘦果长圆形或长圆状倒卵形，灰褐色。

【性味功效】味辛、苦，性寒。疏散风热，宣肺透疹，解毒利咽。

【古方选录】《圣济总录》启关散：恶实（炒）、甘草（生）各一两。用法：上为散，每服二钱匕，水一盏，煎六分，旋含之，良久咽下。主治：风热客搏上焦，悬痈肿痛。

【用法用量】煎服，5～10 g；或入散剂。外用适量，煎汤含漱。

【使用注意】脾虚便溏者忌服。

【现代研究】含牛蒡苷，牛蒡醇A～F及H，花生酸，硬脂酸，挥发油，等等。有解热、利尿、降血糖、抗肿瘤、抗菌和抗病毒等作用。

19 海藻

【古籍原文】主起男子阴气，常食之，消男子㿉疾。南方人多食之，传于北人。北人食之，倍生诸病，更不宜矣。瘦人，不可食之。

【药物来源】为马尾藻科植物海蒿子 *Sargassum pallidum* (Turn.) C. Ag. 或羊栖菜 *Sargassum fusiforme* (Harv.) Setch. 的藻体。

【形态特征】①海蒿子：藻体褐色，高30～100 cm。固着器盘状，主干多单生，圆柱形，两侧有羽状分枝。藻叶初生叶披针形，边缘具疏锯齿；次生叶线形、披针形、倒卵形或羽状分裂；叶腋间丝状叶小枝末端多具气囊。生殖托单生或总状排列于生殖小枝上，圆柱形。

②羊栖菜：藻体黄褐色，肥厚多叶，高20～50 cm。固着器为圆柱形假根状，长短不一。气囊球形、纺锤形或梨形等。生殖托圆柱状，钝尖，有柄，单条或偶有分枝，丛生于小枝或叶腋间。

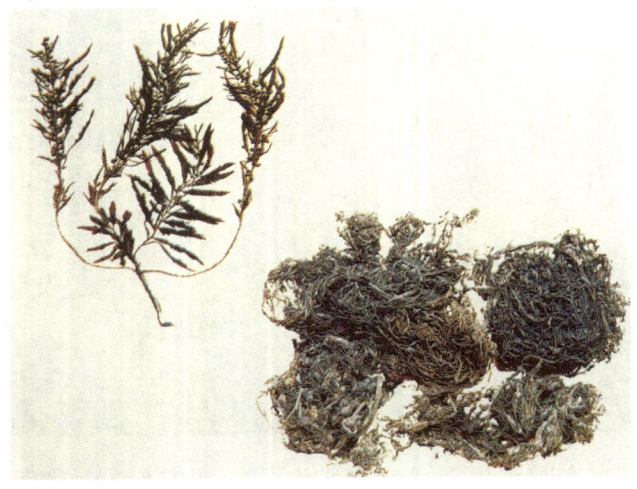

【性味功效】味苦、咸，性寒。消痰软坚散结，利水消肿。

【古方选录】《校注妇人良方》海藻散坚丸：海藻、昆布各二两，小麦四两（醋煮炒干），柴胡二两，龙胆草二两。用法：上为末，炼蜜为丸，桐子大，每服二三十丸，临卧白汤送下，并嚼化咽之。主治：肝经瘿瘤。

【用法用量】煎服，5～15 g；或入丸、散。外用适量，研末敷或捣敷。

【使用注意】脾胃虚寒者忌服。反甘草，不宜同用。

【现代研究】含羊栖菜多糖A、B、C，海藻多糖，碘、钾等多种微量元素，以及多种氨基酸，等等。有降血压、降血脂、免疫调节、抗凝血、抗肿瘤、抗感染等作用。

20 昆 布

【古籍原文】下气，久服瘦人。无此疾者，不可食。海岛之人爱食，为无好菜，只食此物。服久，病亦不生。遂传说其功于北人。北人食之，病皆生，是水土不宜尔。

【药物来源】为海带科植物海带 Laminaria japonica Aresch. 或翅藻科植物黑昆布 Ecklonia kurome Okam. 的叶状体。

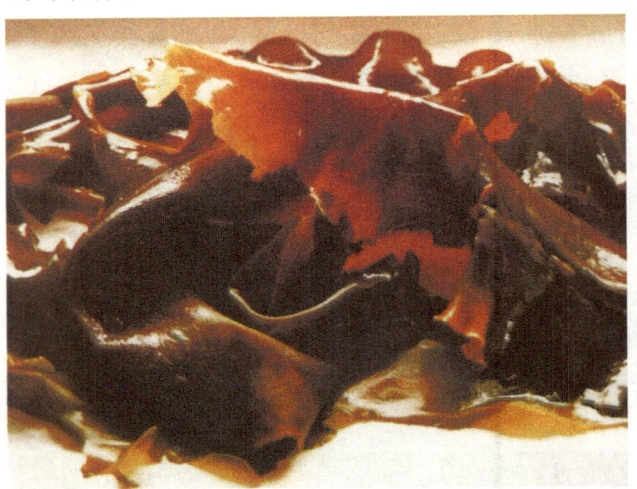

【形态特征】①海带：藻体褐色，长带状，革质，长2～6 m。固着器假根状；柄部粗短圆柱形。叶片宽大长带状，单条或深裂成掌状，中间为中带部，厚2～5 mm，中带部两缘较薄有波状皱褶。

②黑昆布：藻体黄褐色，高30～100 cm。柄部圆柱形，光滑不分枝。叶片单条或羽状、复羽状分枝，边缘有锯齿。

【性味功效】味咸，性寒。消痰软坚散结，利水消肿。

【古方选录】《外台秘要》引《广济方》昆布丸：昆布二两（洗去咸汁），通草一两，羊靥二具（炙），海蛤一两（研），马尾海藻一两（洗去咸汁）。用法：上五味，蜜丸如弹子大。细细含咽汁。忌生菜、热面、炙肉、蒜、笋。主治：气瘿，胸膈满塞，咽喉项颈渐粗。

【用法用量】煎服，5～15 g；或入丸、散。

【使用注意】脾胃虚寒者慎服。

【现代研究】含多糖、氨基酸、挥发油及碘等。有镇咳、降血压、降血糖、降血脂、增强免疫力、抗凝血、抗肿瘤、抗辐射等作用。

21 紫菜（坛紫菜、甘紫菜）

【古籍原文】下热气，多食胀人。若热气塞咽喉，煎汁饮之。此是海中之物，味犹有毒性。凡是海中菜所以有损人矣。

【药物来源】为红毛菜科植物坛紫菜 Porphyra haitanensis T. J. Chang et B. F. Zheng 或甘紫菜 Porphyra tenera Kjellm. 的叶状体。

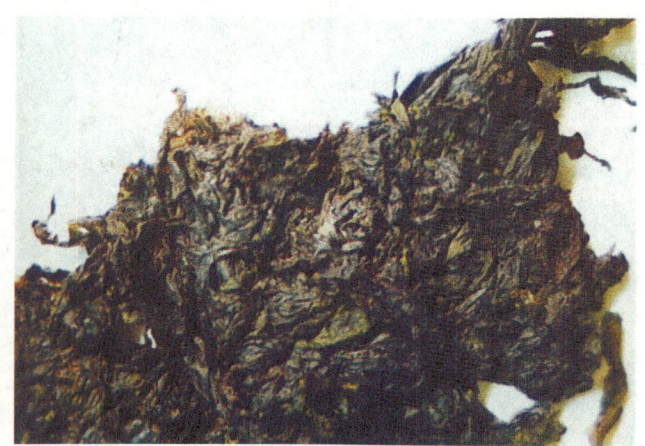

【形态特征】①坛紫菜：藻体紫红色，片状，膜质，长披针形，高 12～28 cm，宽 3～5 cm。基部心形、圆形或楔形，边缘稍有褶皱或无。藻体单层，局部双层。边缘有不规则的锯齿。雌雄同体或异体。

②甘紫菜：藻体紫、紫红色或蓝紫色，膜质，片状，长椭圆形、披针形或不规则卵圆形，高 20～60 cm，宽 10～30 cm。基部楔形、心脏形或圆形，边缘稍有波状皱褶。切面观营养细胞，单层，含一星状色素体。雌雄同株。

【性味功效】味甘、咸，性寒。化痰软坚，利咽，止咳，养心除烦，利水除湿。

【现代用方】《中国药用海洋生物》：甘紫菜 15 g，决明子 15 g。用法：煎服。主治：高血压。

【用法用量】煎服 15～30 g。

【使用注意】不宜多食。

【现代研究】坛紫菜含蛋白质，糖，脂肪，胡萝卜素，维生素 B_1、B_2、C，烟酸，钙，磷，铁，碘等，还含异松油烯、胆碱、磷脂、叶黄素、藻红蛋白等。甘紫菜含脂多糖，维生素 B_{12}，砷，核黄素，烟酸，硫辛碱，胆碱，丙氨酸，谷氨酸，天冬氨酸，$β$-胡萝卜素、$α$-胡萝卜素、叶黄素、玉蜀黍黄质、藻红蛋白、藻青蛋白、缬草酸、甲酸及脂类等。有降血压、降血脂、降血糖、延缓衰老、抗肿瘤、抗辐射等作用。

22 船底苔

【古籍原文】冷，无毒。治鼻洪，吐血，淋疾，以炙甘草并豉汁浓煎汤，旋呷。

又，主五淋，取一团鸭子大，煮服之。

又，水中细苔，主天行病，心闷，捣绞汁服。

【药物来源】为丝藻科植物软丝藻 Ulothrix flacca（Dillw.）Thuret 的丝状藻体。

【形态特征】藻体鲜绿色或暗绿色，质软，为一不分枝的丝状体，外形很像丛绿绒毛，丝直径 10～25 μm。细胞短而宽，但藻体下部的细胞则较长。基部的几个细胞向下延伸形成固着器以附着于基质上。细胞单核，色素体环绕在细胞内四周胞壁的内面。淀粉核 1～3 个。孢子囊直径 50 μm 左右。

【性味功效】味咸，性寒。清热利水，化痰止咳。

【现代用方】《中国药用海洋生物》：软丝藻、蛎菜、车前子各 15 g。用法：煎服。主治：水肿，小便不利。

【用法用量】煎服，9～15 g。

23 干 苔

【古籍原文】味咸，寒（一云温）。主痔，杀虫，及霍乱呕吐不止，煮汁服之。

又，心腹烦闷者，冷水研如泥，饮之即止。

又，发诸疮疥，下一切丹石，杀诸药毒。不可多食，令人痿黄，少血色。

杀木蠹虫，内木孔中。但是海族之流，皆下丹石。

【药物来源】为石莼科植物浒苔 Enteromorpha prolifera（Muell.）J. Ag.、条浒苔 E. clathrata（Roth）Grev、扁浒苔 E. compressa（L.）Grev 或缘管浒苔 E. linza（L.）J. Ag. 等的藻体。

【形态特征】①浒苔：藻体亮绿色至暗绿色，丛生，主枝明显，多细长分枝，高 0.5～1 m。幼藻细胞排成纵列，长成后逐渐不明显。

②条浒苔：藻体管状膜质，高 20～80 cm。二至三回分枝，分枝线形或较宽，分枝顶端为排成纵列的单列细胞。

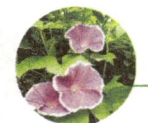

③扁浒苔：藻体管状略扁，膜质，高 15～40 cm。基部分枝较密，下部狭而细，上部伸展呈扁管状。

④缘管浒苔：藻体微黄色至暗绿色，披针形或线状披针形，不分枝，高 10～90 cm。柄管状中空，上部扁平，叶状体为单层细胞，边缘波ীয়া皱褶，叶缘中空。

【性味功效】味咸，性寒。软坚散结，化痰消积，解毒消肿。

【古方选录】《太平圣惠方》：干苔二两，烧为灰。用法：吹少许入鼻中即止。主治：鼻衄。

【用法用量】煎服，10～15 g。外用适量，鲜品捣烂敷；或晒干炙炭，研末调敷。

【使用注意】多食伤脾胃，脾胃虚寒及痰饮咳嗽者慎服。

【现代研究】浒苔藻体含 28－异岩藻甾醇、24－亚甲基胆甾醇、胆甾醇、植醇、顺－7－十七碳烯、十八碳不饱和脂酸、硫酸多糖等。有降低血清总胆固醇、抗癌等作用。

24 茴香（茴香、小茴香）

【古籍原文】（恶心）：取茴香华、叶煮服之。

国人重之，云有助阳道，用之未得其方法也。生捣茎叶汁一合，投热酒一合，服之治卒肾气冲胁，如刀刺痛，喘息不得。亦甚理小肠气。

【药物来源】为伞形科植物茴香 Foeniculum vulgare Mill. 的干燥成熟果实。

【形态特征】多年生草本，高 0.4～2 m，有强烈香气。茎直立，圆柱形，上部分枝，灰绿色。茎生叶互生；叶片三至四回羽状分裂，最终裂片线形至丝形。复伞形花序顶生，小伞形花序有花 5～30 朵；花小，无花萼；花瓣 5 片，金黄色；雄蕊 5 枚，花药卵形，2 室；雌蕊 1 枚，子房下位，2 室。双悬果卵状长圆形，外表黄绿色。

【性味功效】味辛，性温。散寒止痛，理气和胃。

【古方选录】《慎斋遗书》三仙丹：川芎一两五钱（盐炒），茴香三两（炒），苍术二两（葱白炒）。用法：酒煮糊丸，盐水、酒任下。主治：腰痛。

【用法用量】煎服，3～6 g；或入丸、散。外用适量，研末调敷；或炒热温熨。

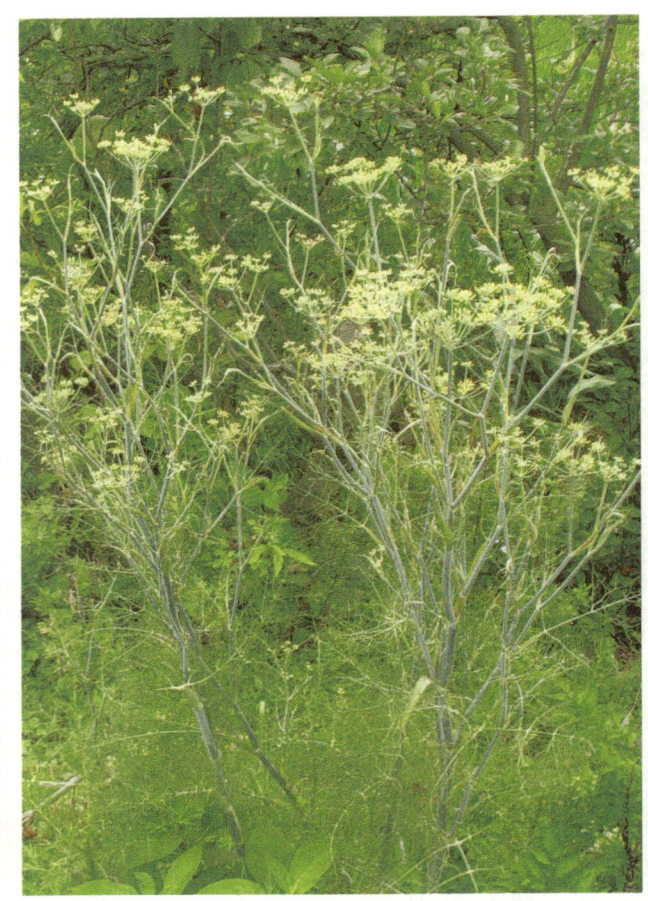

【使用注意】阴虚火旺者禁服。

【现代研究】含反式茴香脑、柠檬烯、蒈酮、γ－松油烯、α－蒎烯、月桂烯、脂肪油、脂肪酸、岩芹酸等。有镇痛、促进肠蠕动、利胆、抗溃疡、促进肝组织再生等作用。

25 荠苨

【古籍原文】丹石发动，取根食之尤良。

【药物来源】为桔梗科植物荠苨 Adenophora trachelioides Maxim. 的根。

【形态特征】多年生草本，高 40～120 cm。全株具白色乳汁。根胡萝卜状。基生叶心脏状肾形，宽超过长；茎生叶心形或叶基部近于平截形，边缘具齿。圆锥花序；花冠钟状，蓝色、蓝紫色或白色；花柱与花冠近等长。蒴果卵状圆锥形；种子黄棕色，两端黑色，长矩圆状，稍扁。

【性味功效】味甘，性寒。润燥化痰，清热解毒。

【古方选录】《洞天奥旨》化疗汤：生荠苨三两，生甘

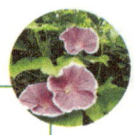

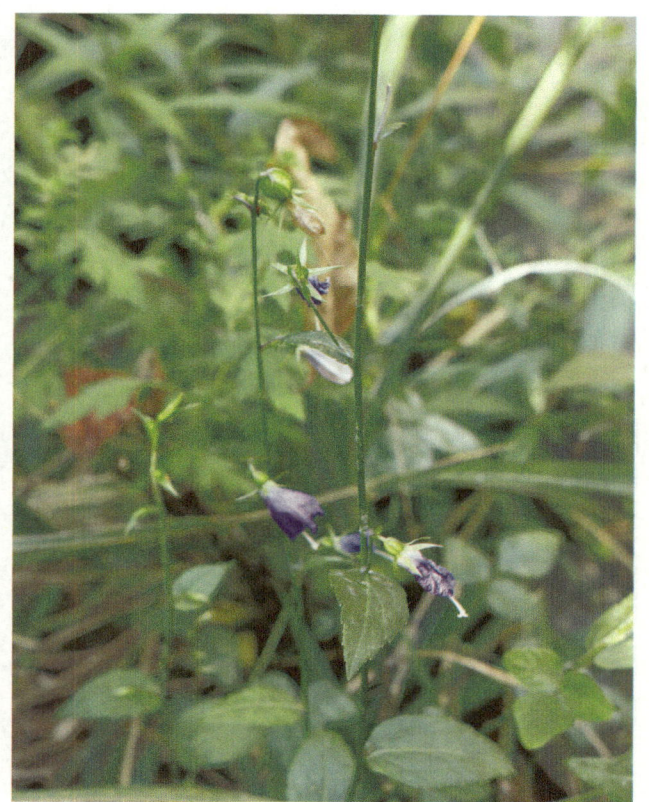

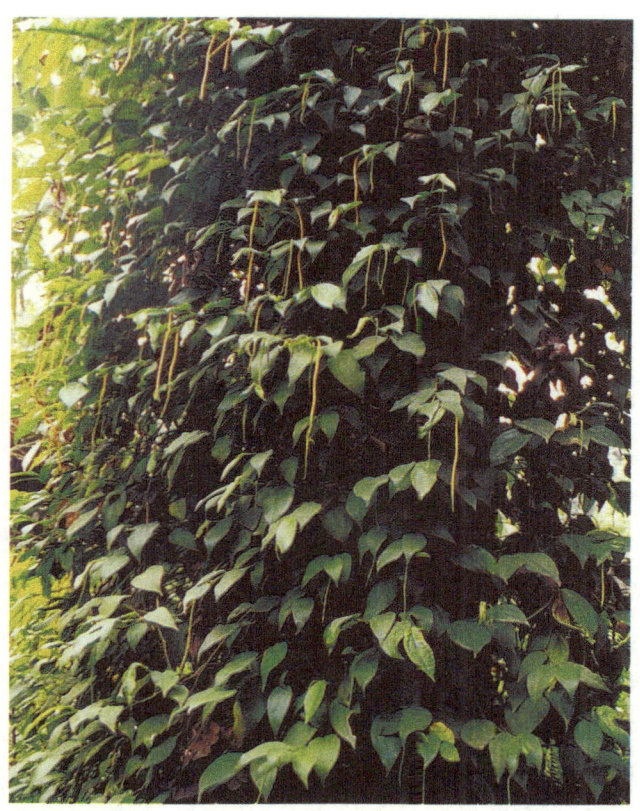

草三钱。用法：水煎一碗，顿服之。主治：疗肿。

【用法用量】煎服，5～10 g。外用适量，鲜品捣烂敷患处。

26 蒟酱

【古籍原文】温。散结气，治心腹中冷气。亦名土荜拨。岭南荜拨尤治胃气疾，巴蜀有之。

【药物来源】为胡椒科植物蒌叶 Piper betle L. 的干燥成熟果实。

【形态特征】多年生攀缘藤本。枝稍带木质，节上生根。叶纸质至近革质，阔卵形至卵状长圆形，网状脉明显。花单性，雌雄异株；穗状花序，被毛，雌花序果期延长；苞片圆形或近圆形，稀倒卵形。浆果顶端稍凸，被绒毛，下部与花序轴合生成一柱状、肉质、带红色的果穗。

【性味功效】味辛，性温。温中下气，消痰散结，止痛。

【现代用方】《食物中药与便方》：蒟酱果 6 g。用法：水煎加红糖温服。主治：胃寒痛。

【用法用量】煎服，2～5 g。外用适量，研末掺。

【使用注意】阴虚患者忌用。

【现代研究】蒟酱叶含胡椒酚、蒌叶酚、烯丙基儿茶酚、亮氨酸、苯丙氨酸、丙氨酸、精氨酸、羟丁氨酸、丝氨酸、抗坏血酸、苹果酸、草酸和香荆芥酚等。有抗菌、抗诱变、抗生育等作用。

27 青蒿

【古籍原文】寒。益气长发，能轻身补中，不老明目，煞风毒。捣敷疮上，止血生肉。最早，春便生，色白者是。自然香醋淹为菹，益人。治骨蒸，以小便渍一两宿，干，末为丸，甚去热劳。

又，鬼气，取子为末，酒服之方寸匕，瘥。

烧灰淋汁，和石灰煎，治恶疮瘢大㾴。

【药物来源】为菊科植物黄花蒿 Artemisia annua L. 的地上部分。

【形态特征】一年生草本，高 100～200 cm。具浓烈的挥发性香气。根垂直，狭纺锤形。茎单生，有纵棱，幼时绿色，后变褐色或红褐色。叶纸质，宽卵形或三角状卵形，栉齿状羽状深裂，口肋明显。头状花序球形，排成总状或复总状花序。花淡黄色；花冠管状。瘦果小，椭圆状卵形，略扁。

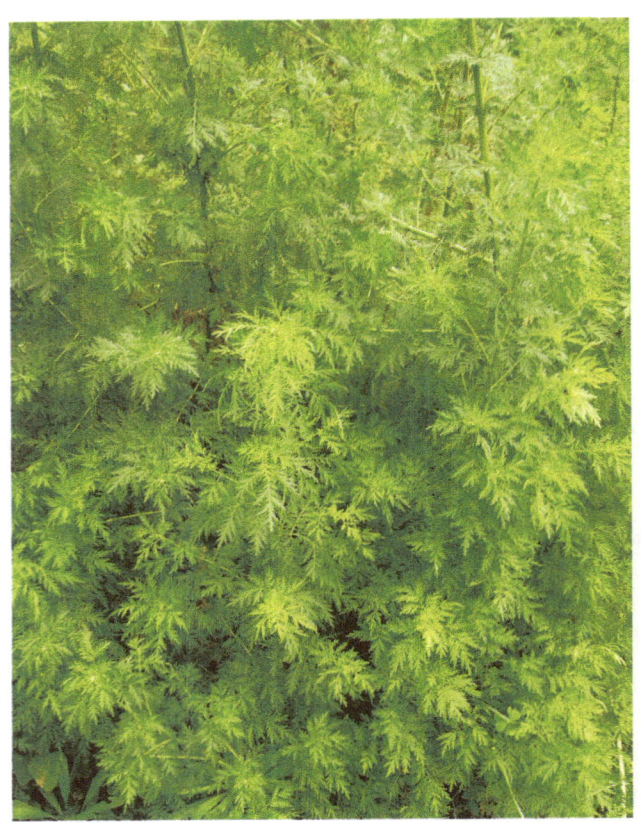

【性味功效】味苦、辛,性寒。清虚热,除骨蒸,解暑热,截疟,退黄。

【古方选录】《温病条辨》青蒿鳖甲汤:青蒿二钱,鳖甲五钱,细生地四钱,知母二钱,丹皮三钱。用法:水五杯,煮取二杯,日再服。主治:温病夜热早凉,热退无汗,热自阴来者。

【用法用量】煎服,6~15 g,治疟疾可用20~40 g,不宜久煎;鲜品用量加倍,水浸绞汁饮;或入丸、散。外用适量,研末调敷;或鲜品捣敷;或煎水洗。

【使用注意】脾胃虚寒者慎服。

【现代研究】含青蒿素、青蒿酸、青蒿醇、青蒿酸甲酯、挥发油、黄酮类、香豆素类、豆甾醇、β-谷甾醇和棕榈酸等。有显著的抗疟作用,还有利胆、镇痛、解热、镇咳、祛痰、平喘、降血压、增强免疫力、消炎、抗肿瘤、抑菌、抗病毒、抗寄生虫、抗心律失常等作用。

28 菌子(香蕈、香菇菌)

【古籍原文】寒。发五脏风壅经脉,动痔病,令人昏昏多睡,背膊、四肢无力。

又,菌子有数般,槐树上生者良。野田中者,恐有毒,杀人。

又,多发冷气,令腹中微微痛。

【药物来源】为白蘑科真菌香菇 Lentinus edodes (Berk.) Sing. 的子实体。

【形态特征】菌盖半肉质,宽5~12 cm,扁半球形,后渐平展。表面褐色或紫褐色,有淡褐色或褐色鳞片。菌肉厚,白色,味美。菌褶白色,稠密,弯生。柄中生至偏生,白色,内实,常弯曲,菌环以下部分往往覆有鳞片,菌环窄而易消失。孢子无色,光滑,椭圆形。

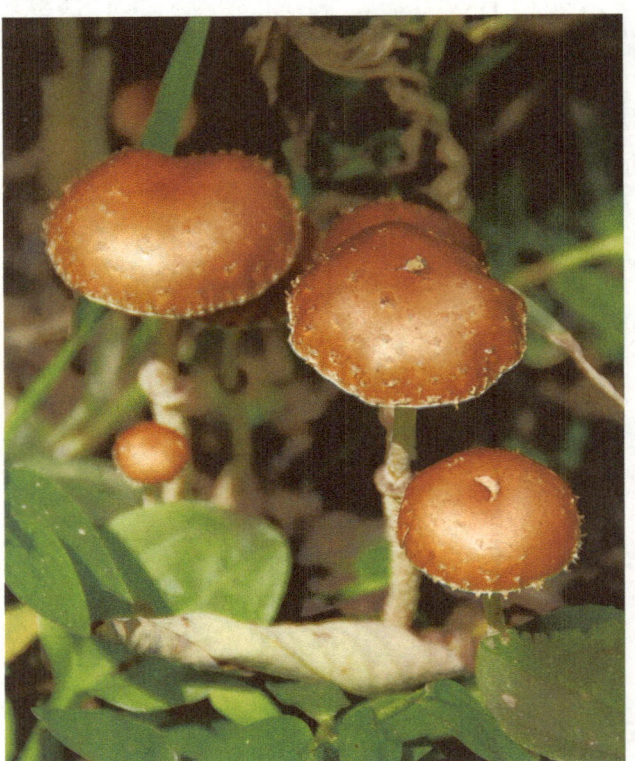

【性味功效】味甘,性平。扶正补虚,健脾开胃,祛风透疹,化痰理气,解毒,抗癌。

【现代用方】《福建药物志》:香菇15 g,酒酌量。用法:炖服。主治:荨麻疹。

【用法用量】煎服,6~9 g;鲜品15~30 g。

【使用注意】脾胃寒湿气滞者禁服。

【现代研究】含1-辛烯-3-醇、2-辛烯-1-醇、γ-谷氨酰基烟草香素、酵母氨酸、氨基酸、香菇嘌呤、三磷酸腺苷、二磷酸腺苷、麦角甾醇、香菇多糖、牛磺酸、甲醛、葡萄糖淀粉酶等。有增强免疫力、抑制血小板聚集、抗肿瘤、抗病毒、抗肝炎、抗氧化等作用。

29 牵牛子

【古籍原文】多食稍冷。和山茱萸敷之，去水病。

【药物来源】为旋花科植物裂叶牵牛 Pharbitis nil（L.）Choisy 或圆叶牵牛 Pharbitis purpurea（L.）Voigt 的干燥成熟种子。

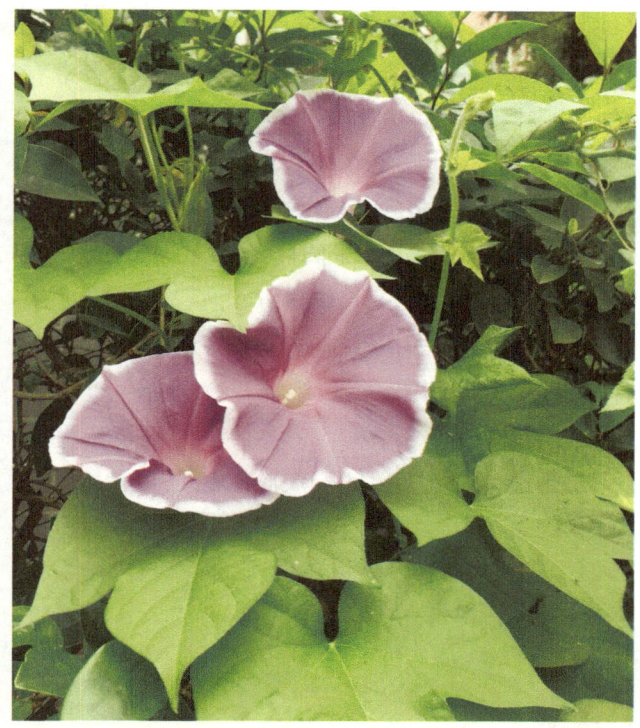

【形态特征】①裂叶牵牛：一年生缠绕草本，茎上被毛。叶宽卵形或近圆形，基部圆，心形，3~5裂。花腋生；苞片线形或叶状；萼片披针状线形；花冠漏斗状，蓝紫色或紫红色，花冠管色淡。蒴果近球形；种子卵状三棱形，长约6 mm，黑褐色或米黄色，被褐色短绒毛。

②圆叶牵牛：叶圆心形或宽卵状心形，基部圆，心形，顶端锐尖、骤尖或渐尖，通常全缘，偶有3裂。

【性味功效】味苦，性寒；有毒。泻水通便，消痰涤饮，杀虫攻积。

【古方选录】《圣济总录》消湿散：牵牛子半斤（炒，只取末二两），赤茯苓（去黑皮）、木香、陈橘皮（汤浸，去白，焙）各半两。用法：上四味，为散。每服二钱匕，煎葱白汤调下，不拘时候。主治：伤寒瘀热在内，湿气郁而不散，熏发肌肉，小便不利，身体发黄。

【用法用量】煎服，3~10 g；或入丸、散，每次0.3~1 g，每日2~3次。炒用药性较缓。

【使用注意】孕妇禁服，体质虚弱者慎服。牵牛子有毒，不宜多服、久服，以免引起头晕头痛、呕吐、剧烈腹痛腹泻、心率加快、心音低钝、语言障碍、突然发热、血尿、腰部不适，甚至高热昏迷、四肢冰冷、口唇发绀、全身皮肤青紫、呼吸急促短浅等中毒反应。

【现代研究】含牵牛子苷等苷类成分，裸麦角碱、野麦碱、田麦角碱等生物碱类成分，咖啡酸、咖啡酸乙酯、肉桂酸、阿魏酸、绿原酸、绿原酸甲酯等有机酸类成分，脂肪油及糖类等。有泻下、利尿、驱虫等作用。

30 羊蹄

【古籍原文】主痒，不宜多食。

【药物来源】为蓼科植物羊蹄 Rumex japonicus Houtt. 的根。

【形态特征】多年生草本，高1 m。根粗大，黄色。茎直立，根生叶丛生，有长柄，叶片长椭圆形，边缘呈波状；茎生叶较小，有短柄。总状花序顶生；花两性，花被片6片，淡绿色；果被广卵形，有明显的网纹；雄蕊

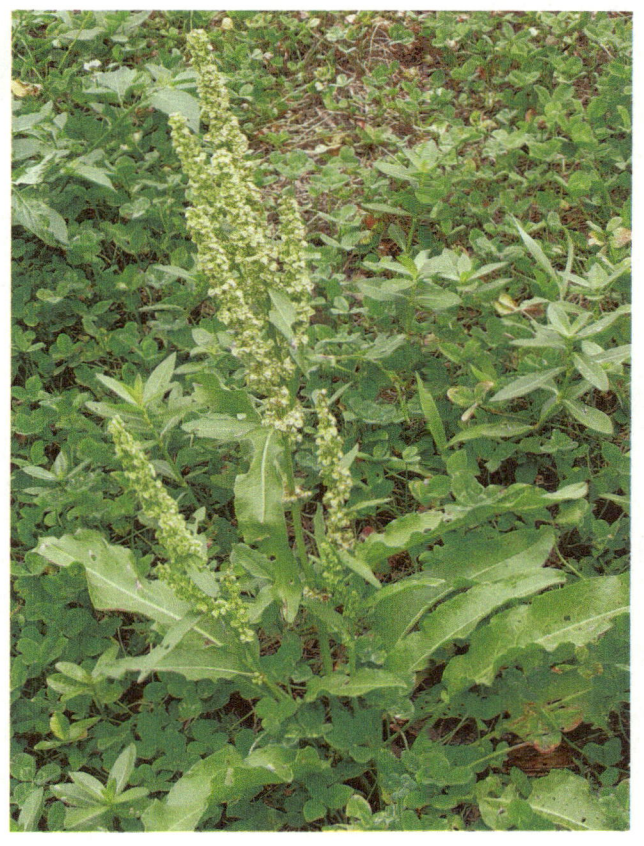

6枚,3对;子房具棱,花柱3裂,柱头细裂。瘦果三角形,褐色,光亮。

【性味功效】味苦,性寒。清热通便,凉血止血,杀虫止痒。

【古方选录】《卫生宝鉴》羊蹄散:白矾半两,羊蹄根四两(制)。用法:上为末,入米醋小半盏同擦,不住擦之。后觉癣极痒,至痛为止。隔月洗去再擦。主治:小儿顽癣不愈。

【用法用量】煎服,9～15 g;捣汁;或熬膏。外用适量,捣敷;磨汁涂;或煎水洗。

【使用注意】脾胃虚寒者禁服。

【现代研究】含有大黄素、大黄素甲醚、大黄酚(大黄根酸)、酸模素(尼泊尔羊蹄素)、β-谷甾醇、草酸钙、脂肪酸、缩合鞣质等。有止血、抗菌、抗肿瘤、抗氧化等作用。

31 菰菜、菱首(菱瓜、菱白)

【古籍原文】利五脏邪气,酒皶面赤,白癞疬疡,目赤等,效。然滑中,不可多食。热毒风气,卒心痛,可盐、醋煮食之。

若丹石热发,和鲫鱼煮作羹,食之三两顿,即便瘥耳。

菱首:寒。主心胸中浮热风,食之发冷气,滋人齿,伤阳道,令下焦冷滑,不食甚好。

【药物来源】为禾本科植物菰 Zizania latifolia (Griseb.) Stapf 的嫩茎秆被菰黑粉菌 Yenia esculenta (P. Henn.) Liou 刺激而形成的纺锤形肥大菌瘿。

【形态特征】多年生水生草本,常有根茎。秆直立,高90～180 cm。叶鞘肥厚,长于节间,基部者常有横脉纹;叶舌膜质。圆锥花序大型,分枝多簇生;雄小穗常带紫色;外稃先端渐尖。花药长6～9 mm,雌小穗长15～25 mm,外稃有芒长15～30 mm。雄花中有6枚发育雄蕊。颖果圆柱形。

【性味功效】味甘,性寒。解热毒,除烦渴,利二便。

【现代用方】《食物中药与便方》:菰菜(菱白)烧存性,研细末,撒布患部,或以麻油调涂。主治:小儿赤游丹。

【用法用量】煎服,30～60 g。兼为蔬菜,可食用。

【使用注意】脾虚泄泻者慎服。

【现代研究】含葡萄糖,蛋白质,脂肪,胡萝卜素,维生素,钙、磷、铁等。

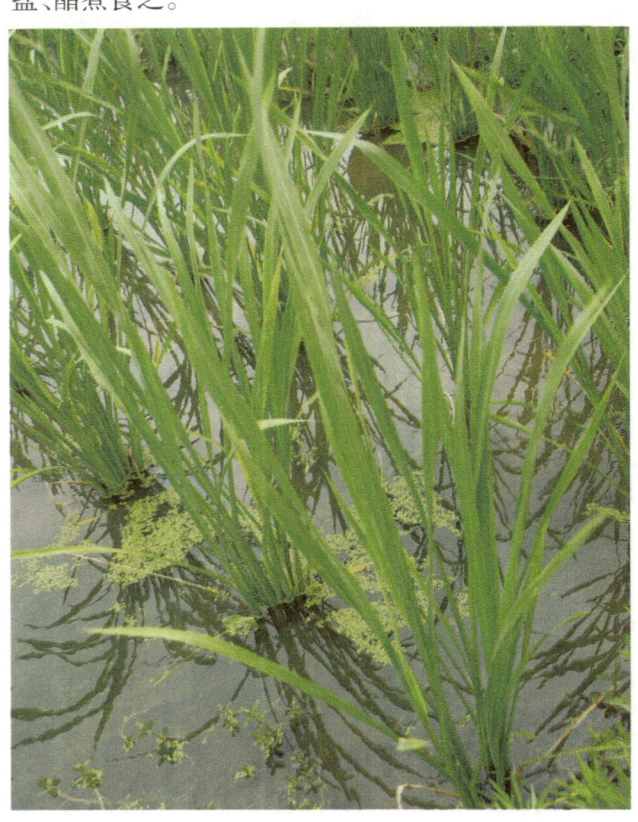

32 萹竹(萹蓄)

【古籍原文】蛔虫心痛,面青,口中沫出,临死:取叶十斤,细切;以水三石三斗,煮如饧,去滓。通寒温,空心服一升,虫即下。至重者再服,仍通宿勿食,来日平明服之。

患痔:常取萹竹叶煮汁澄清。常用以作饭。

又,患热黄、五痔:捣汁顿服一升,重者再服。

丹石发,冲眼目肿痛:取根一握,洗。捣以少水,绞取汁服之。若热肿处,捣根茎敷之。

【药物来源】为蓼科植物萹蓄 Polygonum aviculare L. 的地上部分。

【形态特征】一年或多年生草本。茎平卧地上或斜上伸展,基部分枝,绿色。单叶互生,托叶鞘抱茎,膜质,叶片狭长椭圆形或披针形,侧脉明显。花小,1～5朵簇生于叶腋;花被绿色,5裂,裂片椭圆形,边缘白色或淡红色;雄蕊8枚。瘦果三角状卵形,棕黑或

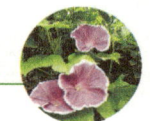

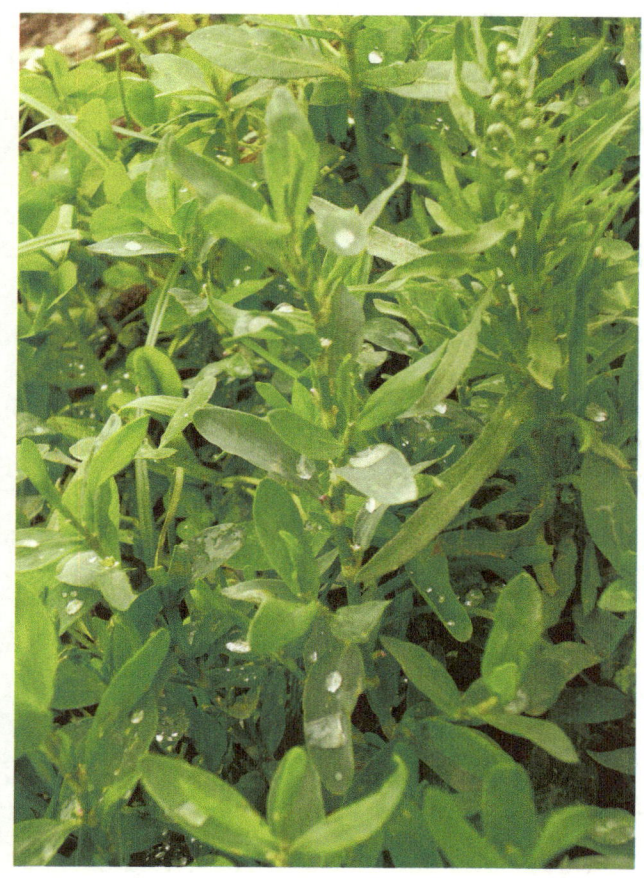

黑色。

【性味功效】味苦,性微寒。利尿通淋,杀虫,止痒。

【古方选录】《太平惠民和剂局方》八正散:车前子、瞿麦、萹蓄、滑石、山栀子仁、甘草(炙)、木通、大黄(面裹,煨,去面,切,焙)各一斤。用法:上药为散,每服二钱,水一盏,入灯心,煎至七分,去滓,温服,食后临卧。小儿量力少少与之。主治:湿热淋证。

【用法用量】煎服,10～15 g,或入丸、散;杀虫单用30～60 g;鲜品捣汁饮50～100 g。外用适量,煎水洗、捣烂敷或捣汁搽。

【使用注意】脾胃虚弱及阴虚患者慎服。

【现代研究】含槲皮素、萹蓄苷、槲皮苷、杨梅苷、咖啡酸、绿原酸、钾盐、硅酸等。有利尿、降血压、抗菌、驱蛔虫、缓下及增强子宫张力等作用。

33 甘蕉(香蕉)

【古籍原文】主黄疸。子,生食大寒。主渴,润肺,发冷病。蒸熟暴之令口开,舂取人食之。性寒,通血脉,填骨髓。

【药物来源】为芭蕉科植物大蕉 *Musa sapientum* L. 或香蕉 *Musa nana* Lour. 的果实。

【形态特征】①大蕉:植株丛生,高3～7 m。叶长圆形,叶面深绿色,叶背淡绿色,被明显的白粉,近对称,叶翼闭合。穗状花序下垂;花被片黄白色,长圆形或近圆形。果长圆形,身直或微弯曲,棱角明显,果肉细腻紧实,成熟时味甜或略带酸味。无种子或具少数种子。

②香蕉:植株较矮,高不及2 m,假茎浓绿色而带黑斑。叶翼显著张开,边缘褐红色或鲜红色。花乳白色或略带浅紫色。果身弯曲,略为浅弓形,果肉松软,黄白色,味甜,香味特浓。

【性味功效】味甘,性寒。清热,润肺,滑肠,解毒。

【现代用方】《食用中药与便方》:香蕉1～2只。用法:冰糖炖服,每日1～2次,连服数日。主治:咳嗽日久。

【用法用量】剥皮生食或炖熟,1～4个。

【现代研究】含己糖、糖醛酸、多巴胺、5-羟色胺、β-谷甾醇、棕榈酸环木菠萝烯醇酯等。有降胆固醇、抗溃疡、抗菌等作用。

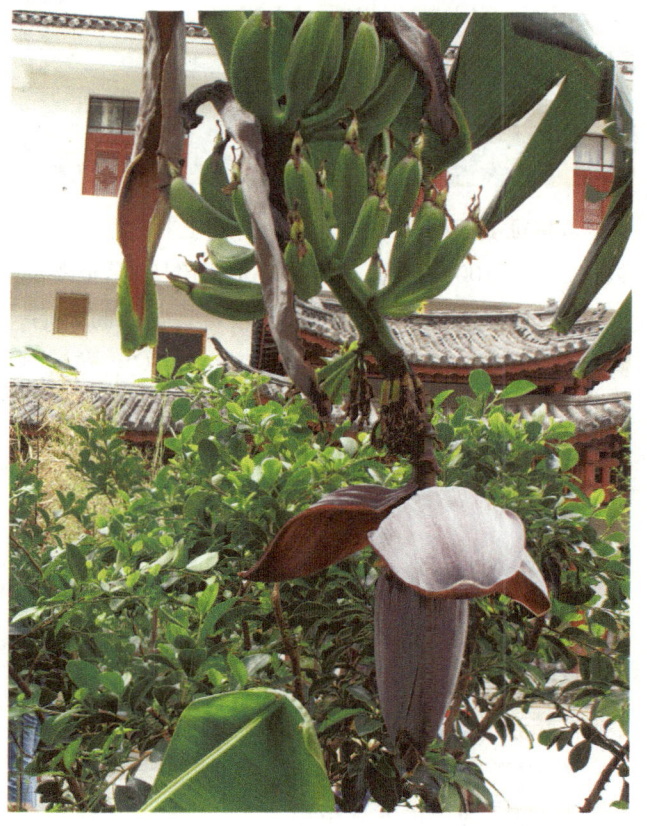

34 蛇莓

【古籍原文】主胸、胃热气,有蛇残不得食。
主孩子口噤,以汁灌口中,死亦再活。

【药物来源】为蔷薇科植物蛇莓 Duchesnea indica (Andrews) Focke 的全草。

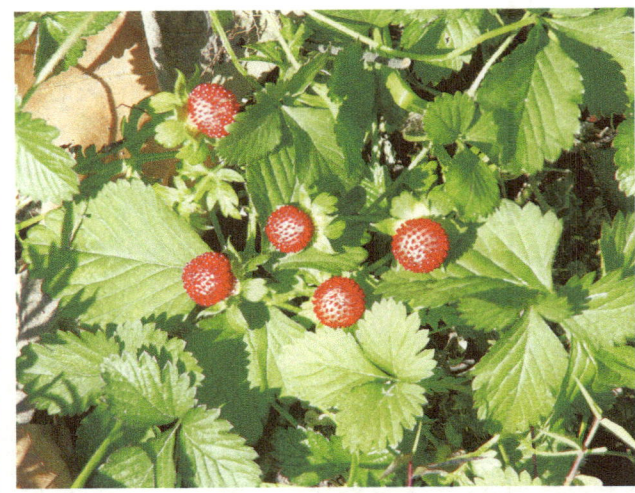

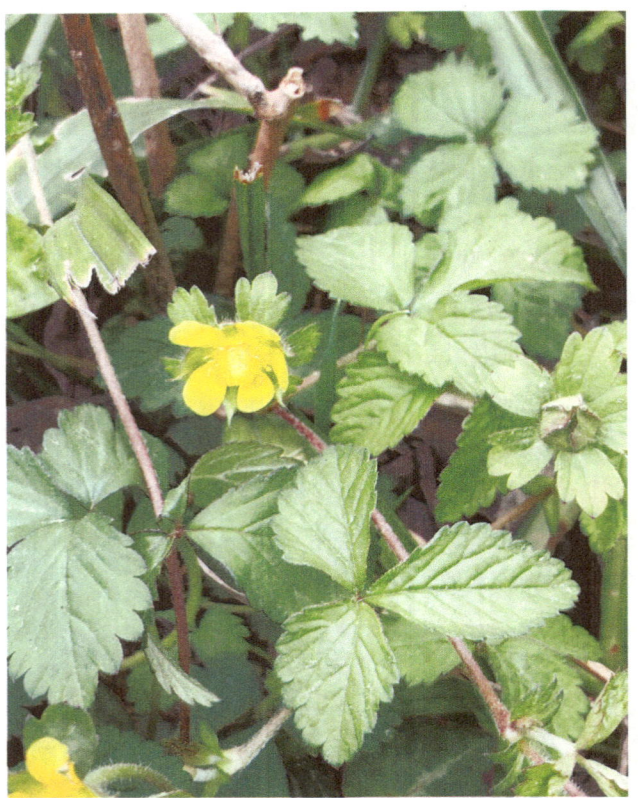

【现代研究】含甲氧基去氢胆甾醇,低聚缩合鞣质,并没食子鞣质,总蛋白,碳水化合物,没食子酸,己糖,戊糖,糖醛酸,熊果酸,委陵菜酸,野蔷薇葡萄糖脂,杜鹃素,β-谷甾醇,硬脂酸,白桦苷,蛇莓并没食子苷 A、B 等。有增强免疫力、降血压、抗菌、抗癌等作用。

35 苦芙

【古籍原文】微寒。生食治漆疮。五月五日采,暴干作灰,敷面目、通身漆疮。不堪多食尔。

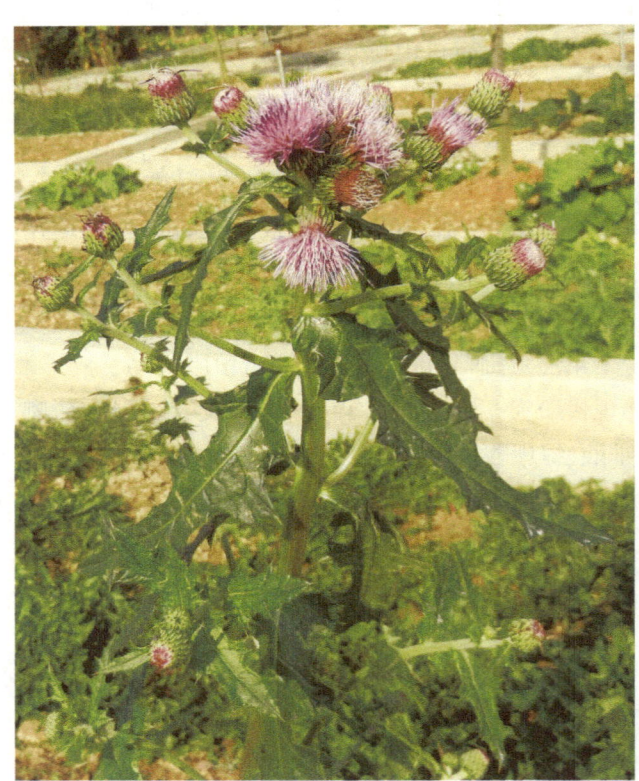

【形态特征】多年生草本。根茎短、粗壮;匍匐茎多数,长 30～100 cm,被柔毛。小叶片倒卵形至菱状长圆形,边缘有钝锯齿,两面皆有柔毛或上面无毛,具小叶柄;托叶窄卵形至宽披针形。花单生;花瓣倒卵形,黄色,先端圆钝;花托在果期膨大,海绵质,鲜红色,有光泽,外面有长柔毛。瘦果卵形,鲜时有光泽。

【性味功效】味甘、苦,性寒。清热解毒,凉血止血,散瘀消肿。

【现代用方】《山西中草药》:蛇莓鲜品 30～60 g。用法:水煎服。主治:感冒发热咳嗽。

【用法用量】煎服,9～15 g,鲜品 30～60 g;或捣汁饮。外用适量,捣敷或研末撒。

【使用注意】脾胃虚寒者慎服。

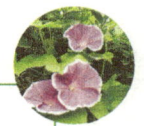

【药物来源】为菊科植物蒙山莴苣 Lactuca tatarica (L.) C. A. Mey. 的全草。

【形态特征】多年生草本,高 30～100 cm。茎分枝。叶互生;下部叶长圆形,灰绿色,稍肉质;茎中部叶与下部叶同形,不分裂,全缘;上部叶全缘,抱茎。头状花序多数,有 20 朵小花;舌状花紫色或淡紫色。瘦果长圆状条形,灰色至黑色。

【性味功效】味苦,性微寒。清热解毒,凉血止血。

【用法用量】煎服,15～30 g;或生嚼。外用适量,捣敷;或烧灰敷;或煎汤洗。

【使用注意】《食疗本草》:"不堪多食尔。"

【现代研究】含山莴苣苦素、山莴苣素、α-香树脂醇等。有镇静、保肝、抗肿瘤、抗肝炎病毒等作用。

36 槐实(槐角)

【古籍原文】主邪气,产难,绝伤。

　　春初嫩叶亦可食,主瘾疹,牙齿诸风疼。

【药物来源】为豆科植物槐 Sophora japonica L. 的干燥成熟果实。

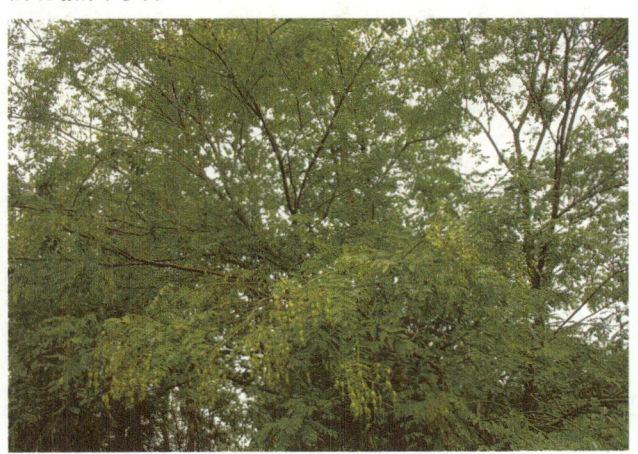

【形态特征】落叶乔木,高达 25 m。树皮灰棕色,具纵裂;嫩枝暗绿褐色,皮孔明显。羽状复叶,小叶 4～7 对,卵状披针形或卵状长圆形,先端具小尖头。圆锥花序顶生;花冠白色或淡黄色,旗瓣近圆形,翼瓣卵状长圆形,龙骨瓣阔卵状长圆形;雄蕊分离,宿存。荚果串珠状,肉质果皮。种子卵球形。

【性味功效】味苦,性寒。凉血止血,清肝明目。

【古方选录】《太平惠民和剂局方》槐角丸:槐角(去枝、梗,炒)一斤,地榆、当归(酒浸一宿,焙)、防风(去芦)、黄芩、枳壳(去瓤,麸炒)各半斤。用法:上为末,酒糊丸,如梧桐子大。每服三十丸,米饮下,不拘时候。主治:五种肠风泻血,粪前有血名外痔,粪后有血名内痔,大肠不收名脱肛,谷道四面胬肉如奶名举痔,头上有孔名瘘及肠风疱内小虫,里急下脓血。

【用法用量】煎服,5～15 g;或入丸、散;或嫩角捣汁。外用适量,水煎洗;研末掺或油调敷。

【使用注意】脾胃虚寒、食少便溏者及孕妇慎服。

【现代研究】果实含山柰酚、槲皮素、丝氨酸、精氨酸等,种子中含司巴丁、槐根碱、半乳糖甘露聚糖、磷脂和植酸等。有降血压、升血糖、降低胆固醇、抗氧化、消炎等作用。

37 枸　杞

【古籍原文】寒。无毒。叶及子:并坚筋能老,除风,补益筋骨,能益人,去虚劳。

　　根:主去骨热,消渴。

　　叶和羊肉作羹,尤善益人。代茶法:煮汁饮之,益阳事。

　　能去眼中风痒赤膜,捣叶汁点之良。

　　又,取洗去泥,和面拌作饮,煮熟吞之,去肾气尤良。又益精气。

【药物来源】为茄科植物枸杞 Lycium chinense Mill. 的成熟果实。

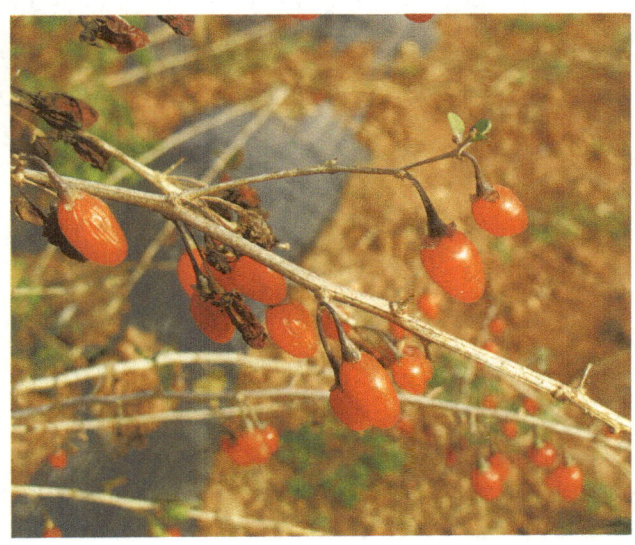

【形态特征】常绿灌木,高 0.5～1 m。枝条细弱,弓

状弯曲或俯垂,淡灰色,有纵条纹,小枝顶端锐尖成棘刺状。叶纸质,单叶互生或2~4片簇生,顶端急尖,基部楔形。花冠漏斗状,淡紫色,5深裂。浆果红色,卵状,栽培者可成长矩圆状或长椭圆状,顶端尖或钝。种子扁肾脏形,黄色。

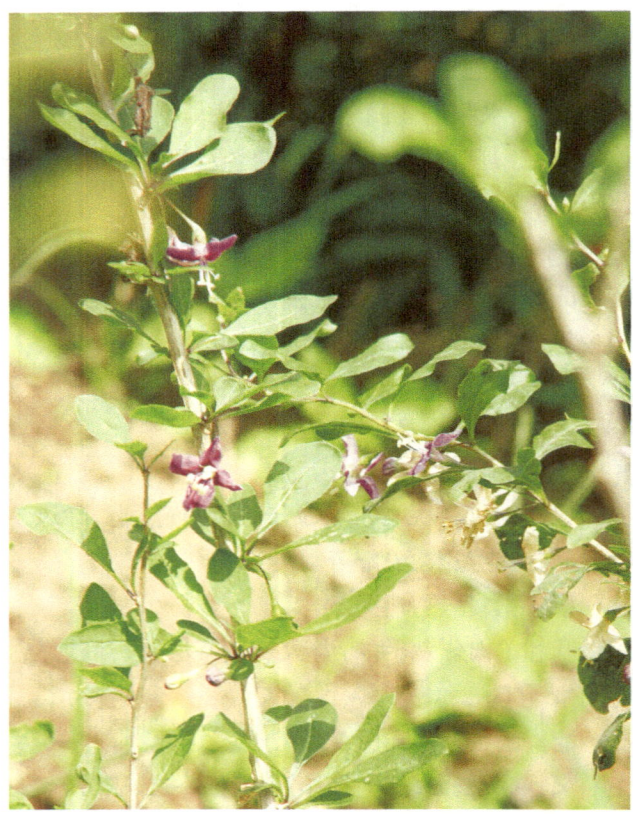

【性味功效】味甘,性平。滋补肝肾,益精明目。

【古方选录】《太平圣惠方》枸杞子散:枸杞子一两,黄芪(锉)一两半,人参(去芦头)一两,桂心三分,当归一两,白芍药一两。用法:捣筛为散,每服三钱,以水一中盏,入生姜半分,枣三枚,饧半分,煎至六分,去滓,食前温服。主治:虚劳,下焦虚伤,微渴,小便数。

【用法用量】煎服,5~15 g;或入丸、散、膏、酒剂;开水泡服或炖汤。

【使用注意】脾虚便溏者慎服。

【现代研究】含枸杞子多糖,甜菜碱,玉蜀黍黄素,枸杞素A、B,胡萝卜素,类胡萝卜素,维生素C等多种氨基酸及微量元素。有增强免疫力、延缓衰老、降血脂、降血糖、降血压、抗肿瘤、抗氧化、保肝、抗遗传损伤等作用。

38 榆荚

【古籍原文】平。上疗小儿痫疾,小便不利。

又方,患石淋、茎又暴赤肿者:榆皮三两,熟捣,和三年米醋滓封茎上。日六七遍易。

又方,治女人石痈、妒乳肿。

案经:宜服丹石人。取叶煮食,时服一顿亦好。高昌人多捣白皮为末,和菹菜食之甚美。消食,利关节。

又,其子可作酱,食之甚香。然稍辛辣,能助肺气。杀诸虫,下(气,令人能食。又)心腹间恶气,内消之。陈滓者久服尤良。

又,涂诸疮癣妙。

又,卒冷气心痛,食之瘥。

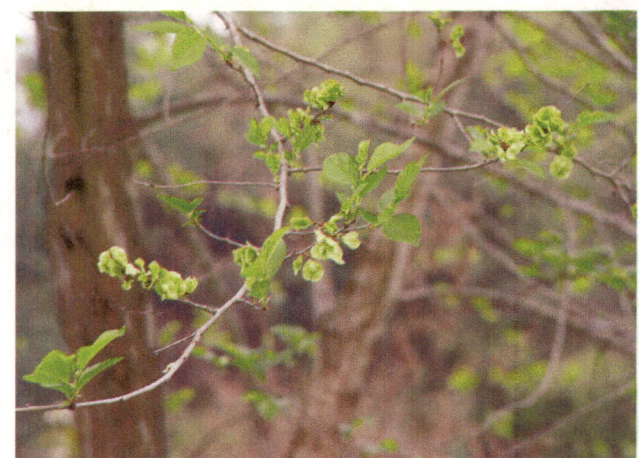

【药物来源】为榆科植物榆树 *Ulmus pumila* L. 的成熟果实。

【形态特征】落叶乔木,高达25 m。叶椭圆状卵形、长卵形、椭圆状披针形或卵状披针形,边缘具重锯齿或单锯齿。花簇生,先叶开放,宿存花被4浅裂,边缘有毛。翅果近圆形,稀倒卵状圆形,顶端缺口柱头面被毛,果核位于翅果中部,初淡绿色,后白黄色。

【性味功效】味苦、微辛,性平。健脾安神,清热利水,消肿杀虫。

【古方选录】《小儿药证直诀·卷下》榆仁丸:榆仁(去皮)、黄连(去头)各一两。用法:上为细末,用猪胆七个,破开取汁,与二药同和入碗内,甑上蒸九日,每日一次,候日数足,研麝香五分,汤浸一宿,蒸饼同和成剂,丸如绿豆大。每服五至二十丸,米饮送下,

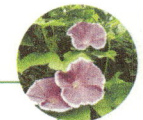

不拘时候。久服。主治：痔热瘦悴有虫。

【用法用量】煎服，10～15 g；或入丸、散。外用适量，研末调敷。

【现代研究】含蛋白质，脂肪，黄酮类，多糖类，多酚类，挥发油类，钙、磷、铁等。有清除自由基和抗氧化等作用。

39 酸 枣

【古籍原文】平。主寒热结气，安五脏，疗不能眠。

【药物来源】为鼠李科植物酸枣 Ziziphus jujuba Mill. var. spinosa (Bunge) Hu ex H. F. Chow 的干燥成熟种子。

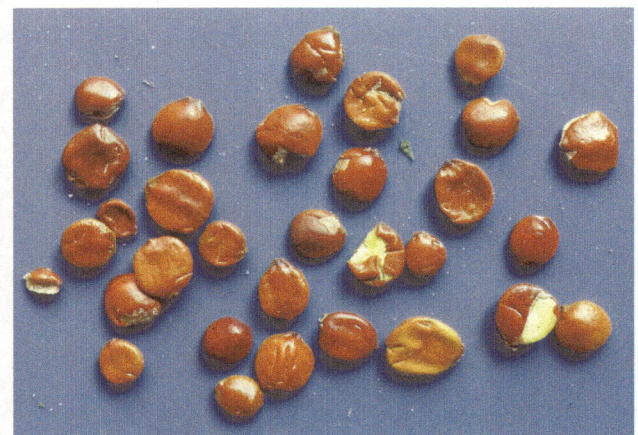

【形态特征】落叶灌木，稀为小乔木，高 1～3 m。单叶互生；托叶针状；叶片长圆状卵形，先端钝，基部圆形，边缘具细锯齿。花 2～3 朵簇生于叶腋；花萼 5 裂，裂片卵状三角形；花瓣 5 片，黄绿色；雄蕊 5 枚；花盘明显，10 浅裂；子房椭圆形，花柱 2 裂。核果肉质球形，成熟时暗红褐色，有酸味。

【性味功效】味甘、酸，性平。养心补肝，宁心安神，敛汗，生津。

【古方选录】《金匮要略·卷上》酸枣仁汤：酸枣仁二升，甘草一两，知母二两，茯苓二两，川芎二两。用法：以水八升，煮酸枣仁，得六升，纳诸药，煮取三升，分温三服。主治：虚劳，虚烦不得眠，盗汗。

【用法用量】煎服，10～15 g；或入丸、散。

【现代研究】含酸枣仁皂苷 A、B，三萜类，斯皮诺素，当药素，环肽类生物碱，酸李碱，枣仁碱，油脂等。有镇静催眠、抗惊厥、抗焦虑、抗抑郁、抗氧化、降血脂等作用。

40 木 耳

【古籍原文】寒。无毒。利五脏，宣肠胃气拥、毒气，不可多食。惟益服丹石人。热发，和葱豉作羹。

【药物来源】为木耳科真菌木耳 Auricularia auricula (L. ex Hook.) Underw.、毛木耳 Auricularia polytricha (Mont.) Sacc. 及皱木耳 Auricularia delicata (Fr.) P. Henn. 的子实体。

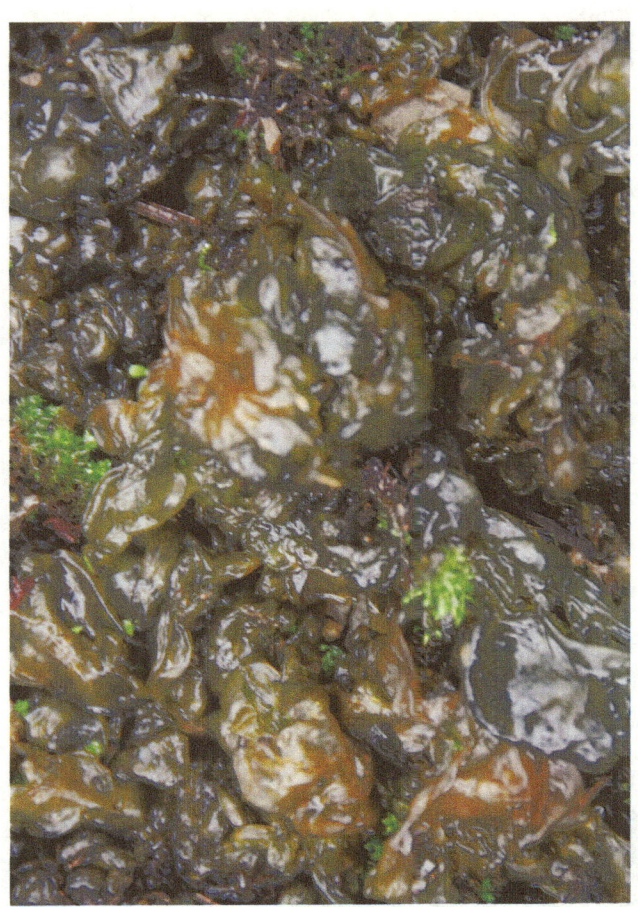

【形态特征】不同大小的子实体簇生。子实体略呈人耳形，茎约 10 cm。内面灰黑色或灰褐色，整体平滑，密生柔软短毛。湿润时呈胶质，半透明，干燥时革质。

【性味功效】味甘，性平。补气养血，润肺止咳，止血，降血压，抗癌。

【古方选录】《圣济总录·卷一九八》辟谷木耳丸：木耳(捣末)八两，大豆(炒熟，捣末)八两，大枣(煮熟，去皮核，研)一升。用法：炼蜜为丸，如鸡卵大。有食日服一丸,无食日服二丸,逢食即食,无食亦不饥矣。主治:用于道家辟谷养生之法。

【用法用量】煎服,3~10 g;或凉拌、炒菜、炖汤等,兼为食用。外用适量,烧炭存性研末。

【使用注意】虚寒溏泻者慎服。

【现代研究】含木耳多糖、腺苷类、黄酮类、麦角甾醇及尿苷等。有抗血小板聚集、抗动脉粥样硬化、抗血栓、升高白细胞、增强免疫力、降血糖、降血脂等作用。

41 桑

【古籍原文】桑椹:性微寒。食之补五脏,耳目聪明,利关节,和经脉,通血气,益精神。

桑根白皮:煮汁饮,利五脏。又入散用,下一切风气水气。

桑叶:炙,煎饮之止渴,一如茶法。

桑皮:煮汁可染褐色,久不落。

柴:烧灰淋汁入炼五金家用。

【药物来源】为桑科植物桑 Morus alba L. 的果穗、根皮与叶。

【形态特征】落叶乔木,高 3~7 m,全株含乳液。树皮黄褐色,枝细长疏生,嫩时稍有柔毛。叶互生,卵形或椭圆形,先端锐尖,边缘有不整齐的粗锯齿或圆齿。花单性,雌雄异株;花黄绿色;雄花成荑黄花序,雌花成穗状花序;萼片 4 裂;雄花有雄蕊 4 枚;雌花花柱 2 裂。聚花果腋生,肉质,椭圆形,深紫色或黑色。

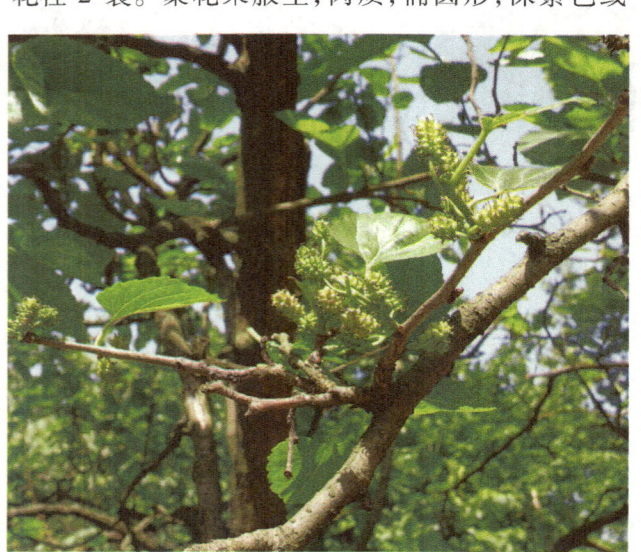

【性味功效】桑椹:味甘、酸,性寒。滋阴补血,生津润燥。桑白皮:味甘,性寒。泻肺平喘,利水消肿。桑叶:味甘、苦,性寒。疏散风热,清肺润燥,清肝明目。

【古方选录】《小儿药证直诀·卷下》泻白散:地骨皮、桑白皮(炒)各一两,甘草(炙)一钱。用法:锉散。入粳米一撮,水二小盏,煎七分,食前服。主治:肺热咳嗽,甚则气喘,皮肤蒸热,日晡尤甚,舌红苔黄,脉细数。

《温病条辨·卷一》桑菊饮:杏仁二钱,连翘一钱五分,薄荷八分,桑叶二钱五分,菊花一钱,苦梗二钱,甘草八分(生),苇根二钱。用法:用水两杯,煮取一杯。日二服。主治:太阴风温,但咳,身不甚热,微渴者。

【用法用量】桑椹:煎服,9~15 g;或熬膏、浸酒;或鲜品洗净食用;或入丸、散。外用适量,浸水洗。桑白皮:煎服,6~12 g;或入散剂。外用适量,捣汁涂或煎水洗。桑叶:煎服,5~10 g;或入丸、散。外用适量,煎水洗或捣敷。

【使用注意】桑椹:脾胃虚寒便溏者禁服。桑白皮:肺虚无火力、便多及风寒咳嗽者忌服。

【现代研究】桑椹含多酚类、多糖类、挥发油类、生物碱类等。有抗氧化、抗衰老、增强免疫力、降血糖、降血脂等作用。桑白皮含黄酮类、香豆素类、苯并呋喃衍生物、多糖类、甾体、萜类、挥发油等。有利尿、镇咳平喘、降血糖、降血压、消炎等作用。桑叶含黄酮类、生物碱类、多糖类、甾醇类、多酚类、挥发油类等。有降血糖、降血脂、降血压、抗氧化、抗肿瘤、抗病毒和增强免疫力等作用。

42 竹

【古籍原文】淡竹上,甘竹次。主咳逆,消渴,痰饮,喉痹,鬼疰恶气。杀小虫,除烦热。

苦竹叶:主口疮,目热,喑哑。

苦竹茹:主下热壅。

苦竹根:细锉一斤,水五升,煮取汁一升,分三服。大下心肺五脏热毒气。

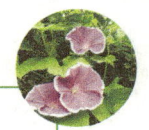

笋:寒。主逆气,除烦热,又动气,能发冷症,不可多食。越有芦及箭笋,新者稍可食,陈者不可食。其淡竹及中母笋虽美,然发背闷脚气。苦笋不发痰。

竹笋不可共鲫鱼食之,使笋不消成症病,不能行步。

慈竹:夏月逢雨,滴汁着地,生蕈似鹿角,色白。取洗之,和姜酱食之,主一切赤白痢。极验。

慈竹沥:疗热风,和食饮服之良。

淡竹沥:大寒。主中风大热,烦闷劳复。

淡竹茹:主噎膈,鼻衄。

竹实:通神明,轻身益气。

箘、淡、苦、甘外,余皆不堪,不宜人。

【药物来源】①淡竹:为禾本科植物淡竹 Phyllostachys glauca McClure 的茎叶、茎秆除去外皮后刮下的中间层、茎经火烤后所流出的液汁和竹笋。

②苦竹:为禾本科植物苦竹 Pleioblastus amarus (Keng) Keng f. 的茎叶、茎秆除去外皮后刮下的中间层、根茎和竹笋。

③慈竹:为禾本科植物慈竹 Neosinocalamus affinis (Rendle) Keng 的叶或卷而未放的嫩叶(竹叶心)、茎用火烤灼而流出的液汁。

【形态特征】①淡竹:多年生常绿乔木或灌木,竿高7~18 m,直径3~10 cm,圆筒形,绿色。主枝三棱形或微具四方形,具白色蜡粉。竿箨长于节间,硬纸质,背面无毛或具微毛;箨耳显著;箨舌发达;箨叶长披针形,鲜绿色,先端渐尖,基部收缩。叶片质薄,狭披针形,先端渐尖。穗状花序排列成覆瓦状,小穗含2~3朵花,颖1~2片;雄蕊3枚,花丝甚长;子房尖卵形,花柱丝状。

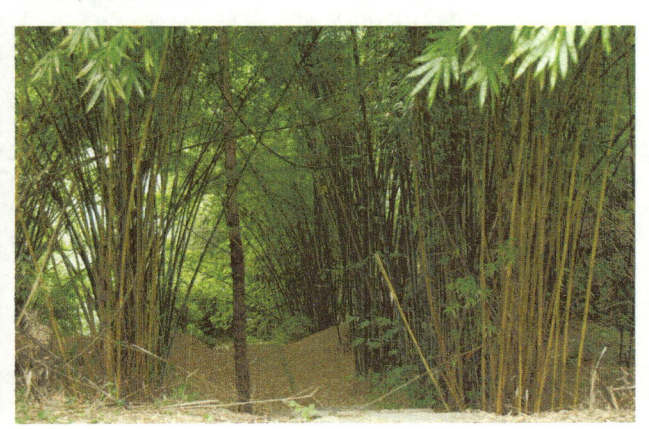

②苦竹:小乔木或灌木状。竿直立,高3~5 m。幼竿淡绿色,具白粉,老时绿黄色,被灰白色粉斑。箨鞘厚纸质和革质,绿色;箨耳深褐色;箨舌边缘密生纤毛;箨叶细长披针形;叶鞘无毛,有横脉;叶舌质坚硬,截平。花枝基部有苞片,花序分枝;颖3~5片;外稃披针形,内稃背部2脊间有沟纹;雄蕊3枚;花柱1裂,柱头3裂。颖果长圆形。花期4—5月。

③慈竹:植株呈乔木状,竿高5~10 cm。箨鞘革质;箨舌流苏状;箨叶先端尖,向外反倒。花枝束生,常弯曲下垂;外稃宽卵形,具多脉,边缘生纤毛,内稃脊上有纤毛。果实纺锤形,黄棕色囊状果。笋期6—9月或12月至翌年3月,花期多在7—9月。

【性味功效】竹叶:味甘、辛、淡,性寒。清热泻火,除烦,生津,利尿。竹茹:味甘,性微寒。清热化痰,除烦,止呕。竹沥:味甘,性寒。清热豁痰,定惊利窍。竹笋:味甘,性寒。清热消痰。苦竹叶:味苦,性寒。清心,利尿明目,解毒。苦竹茹:味苦,性凉。清热,化痰,凉血。苦竹根:味苦,性寒。清热,除烦,清痰。苦竹笋:味苦,性寒。清热除烦,除湿,利水。慈竹叶:味甘、苦,性微寒。清心利尿,除烦止渴。慈竹沥:味甘,性寒。清热化痰,定惊除烦。

【古方选录】《外台秘要》竹叶汤:淡竹叶(切)五升,茯苓、石膏各三两,碎,小麦三升,栝楼二两。用法:上五味,切,以水二斗煮竹叶,取八升,下诸药,煮取四升,去滓分温服。主治:热渴。

《魏氏家藏方》竹叶汤:苦竹叶不拘多少。用法:水煎浓汤,漱之。主治:齿衄。

《普济方》竹茹汤:青竹茹弹子大,半夏三个(汤泡七次),粳米四十粒,干葛。用法:每服加生姜三片,水一盏,煎至半盏,去滓,量儿大小,以意加减与服。主治:小儿胃中热,呕苦汁。

《太平圣惠方》竹茹散:苦竹茹半两,伏龙肝、石膏各一两,甘草半两(炙微赤,锉),麦门冬一两(去心,焙),黄芩半两。用法:上为散。每服一钱,以水一小盏,煎至五分,去滓温服,不拘时候。主治:小儿伤寒鼻衄,烦热头痛。

《重订通俗伤寒论》四汁饮:竹沥、梨汁、萝卜汁各两瓢,鲜石菖蒲汁两匙。用法:重汤燉,温服。主治:风寒夹痰,痰涎虽吐,而神识时清时昏者。

《鸡峰》竹叶散：苦竹笋叶不以多少。用法：烧灰，为细末。食后入蜜少许调服。主治：小儿倒嵌不发。

【用法用量】竹叶：煎服，6～15 g。竹茹：煎服，5～10 g。竹沥：冲服，30～60 g。竹笋：煎服，30～60 g。苦竹叶：煎服，6～12 g；外用适量，烧存性研末调敷。苦竹茹：煎服，5～10 g。苦竹根：煎服，10～15 g，鲜品 30～60 g。苦竹笋：煎服，60～70 g；或煮食。慈竹叶：煎服，6～9 g；或泡水代茶饮。慈竹沥：冲服，15～30 mL。

【使用注意】竹叶：阴虚火旺、骨蒸潮热者忌用。竹茹：寒痰咳喘、胃寒呕逆及脾虚泄泻者忌用。竹沥：寒饮湿痰及脾虚便溏者忌用。慈竹沥：寒嗽及脾虚便溏者忌用。

【现代研究】竹叶含黄酮类、多糖、茶多酚、氨基酸和微量元素。有抑菌、抗氧化、保肝、收缩血管、抗病毒、降血脂、保护心肌等作用。竹茹含 2,5-二甲氧基-对-羟基苯甲醛、丁香醛、松柏醛、对苯二甲酸 2′-羟乙基甲基酯等。有升高血糖、抗菌等作用。竹沥含酚性成分、有机酸、多种氨基酸、糖类等。有明显的镇咳、祛痰、抗感染、抗菌、消炎等作用。

43 吴茱萸

【古籍原文】温。上主治心痛，下气，除咳逆，去脏中冷。能温脾气消食。

又方，生树皮，上牙疼痛痒等，（酒煎含之）立止。

又，（患风瘙痒痛者），取茱萸一升，清酒五升，二味和煮，取半升去滓，以汁微暖洗。

如中风贼风，口偏不能语者，取茱萸一升，（美豉三升），美清酒四升，和煮四五沸，冷服之半升。日三服，得小汗为瘥。

案经：杀鬼毒尤良。

又方：夫人冲冷风欲行房，阴缩不怒者，可取二七粒，（嚼）之良久，咽下津液。并用唾涂玉茎头即怒。

又，闭目者名欓子，不宜食。

又方，食鱼骨在腹中，痛，煮汁一盏，服之即止，（其骨软出）。

又，鱼骨刺在肉中不出，及蛇骨者，（捣吴茱萸）以封其上，骨即烂出。

又，奔豚气冲心，兼脚气上者，可和生姜汁饮之，甚良。

微温。主痢，止泻，厚肠胃。肥健人不宜多食。

【药物来源】为芸香科植物吴茱萸 Evodia rutaecarpa (Juss.) Benth.、石虎 Evodia rutaecarpa var. officinalis (Dode) Huang 或疏毛吴茱萸 Evodia rutaecarpa var. bodinieri (Dode) Huang 的干燥近成熟果实。

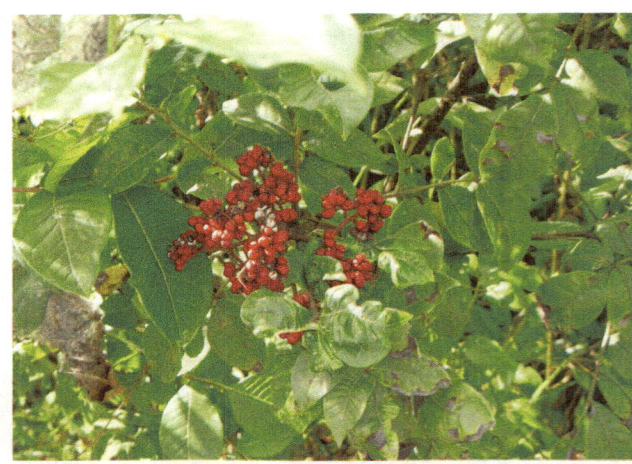

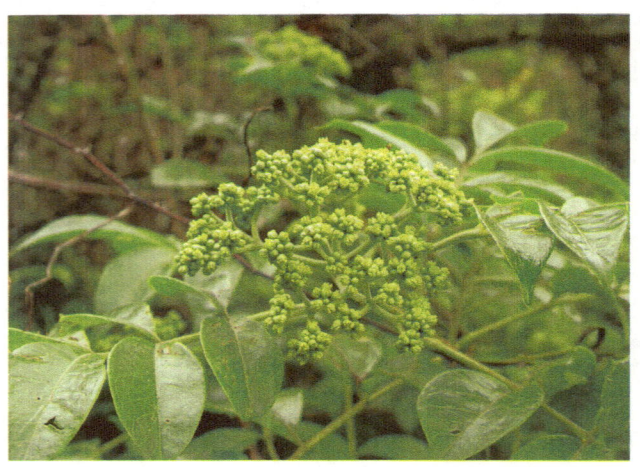

【形态特征】①吴茱萸：灌木或小乔木，高 2.5～5 m。幼枝、叶轴及小叶柄均密被黄褐色长柔毛。单数羽状复叶对生；小叶椭圆形至卵形，先端尖，基部楔形或圆形。花单性，雌雄异株；聚伞花序顶生，花小，黄白色，萼片 5 片；花瓣 5 片；雄花有雄蕊 5 枚；雌花具退化雄蕊 5 枚；子房上位，圆球形。蒴果扁球形，熟时紫红色。种子卵圆形，黑亮。

②石虎：小叶纸质，叶背密被长毛，油点大。果

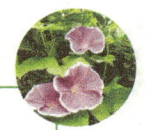

③疏毛吴茱萸：小叶薄纸质，叶背仅叶脉被疏柔毛。雌花彼此疏离，花瓣内面被疏毛或几无毛。果梗纤细且延长。

【性味功效】味辛、苦，性热；有小毒。散寒止痛，降逆止呕，助阳止泻。

【古方选录】《太平圣惠方·卷九十六》吴茱萸粥：吴茱萸半两（汤浸七遍，焙干，微炒，为末），粳米一合。用法：以葱、豉煮粥，候熟，下茱萸末二钱，搅令匀，空腹食之。主治：心腹冷气入心，撮痛胀满。

【用法用量】煎服，2～5 g；或入丸、散。外用适量，研末调敷或煎水洗。

【使用注意】不宜多服久服，无寒湿滞气及阴虚火旺者忌用。

【现代研究】含吴茱萸碱、吴茱萸次碱等生物碱类，柠檬苦素、吴茱萸苦素等苦味素，萜类，挥发油类，黄酮类，香豆素类，甾类，精油，以及木质素和核苷酸等。有镇痛、镇静、抗菌、降血压、抗缺氧等作用。

44　槟　榔

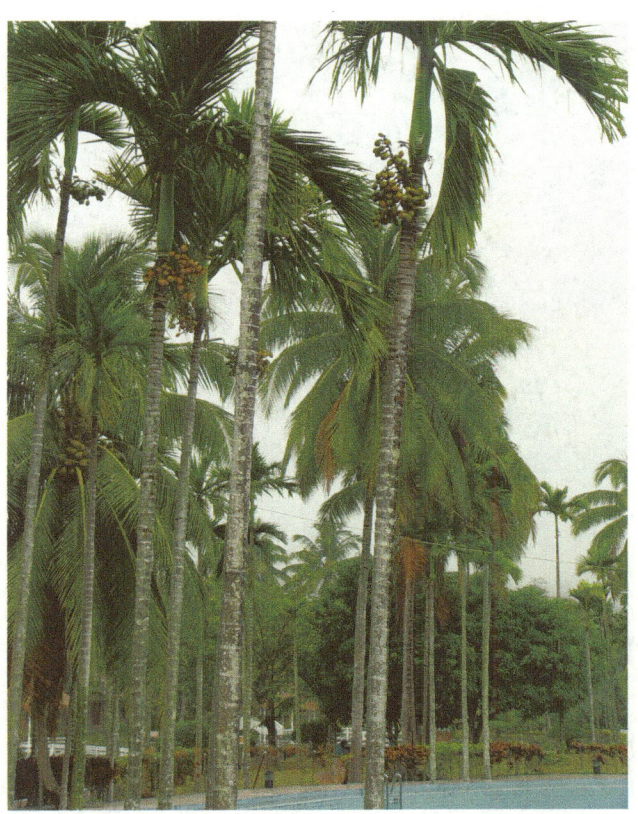

【古籍原文】多食发热，南人生食。闽中名橄榄子。所来北者，煮熟、熏干将来。

【药物来源】为棕榈科植物槟榔 Areca catechu L. 的干燥成熟种子。

【形态特征】乔木，高 10～18 m，不分枝，叶脱落后形成明显的环纹。羽状复叶；小叶片披针状线形或线形。花序着生于最下一叶的基部，有佛焰苞状大苞片，长倒卵形；花单性同株；雄花小，花瓣 3 片，雄蕊 6 枚，退化雌蕊 3 枚。坚果卵圆形或长圆形。

【性味功效】味苦、辛，性温。杀虫，消积，行气，利水，截疟。

【现代用方】《全国中药成药处方集·天津方》五味槟榔丸：槟榔、枣槟榔、蔻仁各一斤，食盐五钱，砂仁二两，公丁香五钱，鲜姜一两，马牙槟榔（去皮）一两。用法：槟榔、枣槟榔、马牙槟榔、食盐轧细粉，蔻仁、砂仁、公丁香轧粗面，鲜姜切粗末，共和一处拌匀，用江米面十六两蒸糊为丸，干重二分。每次服五粒，白开水送下或含化。主治：消化不良，呕吐酸水，嘈杂恶心，膨闷胀饱。

【用法用量】煎服，3～10 g；驱绦虫、姜片虫，30～60 g；或入丸、散。

【使用注意】气虚下陷者忌用。

【现代研究】含酚类、多糖、鞣质、槟榔碱、槟榔次碱、槟榔副碱。有驱虫，兴奋 M 型、N 型胆碱受体，升高血压等作用。

45　栀　子

【古籍原文】主喑哑，紫癜风，黄疸，积热心躁。

又方，治下鲜血，栀子人烧成灰，水和一钱匕服之。量其大小多少服之。

【药物来源】为茜草科植物栀子 Gardenia jasminoides Ellis. 的干燥成熟果实。

【形态特征】常绿灌木，高 0.5～2 m。幼枝有细毛。叶对生或三叶轮生，革质，叶片长圆状披针形或卵状披针形，先端渐尖或短渐尖，基部楔形，全缘。花单生于枝端或叶腋，大型，白色，极香；花冠旋卷，高脚杯状；雄蕊 6 枚，花药线性；子房下位，1 室。果倒卵形或长椭圆形，黄色，有翅状纵棱 5～8 条。

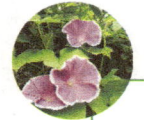

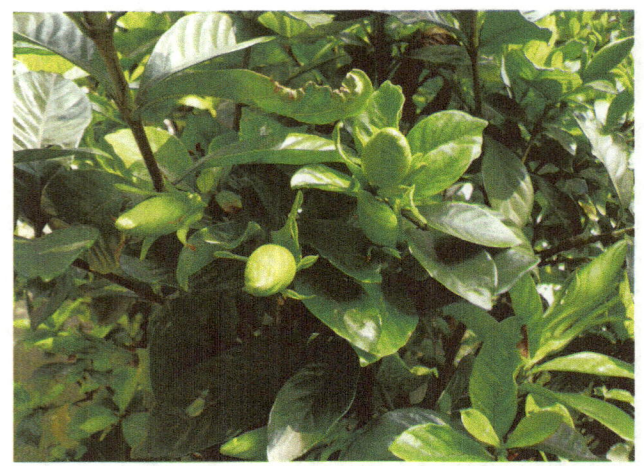

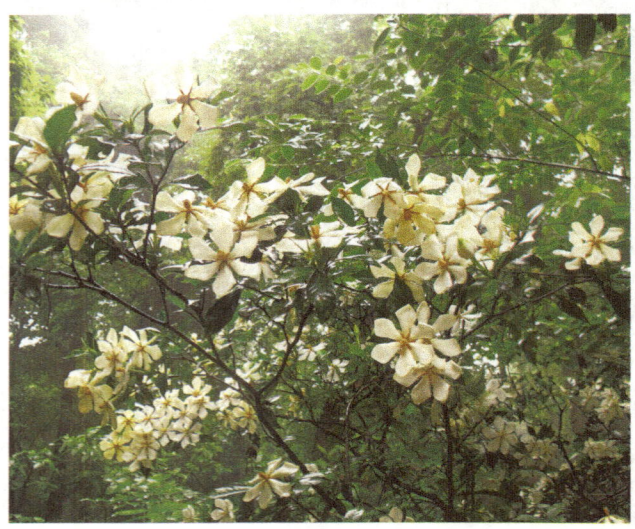

【性味功效】味苦,性寒。内服泻火除烦,清热利湿,凉血解毒;外用消肿止痛。

【古方选录】《伤寒杂病论》栀子豉汤:栀子十四个(劈),香豉四合(绵裹)。用法:以水四升,先煮栀子,得二升半,纳豉,煮取一升半,去滓,分为二服,温进一服。得吐者止后服。主治:伤寒汗吐下后,虚烦不得眠,心中懊憹、胸脘痞闷,饥不能食,脉数,苔薄黄腻;感冒发为寒热,头痛体痛;小儿痘疹,虚烦惊悸不得眠。

【用法用量】煎服,6~10 g;或入丸、散。外用生品适量,研末调敷。

【使用注意】脾虚便溏者忌用。

【现代研究】含栀子苷、异羟栀子苷、栀子酸、栀子黄色素、有机酸、挥发油、黄酮、木质素、多糖等。有消炎、解热、镇痛、保肝、利胆、降血脂、抗血栓、保护神经等作用。

46 芜荑

【古籍原文】平。上主治五内邪气,散皮肤肢节间风气。能化食,去三虫,逐寸白,散腹中冷气。

又,患热疮,捣为末,和猪脂涂,瘥。

又方,和白沙蜜治湿癣。

又方,和马酪治干癣,和沙牛酪疗一切疮。

案经:作酱食之,甚香美。其功尤胜于榆人,唯陈久者更良。可少吃,多食发热、心痛,为其味辛之故。秋天食之(尤)宜人。长吃治五种痔病。(诸病不生)。

又,杀肠恶虫。

【药物来源】为榆科植物大果榆 Ulmus macrocarpa Hance 成熟果实的加工品。

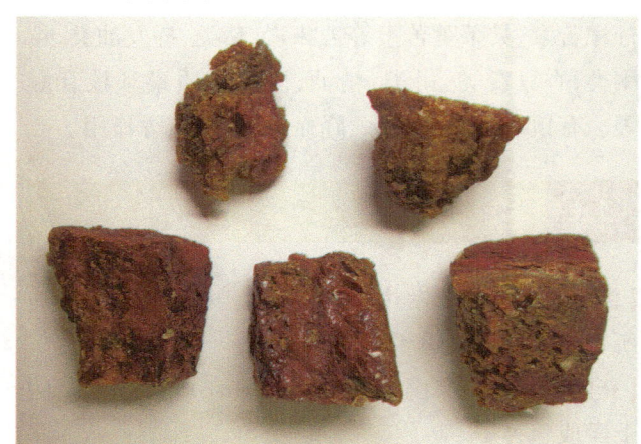

【形态特征】落叶乔木或灌木。大枝斜向扩展,小枝淡黄褐色或淡红褐色,有粗毛。叶互生,密生短柔毛;叶片阔倒卵形,先端凸尖,基部狭,两边不对称或浅心形,边缘具钝单锯齿或重锯齿。花5~9朵簇生,先叶开放;花大,两性,花被4~5裂,绿色;雄蕊与花被片同数;雌蕊1枚,绿色,柱头2裂。翅果大型,全部有毛。种子位于翅果中部。

【性味功效】味苦、辛,性温。杀虫消积,除湿止痢。

【古方选录】《仁斋直指方·卷二十五》芜荑散:鸡心槟榔三钱,芜荑二钱,木香一钱。用法:上为末,为一服。先煎酸石榴根汤,至五更,吃炙肉一片,嚼细,引虫上至喉,以石榴根汤暖温调药服。虫自软而下。主治:诸虫。腹中虫作痛,口吐涎者。

【用法用量】煎服,3~10 g;或入丸、散。外用适量,

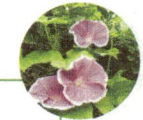

研末调敷。

【使用注意】脾胃虚弱者慎服。

【现代研究】含脂类、挥发油类等。有驱虫、抗菌、截疟等作用。

47 茗（茶）

【古籍原文】茗叶：利大肠，去热解痰。煮取汁，用煮粥良。

又，茶主下气，除好睡，消宿食，当日成者良。蒸、捣经宿。用陈故者，即动风发气。市人有用槐、柳初生嫩芽叶杂之。

【药物来源】为山茶科植物茶 Camellia sinensis（L.）O. Kuntze. 的根、嫩叶。

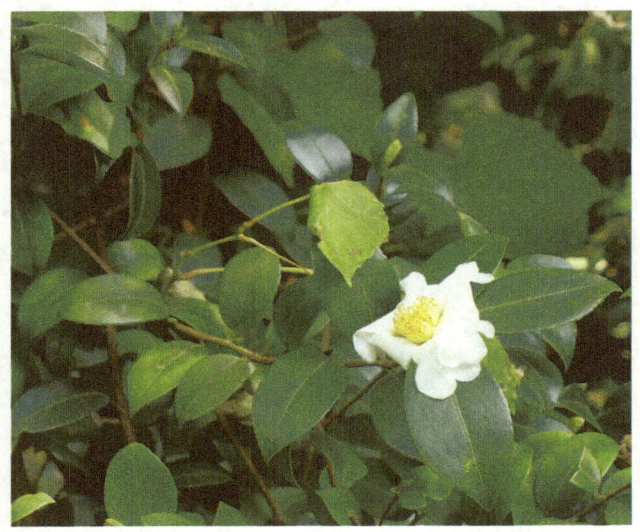

【形态特征】常绿灌木，高1~6 m。多分枝，嫩枝有细毛，老则脱落。单叶互生，长椭圆形、椭圆状披针形，或倒卵状披针形，先端渐尖，基部楔形，边缘有锯齿，质厚，老则带革质；叶柄短，略扁。花腋生，1~3朵，有花柄；萼片5片；花瓣5片。蒴果木质化，扁圆状三角形，暗褐色。果实次年成熟。

【性味功效】味甘、苦，性微寒。清热降火，解暑，利尿。

【古方选录】《圣济总录》姜茶散：干姜（炮为末）二钱匕，好茶末一钱匕。用法：以水一盏，先煎茶末令熟，即调干姜末服之。主治：霍乱后烦躁，卧不安。

【用法用量】5~15 g，开水泡服。

【使用注意】茶叶的加工品种较多，虚寒体质者不宜长期饮用绿茶。

【现代研究】叶含咖啡因、挥发油、三花皂苷及苷元、维生素C、少量胡萝卜素、麦角甾醇、黄酮和黄酮醇等。有兴奋中枢和心脏、利尿、降血脂、抗动脉硬化、抑制血小板聚集、抗血栓形成、抗氧化、抗菌、抗肿瘤、消炎、抗过敏等作用。

48 蜀椒、秦椒（花椒）

【古籍原文】温。粒大者，主上气咳嗽，久风湿痹。

又，患齿痛，醋煎含之。

又，伤损成疮中风，以面裹作馄饨，灰中炮之，使熟断开口，封其疮上，冷，易热者，三五度易之。亦治伤损成弓风。

又去久患口疮，去闭口者，以水洗之，以面拌煮作粥，空心吞之三、五匙，以饭压之。重者可再服，以瘥为度。

又，秦椒：温，辛，有毒。主风邪腹痛，寒痹。温中，去齿痛，坚齿发，明目，止呕逆，灭瘢，生毛发，出

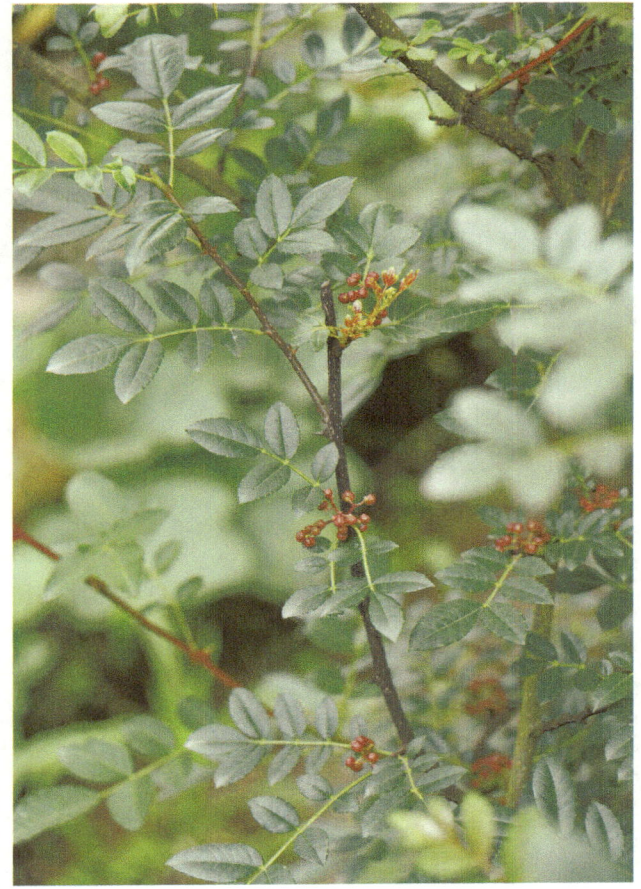

汗,下气,通神,去老血,利五脏。治生产后诸疾,下乳汁。久服令人气喘促。十月勿食,及闭口者大忌,子细黑者是。秦椒白色也。

除客热,不可久食,钝人性灵。

【药物来源】为芸香科植物青椒 *Zanthoxylum schinifolium* Sieb. et Zucc. 或花椒 *Zanthoxylum bungeanum* Maxim. 的成熟果皮。

【形态特征】青椒:落叶灌木,高1～3 m,枝有短小皮刺。羽状复叶互生,小叶11～21片,椭圆状披针形,边缘有细锯齿,背面疏生油点。伞房状圆锥花序顶生;花单性;花被片5片;雄蕊5枚,退化心皮细小;雌花中雄蕊退化为鳞片状,心皮1～3枚。蓇葖果绿色或褐色,腺点色深呈点状下陷。种子黑色,有光泽。

【性味功效】味辛,性温。温中止痛,杀虫止痒。

【古方选录】《医心方·卷十》引《经心方》蜀椒汤:吴茱萸一升,当归、芍药、黄芩各一两,蜀椒二合。用法:以水八升,煮取二升半,分三服。主治:寒疝痛,腹胀奔胸。

【用法用量】煎服,3～6 g;或入丸、散。外用适量,煎汤熏洗。

【使用注意】孕妇慎服。

【现代研究】含生物碱类、木脂素类、脂肪酸酰胺类、黄酮类及萜类等。有抗氧化、抗菌、杀虫、消炎镇痛、局部麻醉等作用。

49 蔓椒(猪椒、两面针)

【古籍原文】主贼风挛急。

【药物来源】为芸香科植物两面针 *Zanthoxylum nitidum* (Roxb.) DC. 的干燥根或枝叶。

【形态特征】木质藤本,秃净。幼枝、叶柄及小叶的中脉有钩状小刺。单数羽状复叶;小叶3～9片,具短柄,革质而亮,卵形至卵状矩圆形,先端钝或短渐尖,基部浑圆,边缘有疏离的圆锯齿或几为全缘。圆锥花序腋生,花小;萼片4片,极小;花瓣4片;雄蕊4枚;心皮4枚。种子卵珠形,黑亮。

【性味功效】味辛、苦,性微温;有小毒。活血化瘀,行气止痛,祛风通络,解毒消肿。

【古方选录】《备急千金要方·卷十三》猪椒根汤(名见《普济方·卷四十八》):猪椒根三两、麻黄根二两,防风二两,细辛一两,茵芋一两。用法:上㕮咀。以水三斗,煮取一斗,去滓。温以沐头。主治:头风。

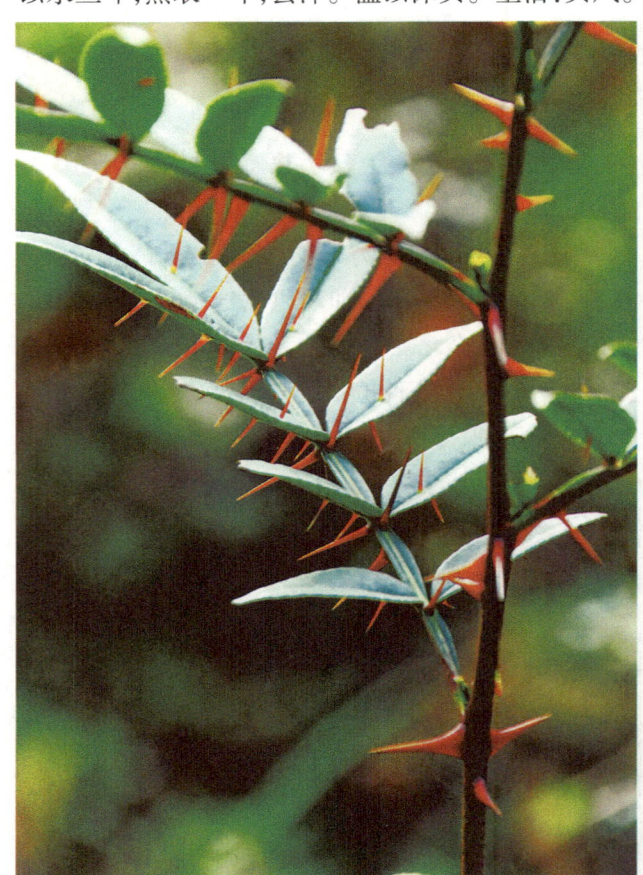

【用法用量】煎服,5～10 g;或入丸、散,1.5～3 g;或浸酒。外用适量,煎水洗或含漱,或鲜品捣敷。

【使用注意】孕妇忌用。用量过大会出现头晕、眼花、腹痛、呕吐等中毒症状。

【现代研究】根和根皮含光叶花椒碱、白屈菜红碱、异崖椒定碱等生物碱,根茎含香叶木苷,果实和叶含挥发油。有镇静、镇痛、解痉、抗菌、抗癌等作用。

50 椿

【古籍原文】温。动风,熏十二经脉、五脏六腑。多食令人神不清,血气微。

又,女子血崩及产后血不止,月信来多,可取东引细根一大握洗之,以水一大升煮,分再服便断。亦止赤带下。

又,椿俗名猪椿。疗小儿疳痢,可多煮汁后

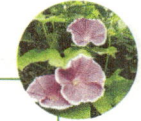

灌之。

又，取白皮一握，仓粳米五十粒，葱白一握，甘草三寸炙，豉两合。以水一升，煮取半升，顿服之。小儿以意服之。枝叶与皮功用皆同。

【药物来源】为楝科植物香椿 Toona sinensis（A. Juss.）Roem. 的干燥树皮或根皮。

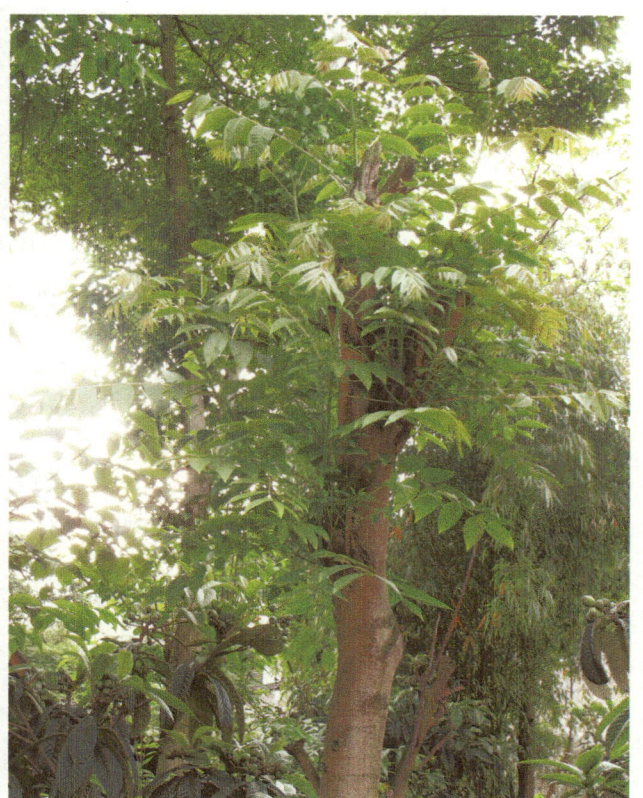

【形态特征】乔木，树皮赭褐色；小枝幼时具柔毛。双数羽状复叶互生，有特殊香味；小叶10～22片，对生，长圆形至披针状长圆形，先端尖，基部偏斜。圆锥花序顶生；花萼5裂；花瓣5片，白色。蒴果椭圆或卵圆，顶端开裂为5瓣。种子基部常钝，上端有膜质的长翅，下端无翅。

【性味功效】味苦、涩，性微寒。清热燥湿，涩肠，止血，止带，杀虫。

【古方选录】《脾胃论·卷下》：诃子（去核梢）五钱，椿根白皮一两，母丁香三十个。用法：上为细末，醋面糊为丸，如梧桐子大。每服五十丸，五更以陈米饭汤入醋少许送下。三日三服效。主治：休息痢，昼夜无度，腥臭不可近，脐腹撮痛，诸药不效者。

【用法用量】煎服，6～15 g；或入丸、散。外用适量，煎水洗，或熬膏涂，或研末调敷。

【使用注意】泻痢初起及脾胃虚寒者慎服。

【现代研究】含挥发油类、黄酮类、萜类、苯丙素类、酚类、鞣质、甾醇、皂苷、有机酸等。有抑菌、抗氧化、降血糖、抗凝血、增强免疫力、抗肿瘤等作用。

51　樗

【古籍原文】主疳痢，杀蛔虫。又名臭椿。若和猪肉、热面频食，则中满，盖壅经脉也。

【药物来源】为苦木科植物臭椿 Ailanthus altissima（Mill.）Swingle 的干燥根皮或干皮。

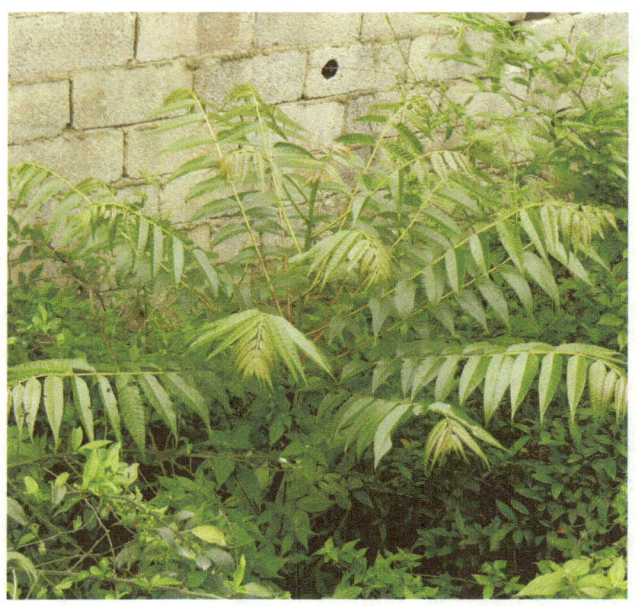

【形态特征】落叶乔木，树高可达30 m，树冠呈扁球形或伞形。树皮灰白色或灰黑色，平滑，稍有浅裂纹。枝条粗壮，奇数羽状复叶，互生，小叶卵状披针形，有臭味。雌雄同株或雌雄异株。圆锥花序顶生，花小，杂性，白绿色；翅果，有扁平膜质的翅，长椭圆形。种子位于中央，扁圆形。

【性味功效】味苦、涩，性寒。清热燥湿，收涩止带，止泻，止血。

【古方选录】《医学入门·卷八》苍柏樗皮丸：黄柏、樗皮、海石、半夏、南星、川芎、香附、苍术、干姜各等分。用法：上为末，醋糊为丸，如梧桐子大。每服五十至六十丸，白汤送下。主治：肥人湿痰所致白带。

【用法用量】煎服，6～9 g；或入丸剂。

【使用注意】脾胃虚寒者、崩带属肾阴虚者忌用。

【现代研究】含三萜、降三萜、生物碱、黄酮类、木脂素类等。有明显的抑菌、消炎、杀虫等作用。

52 郁李仁

【古籍原文】气结者,酒服仁四十九粒,更泻,尤良。
又,破癖气,能下四肢水。

【药物来源】为蔷薇科植物欧李 Cerasus humilis (Bge.) Sork Cerasus、郁李 Cerasus japonica (Thunb.) Lois. 或长柄扁桃 Amygdalus pedunculata Pall. 的干燥成熟种子。

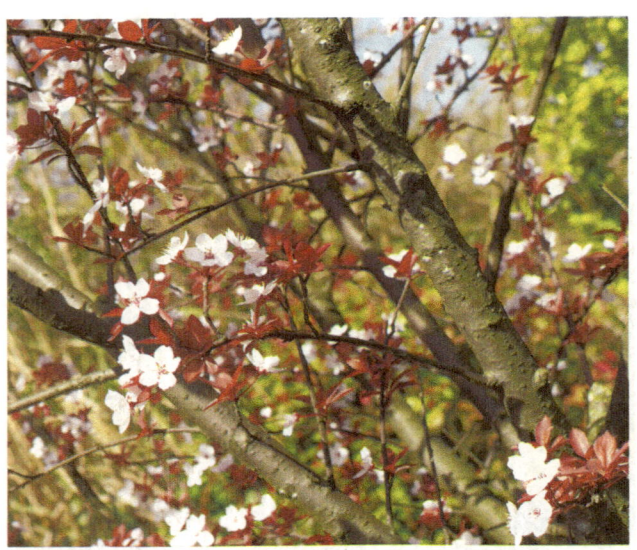

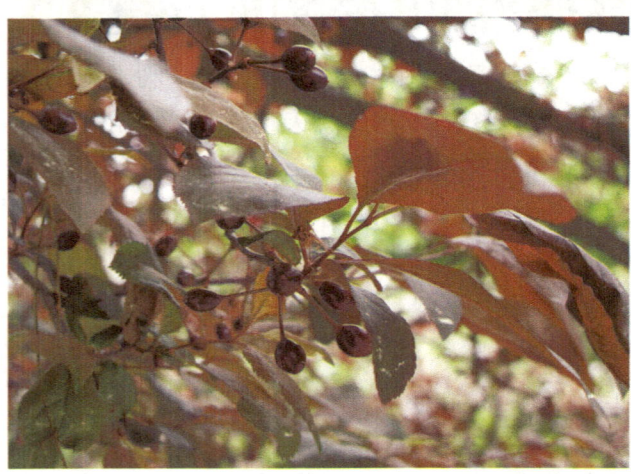

【形态特征】①欧李:叶片倒卵状长椭圆形或倒卵状披针形。花单生或2~3朵花簇生,花叶同开。核果红色或紫红色。

②郁李:灌木,高1~1.5 m。小枝灰褐色,嫩枝绿色或绿褐色。叶片卵形或卵状披针形,先端渐尖,边缘具尖锐重锯齿;托叶线形。花1~3朵簇生,花叶同开或先叶开放;花瓣白色或粉红色。核果近球形,深红色。种子表面黄色或棕色,种皮薄,种仁富油性。

③长梗扁桃:高1~2 m。枝开展,浅褐色至暗灰褐色。短枝上叶簇生,一年生枝上叶互生;叶片两面疏生短柔毛。花单生,先于叶开放;花瓣近圆形,粉红色。果实近球形或卵球形,顶端具小尖头,暗紫红色。种子宽卵形,棕黄色。

【性味功效】味辛、苦、甘,性平。润肠通便,下气利水。

【古方选录】《养老奉亲》郁李仁饮:郁李仁二两(细研,以水滤取汁),薏苡仁四合(淘研净)。用法:上药相和煮饮,空心食之。主治:老人脚气冲逆,身肿,脚肿,大小便秘涩不通,气息喘息,食饮不下者。

【用法用量】煎服,6~10 g;或入丸、散。

【使用注意】孕妇慎用。

【现代研究】含黄酮类、有机酸类、糖类、苷类、三萜类等。有促进肠蠕动、消炎镇痛、抑制呼吸中枢等作用。

53 胡椒

【古籍原文】治五脏风冷,冷气心腹痛,吐清水,酒服之佳。亦宜汤服。若冷气,吞三七枚。

【药物来源】为胡椒科植物胡椒 Piper nigrum L. 的干燥近成熟或成熟果实。

【形态特征】攀缘状藤本,长达5 m。节显著膨大,常生须根。叶互生;叶片厚革质,阔卵形或卵状长圆形,先端短尖,基部圆。花通常单性,雌雄同株;穗状花序与叶对生,比叶短或近等长。浆果球形,成熟时红色,未成熟时干后黑色。

【性味功效】味辛,性热。温中散寒,下气,消痰。

【古方选录】《普济方·卷二十》引《医方大成》胡椒丸:陈茱萸二两,胡椒一两,蚌粉(炒赤色)一两。用法:上为末,醋糊为丸,如梧桐子大。每服二十丸,用温酒或盐汤下,遇发时服。甚者不过二至三服即效。主治:脾疼不可忍及冷气痛。

【用法用量】煎服,1~3 g;研粉吞服,0.6~1.5 g;或入丸、散。外用适量,研末调敷或置膏药内外贴。

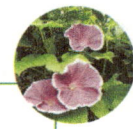

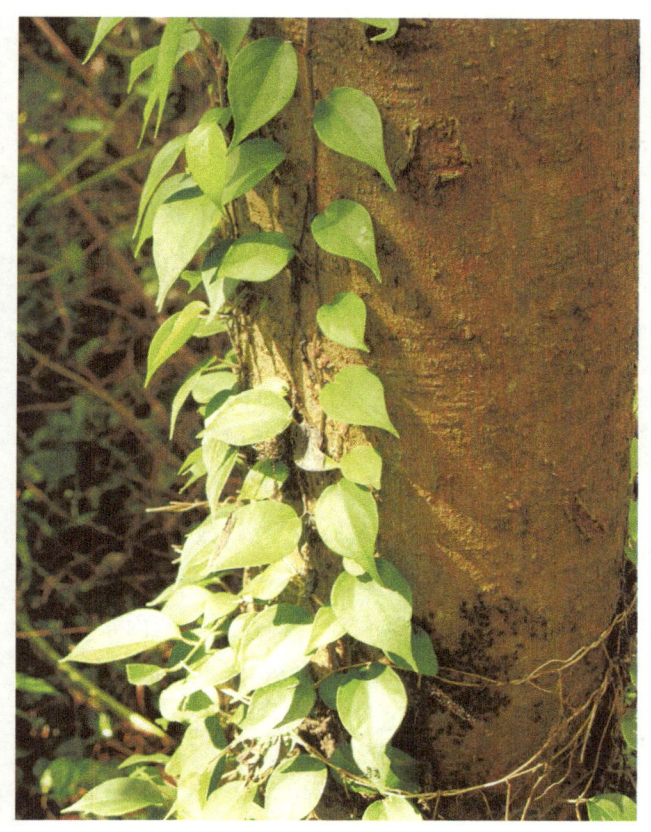

【使用注意】阴虚有火者忌用。
【现代研究】含酰胺类、挥发油类等。有抗惊厥、杀虫、利胆、升血压等作用。

54 橡 实

【古籍原文】主止痢，不宜多食。
【药物来源】为壳斗科植物麻栎 *Quercus acutissima* Carr. 或辽东栎 *Quercus liaotungensis* Koidz. 的干燥成熟果实。
【形态特征】落叶乔木，高达 30 m。树皮褐色，深纵裂；小枝暗灰褐色，无毛，具多数浅黄色皮孔；幼枝黄褐色，冬芽灰褐色。叶互生，革质，长圆状披针形或长圆状卵形，先端渐尖，基部圆形或阔楔形，边缘有刺状锯齿。花单性，雌雄同株；雄花序葇荑状，数个集生于下部叶腋；花被 5 裂；雄蕊 4 枚；雌花 1~3 朵集生于新枝叶腋，子房 3 室，花柱 3 裂。坚果卵球形或卵状长圆形，成熟时淡褐色。
【性味功效】味苦、涩，性微温。收敛固脱，止血，解毒。
【古方选录】《太平圣惠方·卷五十九》神妙橡实散：

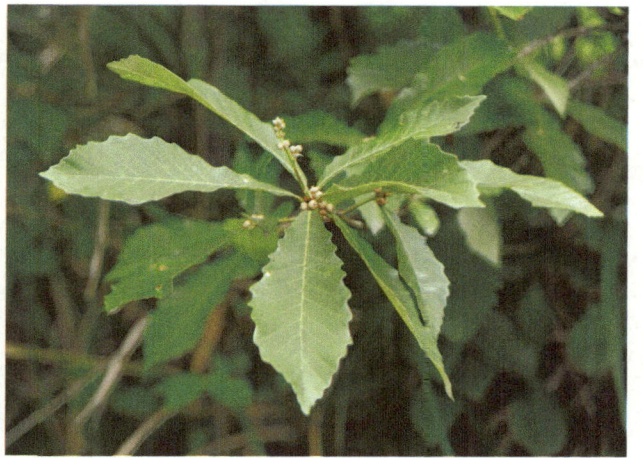

橡实二两，干楮叶一两（炒炙）。用法：上为细散。每服一钱，煎乌梅汤调下，不拘时候。主治：水谷痢，无问老少，日夜百余行。
【用法用量】煎服，3~10 g；或入丸、散，每次 1.5~3 g。外用适量，炒焦研末，调涂。
【使用注意】痢疾初起，有湿热积滞者忌服。
【现代研究】含淀粉、脂肪油等。

55 鼠李（牛李子）

【古籍原文】微寒。主腹胀满。其根有毒，煮浓汁含之治䘌齿。并瘑虫蚀人脊骨者，可煮浓汁灌之食。

其肉：主胀满谷胀。和面作饼子，空心食之，少时当泻。

其煮根汁，亦空心服一盏，治脊骨疳。
【药物来源】为鼠李科植物冻绿 *Rhcmnus utilis* Decne. 的干燥成熟果实。
【形态特征】落叶灌木或小乔木，高达 4 m。幼枝无

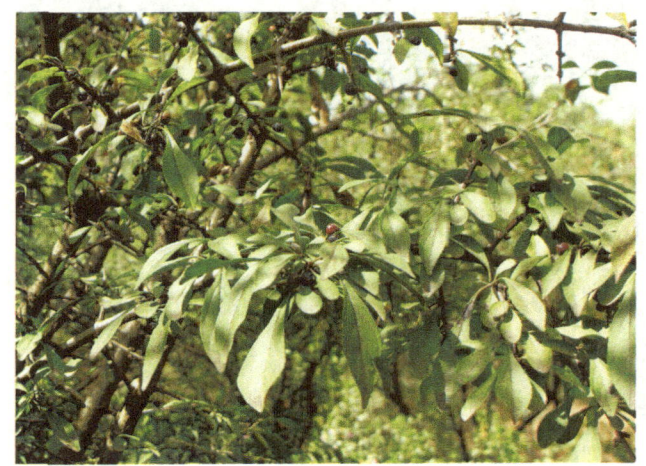

毛,小枝褐色或紫红色,枝端常具刺,叶对生或近对生;托叶披针形,叶片纸质。花单性,雌雄异株,黄绿色,伞状聚伞花序生于枝端或叶腋,花萼4裂,裂片卵形,花瓣4片;长椭圆形。核果近球形,熟时黑色,具2个分核。种子近球形,背侧基部有短沟。

【性味功效】味苦、甘,性凉。清热利湿,消积通便。

【古方选录】《太平圣惠方·卷八十》牛李子散:牛李子一两,桂心一两,红蓝花半两,蒲黄半两,当归半两(锉,微炒),棕榈皮二两(烧灰)。用法:上为细散。每服二钱,以热酒调下,不拘时候。主治:产后恶血攻心腹,疼痛不可忍。

【用法用量】煎服,6～12 g;或研末;或熬膏。外用适量,研末,油调敷。

【现代研究】含蛋白质,脂肪,碳水化合物,胡萝卜素,硫胺素,核黄素,尼可酸,抗坏血酸,糖,天门冬素,钙、磷、铁、钾、钠、镁等,以及多种氨基酸等。有促进消化、利水、降血压、导泻、镇咳、抗氧化等作用。

56 枳 椇

【古籍原文】多食发蛔虫。昔有南人修舍用此,误有一片落在酒瓮中,其酒化为水味。

【药物来源】为鼠李科植物北枳椇 Hovenia dulcis Thunb.、枳椇 Hovenia acerba Lindl. 或毛果枳椇 Hovenia trichocarpa Chun et Tsiang 的干燥成熟种子。

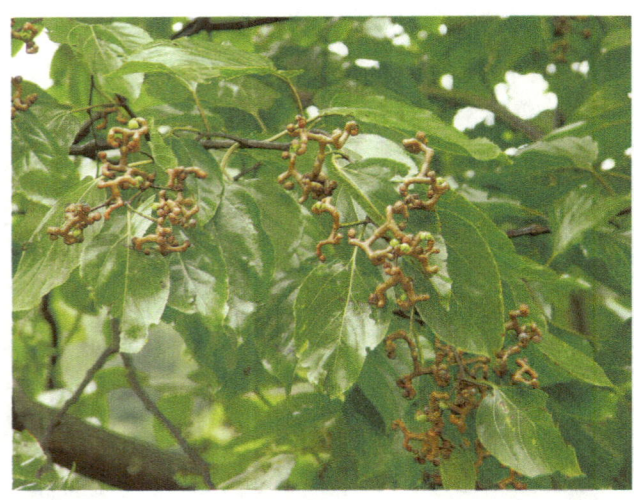

【形态特征】枳椇:落叶乔木,高约10 m。小枝红褐色。叶互生,广卵形,基部圆形或心脏形,边缘具锯齿;叶柄具锈色细毛。聚伞形花序腋生或顶生;花绿色,花梗长;萼片5片;花瓣5片;雄蕊5枚,花丝细;两性花有雄蕊5枚,雌蕊1枚,子房3室,每室3裂。果为圆形或广椭圆形,灰褐色;果梗肉质肥大,成熟后味甘可食。种子扁圆形,红褐色。

【性味功效】枳椇子:味甘,性平。解酒毒,止渴除烦,止呕,利大小便。枳椇叶:味苦,性凉。清热解毒,除烦止渴。

【古方选录】《世医得效方·卷七》枳椇子丸:枳椇子二两,麝香一钱。用法:研末,面糊丸,如梧子大,每服三十丸。主治:饮酒过多,又受酷热,津枯血涩,小便并多,肌肉消铄,专嗜冷物寒浆。

【用法用量】煎服,6～15 g;或浸酒;或入丸剂。

【使用注意】脾胃虚寒者禁用。

【现代研究】种子含黄酮苷、三萜皂苷、苯丙素、生物碱等。有抗甜味、抑制组胺释放、保肝解酒等作用。

57 柴(榧)子

【古籍原文】平。上主治五种痔,去三虫,杀鬼毒,恶疰。

又,患寸白虫人,日食七颗,经七日满,其虫尽消作水即瘥。

按经:多食三升、二升佳,不发病。令人消食,助筋骨,安荣卫,补中益气,明目轻身。

【药物来源】为红豆杉科植物榧 Torreya grandis Fort et Lindl. 的干燥成熟种子。

【形态特征】常绿乔木,高达25 m。树皮淡灰黄色、深灰色或灰褐色,不规则纵裂。小枝近对生或轮生,叶条形,先端凸尖或具刺状短尖头,基部圆,上面光绿色,下面淡绿色。雌雄异株,雄球花单生叶腋,雌球花成对生于叶腋,基部各有2对交叉对生的苞片及外侧的一小苞片,胚珠直立。种子椭圆形、卵圆形、倒卵形或长椭圆形,熟时假种皮淡紫褐色。

【性味功效】味甘,性平。杀虫消积,润肺止咳,润燥通便。

【古方选录】《奇效良方·卷六十七》榧子煎(名见《古今医统大全·卷七十八》):榧子四十九枚(去壳)。用法:上药以砂糖水半盏,砂锅煮干。熟食之,每月上旬平旦空心服7枚,7日服尽。主治:寸

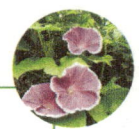

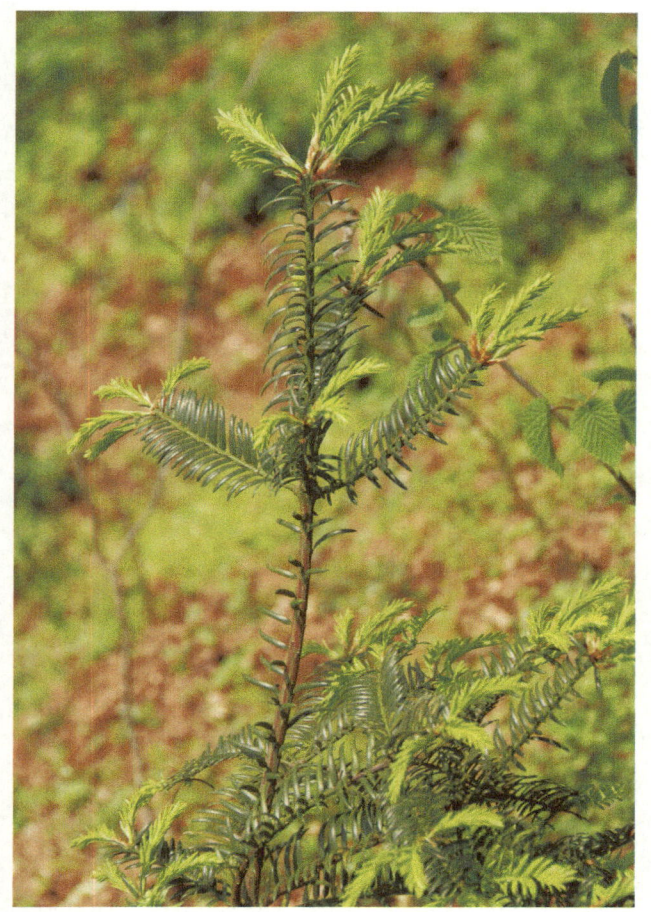

白虫。

【用法用量】煎服,9～15 g;或连壳生用,打碎入煎;或10～40枚,炒熟去壳,取种仁嚼服;或入丸、散。驱虫宜用较大剂量,顿服;治便秘、痔疮宜小量常服。

【使用注意】脾虚泄泻及肠滑大便不实者慎服。

【现代研究】含棕榈酸、硬脂酸、油酸、亚油酸、甾醇、草酸、葡萄糖、多糖、挥发油、鞣质等。有驱杀钩虫、绦虫、收缩子宫等作用。

58 藕

【古籍原文】寒。上主补中焦,养神,益气力,除百病。久服轻身耐寒,不饥延年。

生食则主治霍乱后虚渴、烦闷、不能食。长服生肌肉,令人心喜悦。

案经:神仙家重之,功不可说。其子能益气,即神仙之食,不可具说。

凡产后诸忌,生冷物不食。唯藕不同生类也。为能散血之故。但美即而已,可以代粮。

又,蒸食甚补益(五脏,实)下焦,令肠胃肥浓,益气力。与蜜食相宜,令腹中不生诸虫。(亦可休粮)。仙家有贮石莲子及干藕经千年者,食之不饥,轻身能飞,至妙。世人何可得之。

凡男子食,须蒸熟服之,生吃损血。

【药物来源】为睡莲科植物莲 Nelumbo nucifera Gaertn. 的根茎。

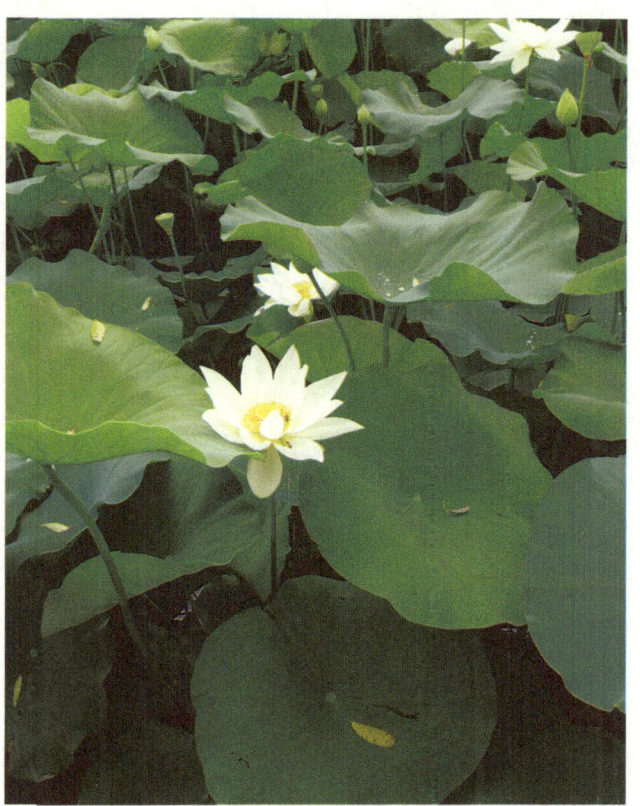

【形态特征】多年生水生草本,根茎横生,肥厚。节上生叶,叶片圆形,全缘或稍呈波状,有1～2次叉状分枝。花浮于水面;花萼4裂;花瓣椭圆形或倒卵形;雄蕊多数,花药黄色;柱头呈辐射状。坚果椭圆形或卵形,果皮革质,多数细小种子生于"莲蓬"孔内。种子卵形,种皮红色或白色。

【性味功效】味甘,性寒。清热生津,凉血,散瘀,止血。

【古方选录】《圣济总录·卷三十九》姜藕饮:生藕(洗,切)一两,生姜(洗,切)一分。用法:矴绞取汁。分三服,不拘时候。主治:霍乱吐不止,兼渴。

【用法用量】内服适量,生食、捣汁或炖汤、炒食。外用适量捣敷。

【使用注意】忌铁器。

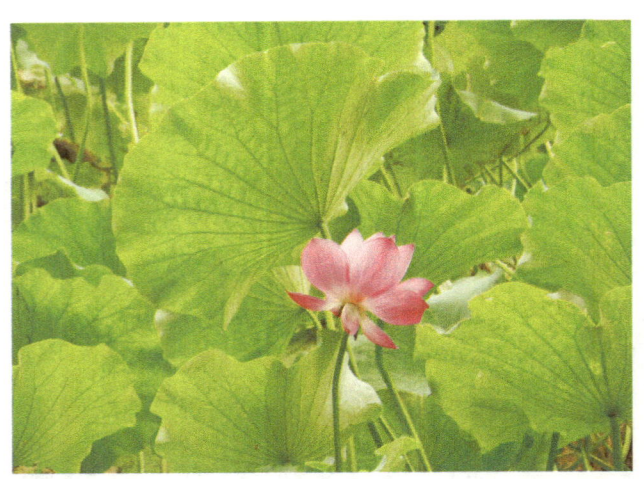

【现代研究】含甾醇类、三萜类、烷烃类、酯类、脂肪酸类、酮类、糖苷类等。有促进血小板聚集、缩短凝血时间等作用。

59 莲子

【古籍原文】寒。上主治五脏不足,伤中气绝,利益十二经脉、廿五络血气。生吃微动气,蒸熟为上。

又方,(熟)去心,曝干为末,著蜡及蜜,等分为丸服。(日服三十丸),令(人)不饥。学仙人最为胜。

若雁腹中者,空腹服之七枚,身轻,能登高涉远。采其雁(食)之,或粪于野田中,经年犹生。

又,或于山岩石下息、粪中者。不逢阴雨,数年不坏。

又,诸飞鸟及猿猴,脏之于石室之内,其猿、鸟死后,经数百年者,取得之服,永世不老也。

其子房及叶皆破血。

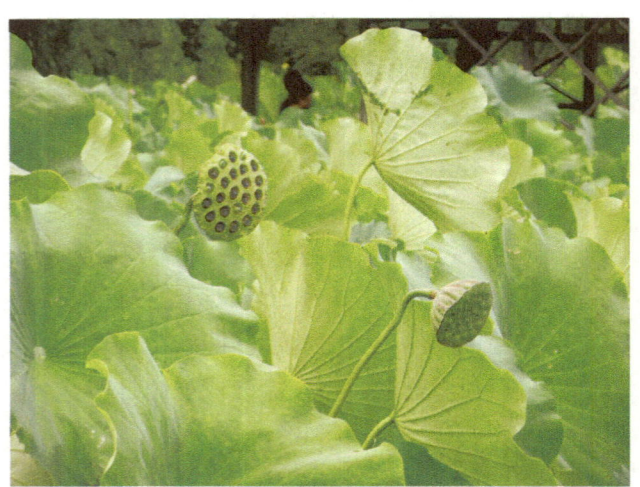

又,根停久者,即有紫色。叶亦有褐色,多采食之,令人能变黑如漆。

【药物来源】为睡莲科植物莲 Nelumbo nucifera Gaertn. 的成熟种子。

【形态特征】同"藕"。

【性味功效】味甘、涩,性平。补脾止泻,止带,益肾涩精,养心安神。

【古方选录】《世医得效方》：老莲子二两(去心)。用法：为末,每服一钱,陈米汤调下。主治：久痢不止。

【用法用量】煎服,6~15 g；或入丸、散；或兼为食用,熬粥、制饼等。

【使用注意】中满痞胀及大便燥结者忌服。

【现代研究】含甲基莲心碱、莲心碱、异莲心碱等生物碱类、黄酮类、多糖类、挥发油类等。有止血、抗血栓、抗氧化、消炎、降血脂等作用。

60 橘

【古籍原文】(穰)：止泄痢。食之,下食,开胸膈痰实结气。下气不如皮也。穰不可多食,止气。性虽温,甚能止渴。

皮：主胸中瘕热逆气。

又,干皮一斤,捣为末,蜜为丸。每食前酒下三十丸,治下焦冷气。

又,取陈皮一斤,和杏仁五两,去皮尖熬,加少蜜为丸。每日食前饮下三十丸,下腹脏间虚冷气。脚气冲心,心下结硬,悉主之。

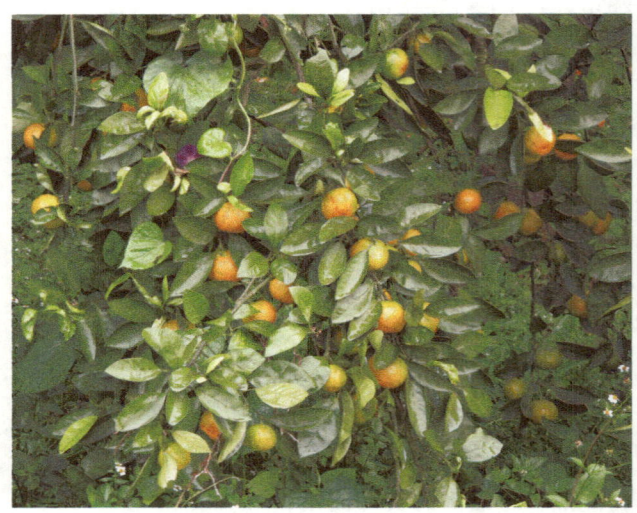

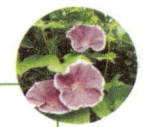

【药物来源】为芸香科植物柑橘 Citrus reticulata Blanco 及其栽培变种的成熟果实（橘），或干燥外层果皮橘红（陈皮）。

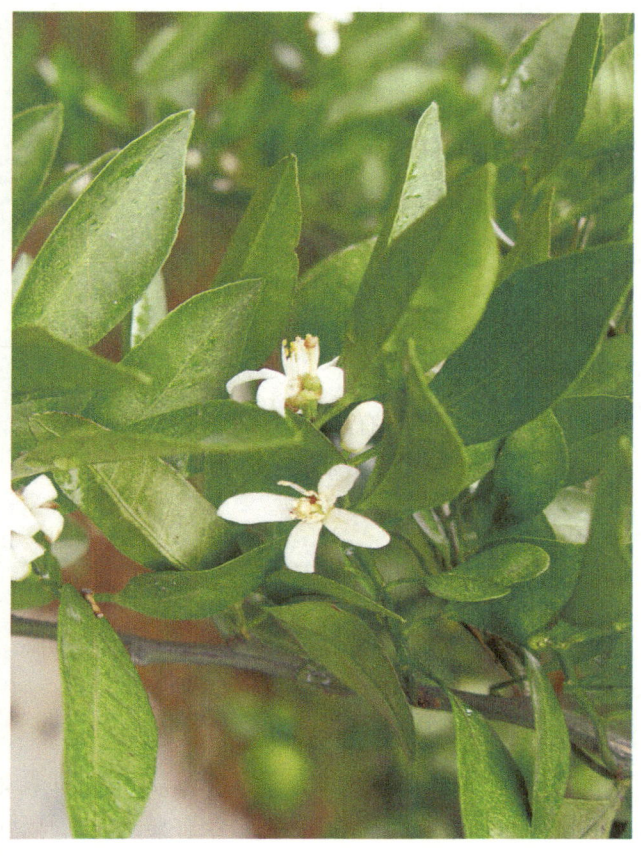

【形态特征】小乔木。分枝多，刺较少。单身复叶，翼叶通常狭窄；叶片披针形、椭圆形或阔卵形，大小变异较大，顶端常有凹口，叶缘至少上半段通常有钝或圆裂齿，很少全缘。花单生或2～3朵簇生；花萼不规则3～5浅裂；花瓣长1.5 cm以内；雄蕊20～25枚；花柱细长，柱头头状。果形通常扁圆形至近圆球形，果皮熟时橙色或橙红色。种子卵形。

【性味功效】橘：味甘、酸，性平。润肺生津，理气和胃。橘红（陈皮）：味苦、辛，性温。理气健脾，燥湿化痰。

【古方选录】《太平惠民和剂局方》二陈汤：半夏（汤洗七次）、橘红各五两，白茯苓三两，甘草（炙）一两半。用法：每服四钱，用水一钱，生姜七片，乌梅一个，同煎六分，去滓，热服，不拘时候。主治：痰饮为患，或呕吐恶心，或头眩心悸，或心中不快，或发为寒热，或因食生冷，脾胃不和。

【用法用量】橘：内服适量，水果类食品；亦可蜜煎、酱菹，或配制药膳。外用适量，搽涂。陈皮：煎服，3～10 g；或入丸、散。

【使用注意】橘：风寒咳嗽及痰饮者不宜食。陈皮：阴虚燥咳及嗽气虚者不宜服。

【现代研究】陈皮含有挥发油类，橙皮苷，陈皮素、川陈皮素，生物碱类，肌醇，等等。有抗氧化、消炎、平喘、镇咳、保护神经和抗肿瘤等作用。

61 柚

【古籍原文】味酸，不能食。可以起盘。

【药物来源】为芸香科植物柚 Citrus maxima (Burm.) Merr. 的成熟果实。

【形态特征】乔木。嫩枝、叶背、花梗、花萼及子房均被柔毛。叶质颇厚，色浓绿，阔卵形或椭圆形。总状花序，有时兼有腋生单花；花萼浅裂；花瓣白色；雄蕊25～35枚，部分雄蕊不育；花柱粗长，柱头较子房略大。果圆球形、扁圆形、梨形或阔圆锥状，淡黄色或黄绿色。种子多，形状不规则。

【性味功效】味甘、酸，性寒。消食，化痰，醒酒。

【古方选录】《本草纲目》：柚，去核切，砂瓶内浸酒，

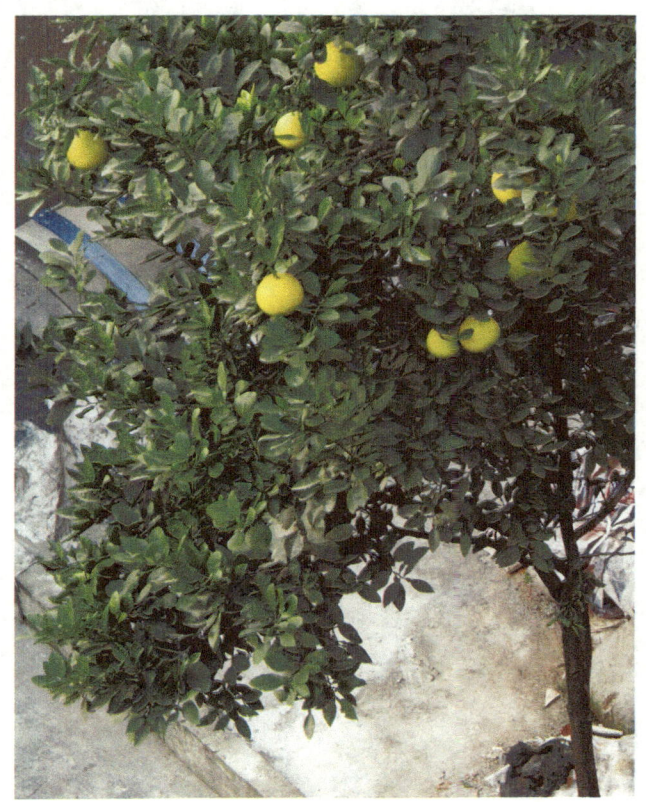

封固一夜,煮烂,蜜拌匀,时时含咽。主治:痰气咳嗽。

【用法用量】内服果肉适量,水果类食品;或可蜜浸、生食;或压榨取汁饮服。

【现代研究】柚含柚皮苷、枳属苷、新橙皮苷,挥发油类,生物碱类,香豆素类,柠檬苦素,糖,胡萝卜素,维生素 B_1、维生素 B_2、维生素 C 及钙、磷、铁等,果皮主要含挥发油。有消炎、抗菌、抗病毒、升血压、抗凝血和保肝等作用。

62 橙

【古籍原文】温。去恶心,胃风:取其皮和盐贮之。

又,瓤:去恶气。和盐蜜细细食之。

【药物来源】为芸香科植物香橙 Citrus junos Tanaka 的成熟果实。

【形态特征】常绿小乔木,高 3~8 m。树冠圆形,分枝多,有刺或无刺。叶互生,单身复叶,叶翼狭窄;叶片较厚,椭圆形或卵圆形,先端短尖或渐尖,微凹;具半透明油腺点。花一朵至数朵簇生叶腋,白色,有柄;花萼 3~5 裂;花瓣 5 片;雄蕊 19~28 枚;雌蕊 1 枚,子房近球形。柑果扁圆形或近球形,橙黄色或橙红色,味甜。种子楔状卵形。

【性味功效】味酸,性凉。降逆和胃,理气宽胸,消瘿,醒酒,解鱼蟹毒。

【古方选录】《本草纲目》引《医方摘要》治痔疮肿痛:隔年风干橙子,桶内烧烟熏之。

【用法用量】内服适量果肉,水果类食品;或煎汤;或盐腌、蜜制;或压榨取汁饮服。

【使用注意】脾胃虚寒者不宜多食。

【现代研究】果皮含正癸醛、柠檬醛、柠檬烯、枸橘苷、橙皮苷和柚皮苷等。有杀虫,祛痰,抑制胃、肠、子宫平滑肌,促进消化和降低胆甾醇等作用。

63 干枣(大枣、红枣)

【古籍原文】温。主补津液,养脾气,强志。三年陈者核中人:主恶气、卒疰忤。

又,疗耳聋、鼻塞,不闻音声、香臭者:取大枣十五枚,去皮核;蓖麻子三百颗,去皮。二味和捣,绵裹塞耳鼻。日一度易,三十余日闻声及香臭。先治耳,后治鼻,不可并塞之。

又方,巴豆十粒,去壳生用。松脂同捣,绵裹塞耳。

又云,洗心腹邪气,和百药毒。通九窍,补不足气。

生者食之过多,令人腹胀。蒸煮食之,补肠胃,肥中益气。第一青州,次蒲州者好。诸处不堪入药。

小儿患秋痢,与虫枣食,良。

枣和桂心、白瓜人、松树皮为丸,久服香身,并衣亦香。

【药物来源】为鼠李科植物枣 Ziziphus jujuba Mill. 的干燥成熟果实。

【形态特征】灌木或乔木,高达 10 m;小枝有细长的刺,刺直立或钩状。叶卵圆形至卵状披针形,长 3~7 cm,有细锯齿,基生三出脉,聚伞花序腋生;花小,黄绿色。核果大,卵形或矩圆形,深红色,味甜,核两端锐尖。

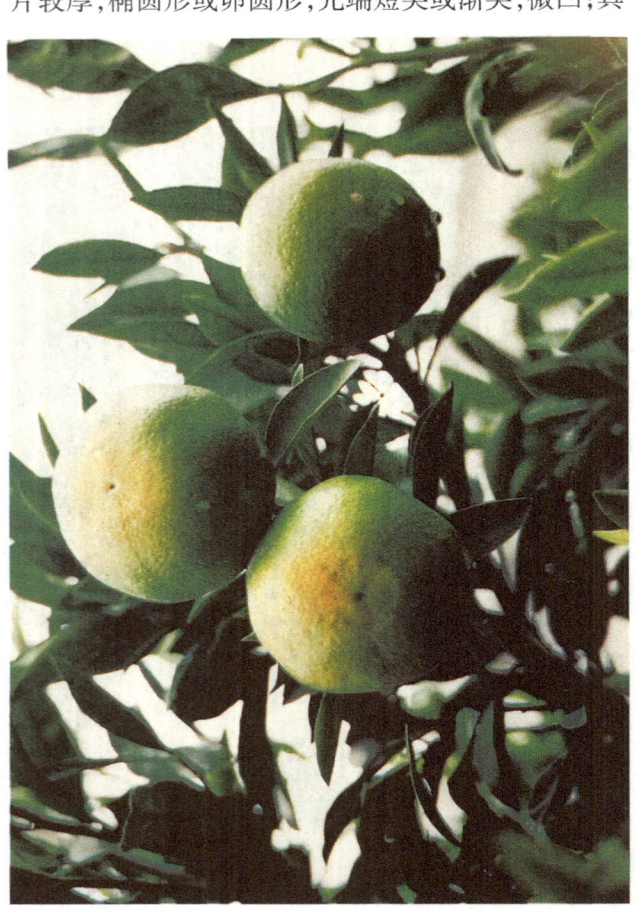

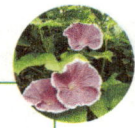

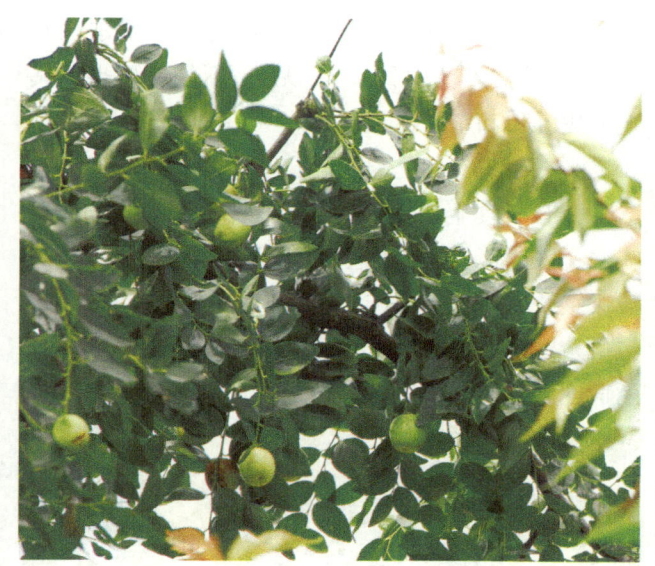

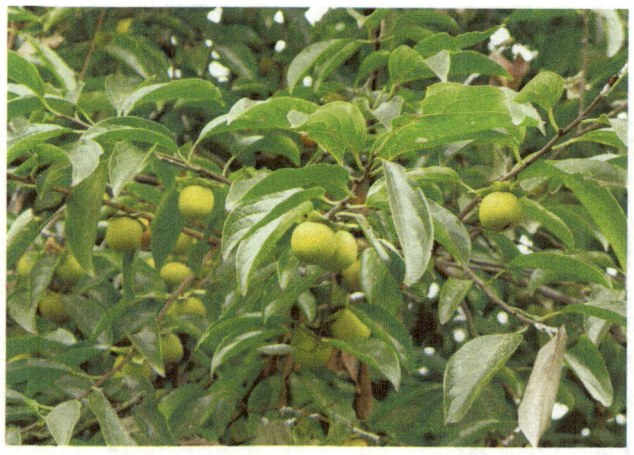

【性味功效】味甘，性温。补中益气，养血安神。

【古方选录】《本事方·卷四》大枣汤：白术三两，大枣三枚。用法：白术㕮咀。每服半两，水一盏半，大枣拍破，同煎至九分，去滓温服，日三至四次，不拘时候。主治：四肢肿满。

【用法用量】煎服，6～15 g。果肉直接食用，洗净直接生食或炖汤、煮粥等。

【使用注意】湿痰、龋齿、脾胃积滞、寄生虫病者不宜食用。

【现代研究】含三萜类、皂苷类、生物碱类、黄酮类、糖苷类、核苷类、糖类、蛋白质、氨基酸类、酰胺类、有机酸类、甾体类，以及钙、铁、钾、镁、锰等。有抗氧化、抗衰老、抗疲劳、降血脂、调节血糖、增强免疫力、保肝、抗肿瘤等作用。

64　软枣（君迁子）

【古籍原文】平。多食动风，令人病冷气，发咳嗽。

【药物来源】为柿科植物君迁子 *Diospyros lotus* Linn. 的成熟果实。

【形态特征】落叶乔木，高可达30 m。单叶互生，叶片椭圆形至长圆形，先端渐尖或急尖，基部钝圆或阔楔形。花单性，雌雄异株，簇生于叶腋，花淡黄色至淡红色，雄花1～3朵腋生，花萼钟形，4裂。花冠壶形，4裂，雄蕊16枚，子房退化，雌花单生，花萼4裂，花冠壶形，裂片反曲，退化雄蕊8枚，花柱4裂。浆果近球形至椭圆形，被白蜡质。

【性味功效】味甘、涩，性凉。清热，止渴。

【现代用方】《食物性能歌括400味》：君迁子水煎代茶饮，治暑热烦渴。

【用法用量】煎服：15～30 g。

【使用注意】脾胃虚寒者慎服。

【现代研究】含鞣质等。有抗突变、抗癌变、抗染色体损伤等作用。

65　蒲桃（葡萄）

【古籍原文】平。上益脏气，强志，疗肠间宿水，调中。

按经：不问土地，但取藤，收之酿酒，皆得美好。

其子不宜多食，令人心卒烦闷，犹如火燎。亦发黄病。凡热疾后不可食之。眼暗、骨热，久成麻疹病。

又方，其根可煮取浓汁饮之，（止）呕哕及霍乱后恶心。

又方，女人有娠，往往子上冲心。细细饮之即止。其子便下，胎安好。

【药物来源】为葡萄科植物葡萄 *Vitis vinifera* L. 的成熟果实。

【形态特征】多年生木质藤本。小枝圆柱形，有纵棱纹，无毛或被稀疏柔毛。卷须2叉分枝，每隔2节间断与叶对生。叶卵圆形，上面绿色，下面浅绿色。圆锥花序密集或疏散；花梗无毛；花蕾倒卵圆形；萼浅碟形，边缘呈波状；花瓣5片；雄蕊5枚，花药黄色；雌蕊1枚，在雄花中完全退化；子房卵圆形，花柱短，柱头扩大。果实球形或椭圆形；种子倒卵状椭圆形，

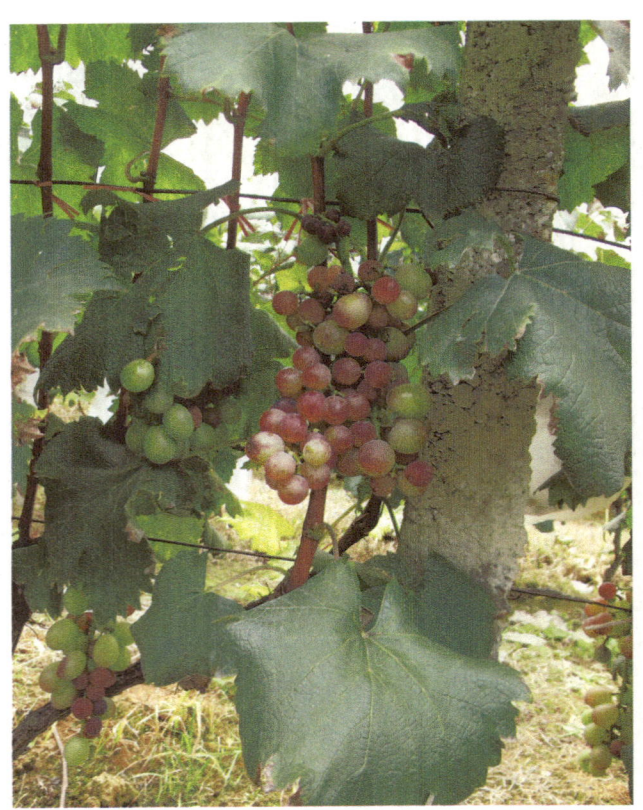

【性味功效】味甘、酸，性平。补气血，强筋骨，利小便。

【古方选录】《医方类聚·卷一三三》引《食医心镜》蒲桃煎：蒲桃（绞取汁）、藕汁、生地黄汁、蜜各五合。用法：上相和，煎如稀饧，食前服二至三合，日再服。主治：热淋，小便涩少，砂痛滴血。

【用法用量】煎服，15～30 g；果肉食用，或捣汁饮服，或熬膏，或浸酒等。外用适量，浸酒涂擦；或捣汁含咽；或研末撒。

【使用注意】阴虚内热、胃肠实热或痰热内蕴者慎服。

【现代研究】果实含葡萄糖、果糖、少量蔗糖、木糖、酒石酸、苹果酸，以及各种花色素的单葡萄糖苷和双葡萄糖苷等。果皮含矢车菊素、芍药花素、飞燕草素、矮牵牛素、锦葵花素等。

66 栗子

【古籍原文】生食治腰脚。蒸炒食之，令气拥，患风水气不宜食。

又，树皮：主瘾疮毒。

谨按：宜日中曝干，食即下气、补益。不尔犹有木气，不补益。就中吴栗大，无味，不如北栗也。其上薄皮，研，和蜜涂面，展皱。

又，壳：煮汁饮之，止反胃、消渴。

今有所食生栗，可于热灰中煨之，令才汗出，即啖之，甚破气。不得使通熟，熟即拥气。生即发气。故火煨杀其木气耳。

【药物来源】为壳斗科植物栗 Castanea mollissima Bl. 的成熟种仁。

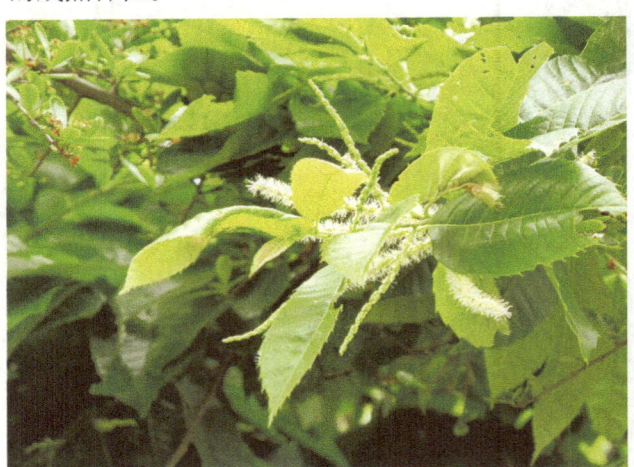

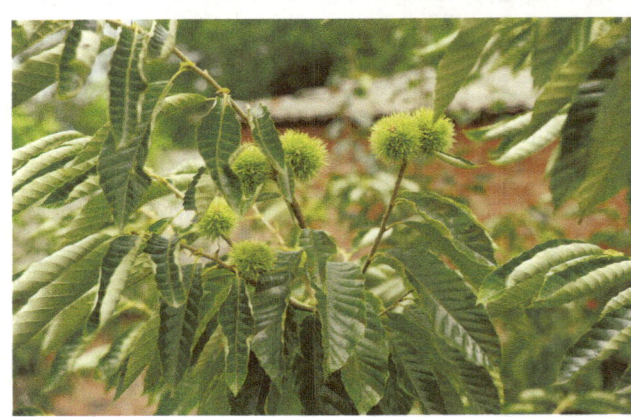

【形态特征】落叶乔木，高 10～15 m。树支暗灰色，不规则深裂。枝条灰褐色，有纵沟。冬芽短。单叶互生，薄革质，长圆状披针形或长圆形，先端尖尾状，基部楔形，边缘有疏齿。花单性，雌雄同株；雄花序穗状，雄蕊 8～10 枚；雌花外有壳斗状总苞，子房下位，花柱 5～9 裂。坚果深褐色。

【性味功效】味甘、微咸，性平。益气健脾，补肾强筋，活血消肿，止血。

【古方选录】《本草纲目·卷二十五》栗子粥：栗子、粳米。用法：黄粟细米不拘多少，和水煮，入碎米心或米汁心煮粥。和蜜服。主治：一切风头风旋，手战，筋惊肉瞤，恶心厌食，气虚嘈杂，风痹麻木不仁，偏枯。老年肾虚，腰酸腰痛，腿脚乏力，脾虚泄泻。

【用法用量】内服，生食、煮食或炒存性研末服。外用捣敷。

【使用注意】食积停滞、脘腹胀满痞闷者忌服。

【现代研究】含蛋白质、脂肪酶、淀粉、糖类、氨基酸、维生素，以及铁、镁、磷、铜等。

67 覆盆子

【古籍原文】平。上主益气轻身，令人发不白。其味甜、酸。五月麦田中得者良。采其子于烈日中晒之，若天雨即烂，不堪收也。江东十月有悬钩子，稍小，异形。气味一同。然北地无悬钩子，南方无覆盆子，盖土地殊也。虽两种则不是两种之物，其功用亦相似。

【药物来源】为蔷薇科植物掌叶覆盆子 Rubus chingii Hu 的成熟果实。

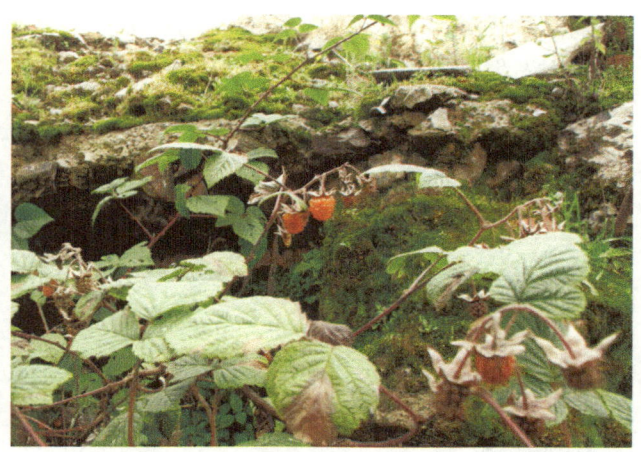

【形态特征】藤状灌木，高2～3 m。幼枝有白粉，有少数倒刺。单叶互生；托叶线状披针形；叶片近圆形。花两性，花萼5裂，花瓣5片，雄蕊花丝宽扁；花药丁字着生，2室；雌蕊具柔毛，着生在凸起的花托上。聚合果近球形，小核果密生灰白色柔毛。

【性味功效】味甘、酸，性温。益肾固精缩尿，养肝明目。

【古方选录】《摄生众妙方·卷十一》五子衍宗丸：枸杞子、菟丝子（酒蒸，捣饼）各八两，北五味子二两（研碎），覆盆子四两（酒洗，去目），车前子（扬净）二两。用法：上为细末，炼蜜为丸，如梧桐子大。空腹时服九十丸，睡前服五十丸，温开水或淡盐汤送下，冬月用温酒送下。若惯遗泄者，去车前子，加莲子。主治：肾虚精少，阳痿早泄，遗精，精冷，余沥不清，久不生育。

【用法用量】煎服，6～12 g；或入丸、散。

【使用注意】肾虚有火、小便短涩者慎服。

【现代研究】含糖类、萜类、甾体类、有机酸等。有抗氧化、消炎、抗血栓、抗肿瘤等作用。

68 芰实（菱实、菱角）

【古籍原文】平。上主治安中焦，补脏腑气，令人不饥。仙家亦蒸熟曝干作末，和蜜食之休粮。

凡水中之果，此物最发冷气，不能治众疾。（令人脏冷），损阴，令玉茎消衰。

（可少食。多食）令人或腹胀者，以姜、酒一盏，饮即消。含吴茱萸子咽其液亦消。

【药物来源】为菱科植物家种的菱 Trapa bispinosa Roxb. 的果肉。

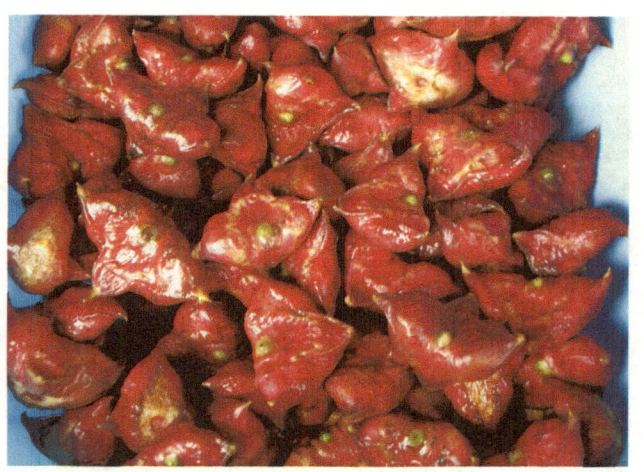

【形态特征】一年生水生草本。根二型，有吸收根和同化根，同化根生自茎节，羽状细裂。茎细长。叶片菱状三角形，边缘上半部有粗锯齿，近基部全缘，沿叶脉有毛。花两性单生叶腋；花萼片有毛，裂片4片；花瓣4片；雄蕊4枚；子房下位，两室。果实为稍扁的倒三角形，两端有刺，暗紫红色或深褐色。种子1粒。

【性味功效】味甘，性凉。健脾益胃，除烦目渴，解毒。

【古方选录】《本草纲目·卷二十五》菱实粉粥：菱实

粉一至二两,粳米二两。用法:先将粳米煮粥,待米煮至半熟后,调入菱粉,加红糖少许,同煮为粥。主治:年老体虚,营养不良,慢性泄泻。

【用法用量】煎服,9～15 g,大剂量可用至60 g;或生食。清暑热、除烦渴,宜生用;补脾益胃,宜熟用。

【使用注意】脾胃虚寒、中焦气滞者慎服。

【现代研究】含β-谷甾醇,没食子酸,挥发油类,黄酮类,生物碱类,多糖类,蛋白质等。有消炎、抑菌、抗病毒、抗氧化、保护神经、抗肿瘤等作用。

69 鸡头子(芡实)

【古籍原文】寒。主温,治风痹,腰脊强直,膝痛;补中焦,益精,强志意,耳目聪明。作粉食之,甚好。此是长生之药。与莲实同食,令小儿不(能)长大,故知长服当亦驻年。

生食动风冷气。可取蒸,于烈日中曝之,其皮壳自开。接却皮,取人食,甚美。可候皮开,于臼中春取末。

【药物来源】为睡莲科植物芡 Euryale ferox Salisb. 的成熟种仁。

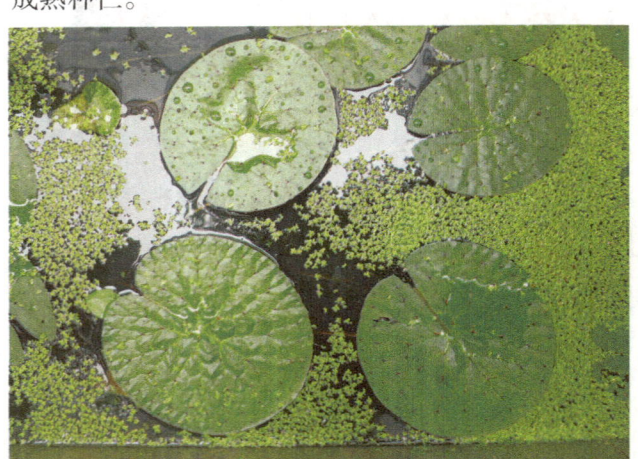

【形态特征】一年生水生大型草本。全株具尖刺。根茎粗壮而短,具白色须根及不明显的茎。初生叶沉水,箭形或椭圆状肾形,叶柄无刺,后生叶浮于水面,革质,椭圆形至圆形,上面深绿色,下面深紫色。花单生,昼开夜合,萼片4片,内面紫色,花瓣多数,长圆状披针形,紫红色;雄蕊多数,子房下位,心皮8枚。浆果球形,暗紫红色。种子球形,黑色。

【性味功效】味甘、涩,性平。益肾固精,补脾止泻,除湿止带。

【古方选录】《杨氏家藏方·卷九》玉锁丹:鸡头肉末、莲花蕊末、龙骨(别研)、乌梅肉(焙干,取末)各一两。用法:煮山药糊为丸,如鸡头子大。每服一丸,空心温酒水、盐汤任下。主治:梦遗漏精。

【用法用量】煎服,9～15 g;或入丸、散;亦可适量煮粥食。

【使用注意】大小便不利者禁服,食滞不化者慎服。

【现代研究】含甾醇类、黄酮类、环肽类、脂类等。有抗氧化、延缓衰老、抗疲劳、抗心肌缺血、抗癌、降血糖等作用。

70 梅实(乌梅)

【古籍原文】食之除闷,安神。乌梅多食损齿。

又,刺在肉中,嚼白梅封之,刺即出。

又,大便不通,气奔欲死:以乌梅十颗置汤中,须臾去核,杵为丸,如枣大。内下部,少时即通。

谨按:擘破水渍,以少蜜相和,止渴、霍乱心腹不安及痢赤。治疟方多用之。

【药物来源】为蔷薇科植物梅 Armeniaca mume Sieb. 的近成熟果实加工品。

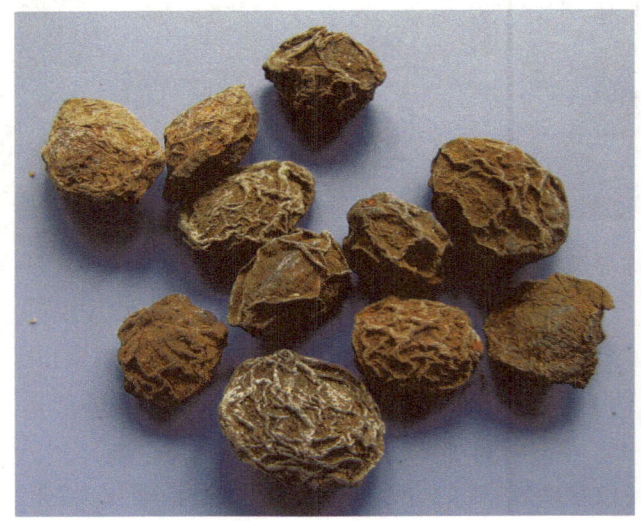

【形态特征】落叶乔木,高可达10 m。树皮淡灰色或淡绿色,多分枝。单叶互生;叶片卵形至长圆状卵形,边缘具细锐锯齿。花单生或簇生,白色或粉红色,芳香,先叶开放;苞片鳞片状,褐色;萼筒钟状,裂

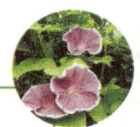

片5片；雄蕊多数；雌蕊1枚，子房密被毛。核果球形，一侧有浅槽，熟时黄色，核硬。

【性味功效】味酸、涩，性平。敛肺，涩肠，生津，安蛔。

【古方选录】《伤寒论》乌梅丸：乌梅三百枚，细辛六两，干姜十两，黄连十六两，当归四两，附子六两（去皮，炮），蜀椒四两（出汗），桂枝六两（去皮），人参六两，黄柏六两。用法：上十味，各捣筛，混合和匀；以苦酒渍乌梅一宿，去核，蒸于米饭下，饭熟捣成泥，和药令相得，纳臼中，与蜜杵二千下，丸如梧桐子大。空腹时饮服十丸，一日三次，稍加至二十丸。主治：脘腹阵痛，烦闷呕吐，时发时止，得食则吐，甚至吐蛔，手足厥冷，或久痢不止，反胃呕吐，脉沉细或弦紧。

【用法用量】煎服，6～12 g；或入丸、散。外用，煅研干撒或调敷。

【使用注意】有实邪者忌服，胃酸过多者慎服。

【现代研究】含柠檬酸、苹果酸、草酸、乙醇酸、延胡索酸，挥发性成分，黄酮类，萜类，生物碱类，糖类，脂类，铁、镁、丝氨酸、天冬氨酸、轻脯氨酸等。有镇咳、抑菌、消炎、抗氧化作用。

71 木瓜

【古籍原文】温。上主治霍乱（呕哕），涩痹风气。

又，顽痹人若吐逆下（利），病转筋不止者，煮汁饮之甚良。

脚膝筋急痛，煮木瓜令烂，研作浆粥样，用裹痛处。冷即易，一宿三五度，热裹便瘥。煮木瓜时，入一半酒同煮之。

谨按：枝叶煮之饮，亦（治霍乱），去风气，消痰。每欲霍乱时，但呼其名字。亦不可多食，损齿（及骨）。

又，脐下绞痛，可以木瓜一片，桑叶七枚炙，大枣三个中破，以水二大升，煮取半大升，顿服之即（瘥）。

【药物来源】为蔷薇科植物贴梗海棠 Chaenomeles speciosa (Sweet) Nakai 的近成熟果实。

【形态特征】落叶灌木，高约2 m。枝条直立展开，有刺；圆柱形；紫褐色。叶片卵形至椭圆形，基部楔形至宽楔形，边缘有尖锐锯齿；托叶大，草质。花先叶

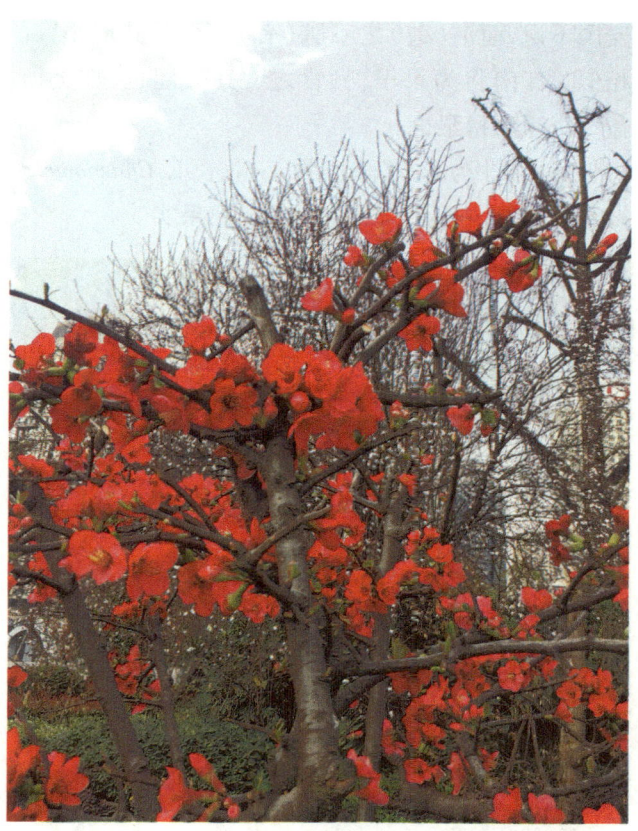

开放，2～3朵簇生于二年生老枝上；萼筒钟状，萼片直立；花瓣倒卵形或近圆形，猩红色；雄蕊40～50枚；花柱5裂。果实球形或卵球形。

【性味功效】味酸，性温。舒筋活络，和胃化湿。

【古方选录】《太平圣惠方·卷四十七》木瓜汤（名见《圣济总录·卷一六二》）：木瓜二两，生姜半两，吴茱萸一两（汤浸七遍，焙干，微炒）。用法：上锉细。以水三大盏，煎至一盏二分，去滓，分为三服，频频服之。主治：霍乱吐泻，转筋。

【用法用量】煎服，6～9 g；或入丸、散。外用，煎水熏洗。

【使用注意】忌铅、铁，精血虚、真阴不足之腰膝酸软者不宜使用。

【现代研究】含齐墩果酸、熊果酸等萜类，黄酮类，香豆素类，甾醇类，多糖，鞣质等。有镇痛、抗氧化、消炎、抗癌、松弛平滑肌等作用。

72 榠楂（木瓜）

【古籍原文】平。上多食损齿及损筋。唯治霍乱转筋，煮汁饮之。与木瓜功相似，而小者不如也。昔孔

安国不识,而谓(梨)之不脏(者)。今验其形小,况相似。江南将为果子,顿食之。其酸涩也,亦无所益。俗呼为㮕梨也。

【药物来源】为蔷薇科植物毛叶木瓜 *Chaenomeles cathayensis* (Hemsl.) Schneid. 的成熟果实。

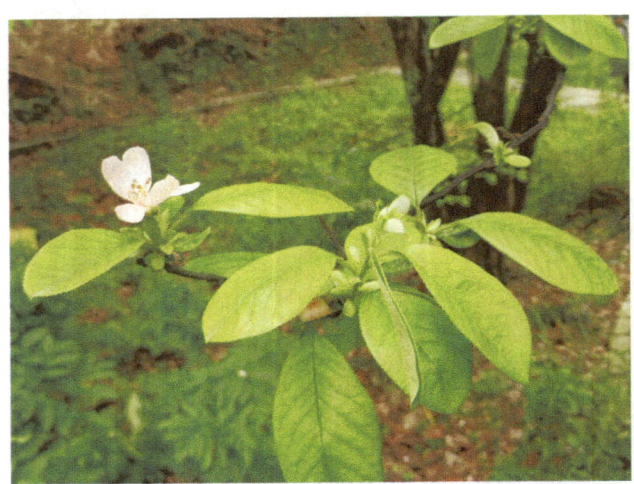

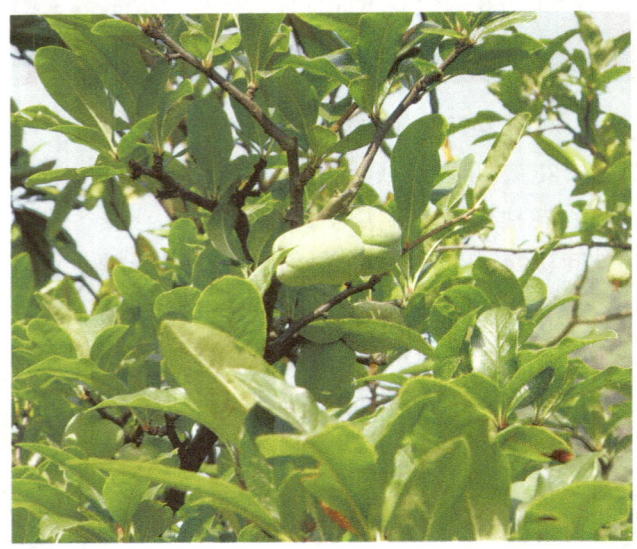

【形态特征】落叶灌木至小乔木,高 2~6 m;枝条直立,具短枝刺;小枝圆柱形,微屈曲,紫褐色,疏生浅褐色皮孔。叶椭圆形、披针形至倒卵状披针形,先端急尖或渐尖,边缘有芒状细尖锯齿。花先叶开放;花瓣倒卵形或近圆形,淡红色或白色。果实卵球形或近圆柱形,先端具突起,长 8~12 cm,宽 6~7 cm,黄色有红晕,味芳香。

【性味功效】味酸、涩,性平。和胃化湿,舒筋活络。

【用法用量】煎服,5~10 g;或入丸、散。

【使用注意】同"木瓜"。

73 柿

【古籍原文】寒。主通鼻、耳气,补虚劳不足。

谨按:干柿,厚肠胃,温中,健脾胃气,消宿血。

又,红柿:补气,续经脉气。

又,醂柿:涩下膲,健脾胃气,消宿血。作饼及糕,与小儿食,治秋痢。

又,研柿,先煮粥欲熟,即下柿,更三两沸,与小儿饱食,并奶母吃亦良。

又,干柿两斤,酥一斤,蜜半升。先和酥、蜜,铛中消之。下柿,煎十数沸,不津器贮之。每日空服三五枚,疗男子、女人脾虚、腹肚薄,食不消化。面上黑点,久服甚良。

【药物来源】为柿科植物柿 *Diospyros kaki* Thunb. 的成熟果实。

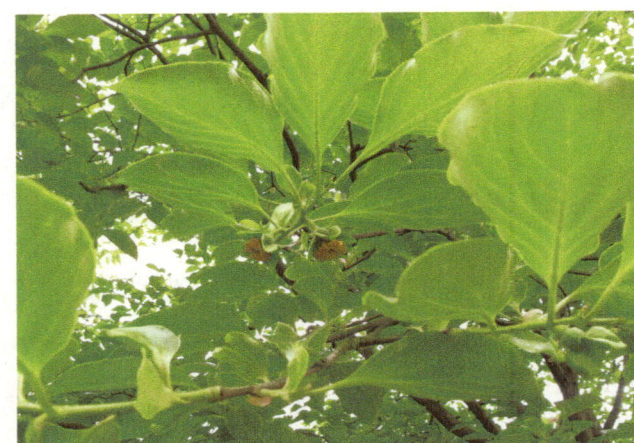

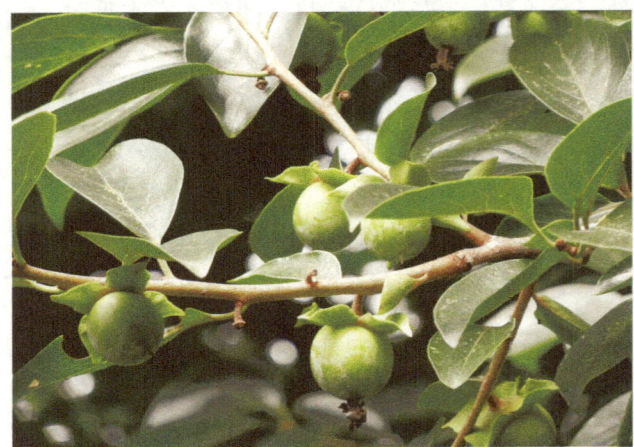

【形态特征】落叶大乔木,高达 10~14 m 或以上。树皮深灰色至灰黑色,沟纹较密。叶纸质,卵状椭圆

形至倒卵形或近圆形,先端渐尖或钝。聚伞花序;雄花小,花冠钟状,黄白色;雌花花萼绿色,萼管近球状钟形,深4裂,裂片两端略向后弯卷,花冠淡黄白色或黄白色带紫红色,壶形或近钟形。浆果,扁圆形或圆锥形,黄或橙红色。

【性味功效】味甘、涩,性凉。清热,润肺,生津,解毒。

【现代用方】《江西中草药学》:柿未成熟时,鲜果捣烂取汁,开水冲服。主治:地方性甲状腺肿。

【用法用量】内服,鲜水果适量,洗净剥皮食用;或煎汤,或未成熟时捣汁冲服。

【使用注意】脾胃虚寒、痰湿内盛、外感咳嗽、脾虚泄泻、疟疾者禁食鲜柿。

【现代研究】成熟果实含糖、维生素、微量元素等;新鲜柿子含碘、瓜氨酸;未成熟果实含鞣质。有促进血中乙醇氧化,去除蛋白质和胶性物质的作用。

74　芋(芋头)

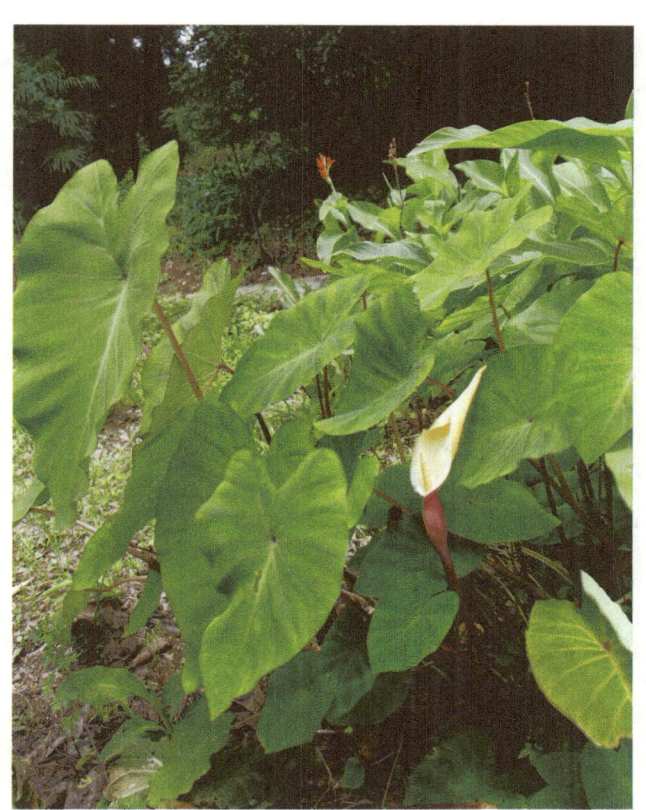

【古籍原文】平。上主宽缓肠胃,去死肌,令脂肉悦泽。

白净者无味,紫色者良,破气。煮汁饮之止渴。十月已后收之,曝干。冬蒸服则不发病,余外不可服。

又,和(鲫鱼、鳢)鱼煮为羹,甚下气,补中焦。(久食),令人虚,无力气。此物但先肥而已。

又,煮生芋汁,可洗垢腻衣,能洁白(如玉)。

又,煮汁浴之,去身上浮气。浴了,慎风半日许。

【药物来源】为天南星科植物芋 Colocasia esculenta (L.) Schott 的根茎。

【形态特征】湿生草本。块茎通常卵形,常具小球茎,均富含淀粉。叶2~3片或更多;叶柄长于叶片;叶片卵状,先端短尖或短渐尖,裂片浑圆。佛焰苞长短不一,檐部披针形或椭圆形,边缘内卷,淡黄色至绿白色。肉穗花序;雌花序长圆锥状,中性花序细圆柱状,雄花序圆柱形,顶端骤狭;附属器钻形。

【性味功效】味甘、辛,性平。健脾补虚,散结解毒。

【现代用方】《湖南药物志》:大芋头、生大蒜,共捣烂,敷患处。主治:牛皮癣。

【用法用量】煎汤,60~120 g;或入丸、散。外用适量,捣敷或醋磨涂。

【使用注意】《食疗本草》:"多食令人虚劳无力。"《本草衍义》:"多食滞气困脾。"

【现代研究】含蛋白质、淀粉、灰分、脂类、微量元素、维生素、多糖等。有缓解饥饿、增强免疫力、排毒通便等作用。

75　凫茨(荸荠)

【古籍原文】冷。下丹石,消风毒,除胸中实热气。可作粉食。明耳目,止渴,消疸黄。若先有冷气,不可食。令人腹胀气满。小儿秋食,脐下当痛。

【药物来源】为莎草科植物荸荠 Heleocharis dulcis (Burm. f.) Trin. 的球茎。

【形态特征】水生草本,高15~60 cm。匍匐根状茎细长,顶端着生球茎。秆多数丛生,圆柱状,具多数横膈膜。叶退化为叶鞘,近膜质,顶端急尖。小穗顶生;鳞片覆瓦状排列,宽长圆形或卵状长圆形,背部灰绿色,近革质。小坚果宽倒卵形,双凸状,顶端不缢缩,棕色。

【性味功效】味甘,性寒。清热生津,化痰,消积。

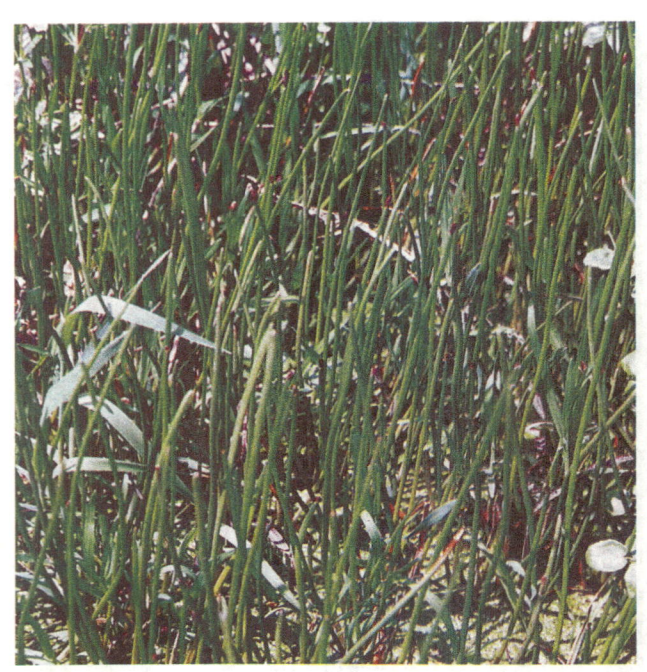

【古方选录】《温病条辨·卷一》五汁饮：荸荠汁、梨汁、鲜苇根汁、麦冬汁、藕汁（或用蔗浆）。用法：临时酌酌多少。和匀凉服。不甚喜凉者，重汤炖温服。主治：太阴温病，口渴甚，吐白沫黏滞不快者。

【用法用量】煎汤，60～120 g；或捣汁；或浸酒。外用适量，煅存性研末撒或生用涂擦。

【使用注意】虚寒及血虚者慎用。

【现代研究】含荸荠素、腺苷、淀粉、蛋白质、脂肪等。有抑菌、降血压、促进骨骼发育等作用。

76 茨菰（慈姑）

【古籍原文】主消渴，下石淋。不可多食。吴人好啖之，令人患脚。

又，发脚气，瘫缓风。损齿，紫黑色。令人失颜色，皮肉干燥。卒食之，令人呕水。

【药物来源】为泽泻科植物慈姑 Sagittaria trifolia L. var. sinensis （Sims.）Makino 的球茎。

【形态特征】多年水生或沼生草本，根状茎横走，较粗壮，枝端膨大而成球茎。叶变化极大，沉水的狭带形，浮水的常为卵形或戟形，突出水面的戟形，先端钝或短尖，基部裂片多少向两侧开展。总状花序或圆锥花序，有花3～5轮，每轮3～5朵，下轮的为雌花，上轮的为雄花；萼片3片；花瓣3片，白色；雄蕊

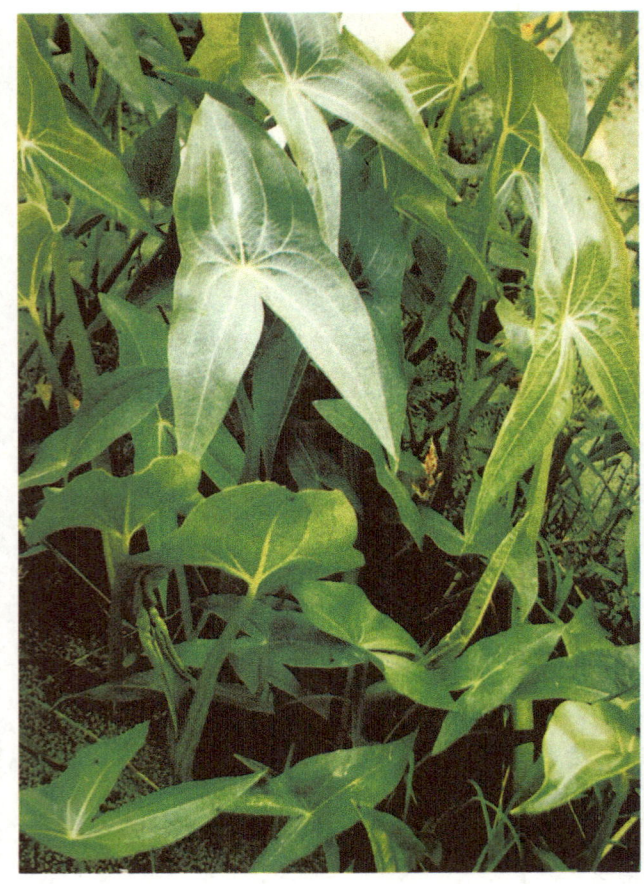

多数；心皮多数，聚集于花托上。瘦果斜倒卵形。

【性味功效】味甘、微苦、微辛，性微寒。活血凉血，止咳通淋，散结解毒。

【现代用方】《滇南本草》：生慈姑数枚，去皮捣烂，蜂蜜米泔同拌匀，饭上蒸熟，热服。主治：肺虚咳血。

【用法用量】煎服，15～30 g；或绞汁饮服。外用适量，捣敷；或磨汁沉淀后点眼。

【使用注意】孕妇慎服。

【现代研究】含蛋白质、脂肪、碳水化合物、粗纤维、微量元素等。对多种蛋白质和精子体外受精都有影响。

77 枇 杷

【古籍原文】温。利五脏，久食亦发热黄。

子：食之润肺，热上焦。若和热炙肉及热面食之，令人患热毒黄病。

卒呕不止、不欲食。

又，煮汁饮之，止渴。偏理肺及风疮、胸面上疮。

【药物来源】为蔷薇科植物枇杷 Eriobotrya japonica （Thunb.）Lindl. 的叶、花及果实。

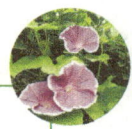

卷 上
JUAN SHANG

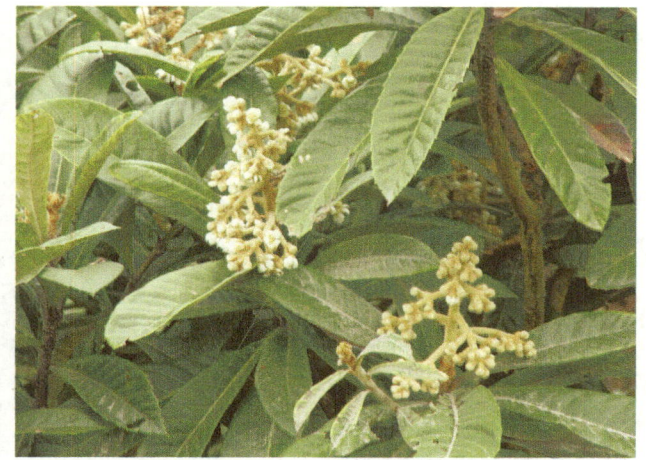

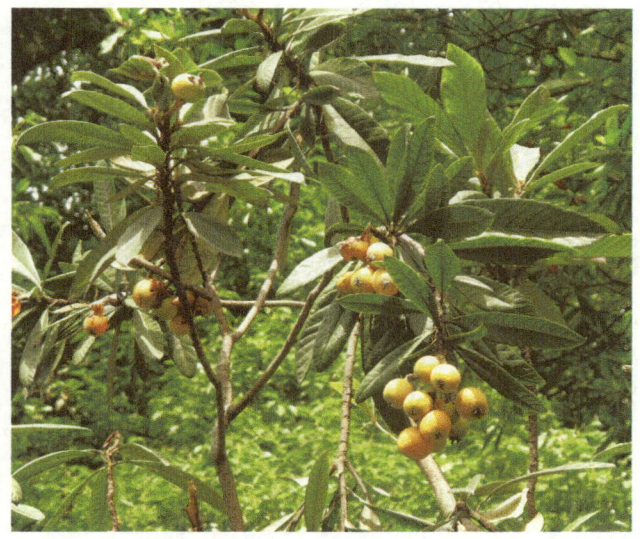

脉大有力。

【用法用量】枇杷：成熟后采摘，洗争剥皮，生食或煎服，30~60 g。枇杷花：煎服，6~12 g；或研末，每次3~6 g，吞服；或入丸、散。外用适量，捣敷。枇杷叶：煎服，9~15 g，大剂量可用至30 g；鲜品15~30 g，包煎；或熬膏；或入丸、散。

【使用注意】枇杷：多食助湿生痰，脾虚滑泄者忌之。枇杷叶：胃寒呕吐及风寒咳嗽者禁用。

【现代研究】枇杷：含隐黄质、胡萝卜素、乳酸及酒石酸、维生素、糖、苹果酸、微量元素等。有保护视力，保持皮肤健康润泽，促进儿童身体发育，促进食欲，助消化，抗衰老等作用。枇杷花：含挥发油、低聚糖等。有镇咳、抑菌、增强免疫力等作用。枇杷叶：含挥发油、苦杏仁苷、果酸等。有镇静、镇咳、平喘等作用。

78 荔　枝

【古籍原文】微温。食之通神益智，健气及颜色，多食则发热。

【药物来源】为无患子科植物荔枝 *Litchi chinensis* Sonn. 的假种皮（荔枝）及种子（荔枝核）。

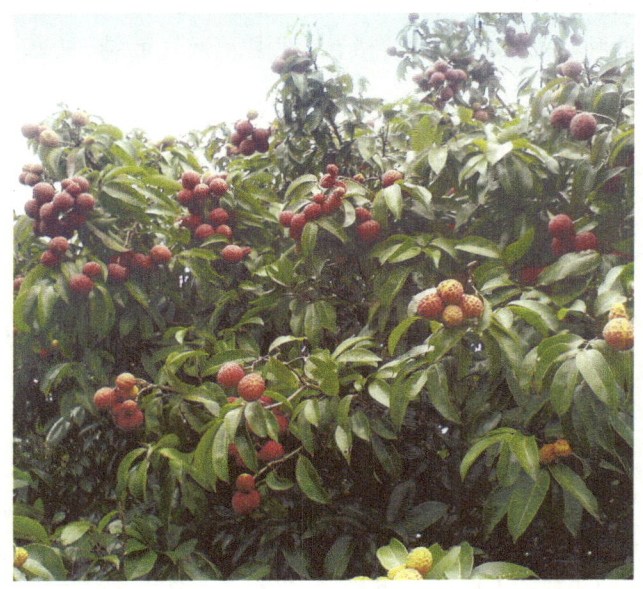

【形态特征】常绿小乔木，高3~8 m。小枝粗壮，被锈色绒毛。单叶互生，叶片革质；长椭圆形至倒卵状披针形；先端短尖，基部楔形；边缘有疏锯齿，上面深绿色有光泽，下面被锈色绒毛。花数十朵聚为圆锥花序，密被锈毛；花萼5浅裂；花瓣5片，白色。浆果状梨果，圆形或近圆形。

【性味功效】枇杷：味甘、酸，性凉。润肺下气，止渴。枇杷花：味淡，性平。疏风止咳，通鼻窍。枇杷叶：味苦、辛，性寒。清肺止咳，和胃降逆，止渴。

【古方选录】《本草纲目》：枇杷花、辛夷各等分。用法：研末，酒服二钱，日二服。主治：头风，鼻流清涕。

【现代用方】《临证医案医方》定喘汤1号：葶苈子、苏子、杏仁各9 g，旋覆花6 g（布包），代赭石12 g（布包），麻黄3 g，僵蚕9 g，枇杷叶9 g，射干、化橘红、川贝母各9 g，黛蛤散9 g（布包）。用法：水煎服，日3次。主治：咳喘痰鸣，咳嗽，气闷，舌苔厚腻，

【形态特征】常绿乔木，高10~15 m。偶数羽状复叶，互生，叶连柄；小叶2~4对，叶片披针形或卵状披针形，先端聚尖或尾状短渐尖，全缘，无毛，薄革质或革质。圆锥花序顶生，多分枝；花单性，雌雄同株，

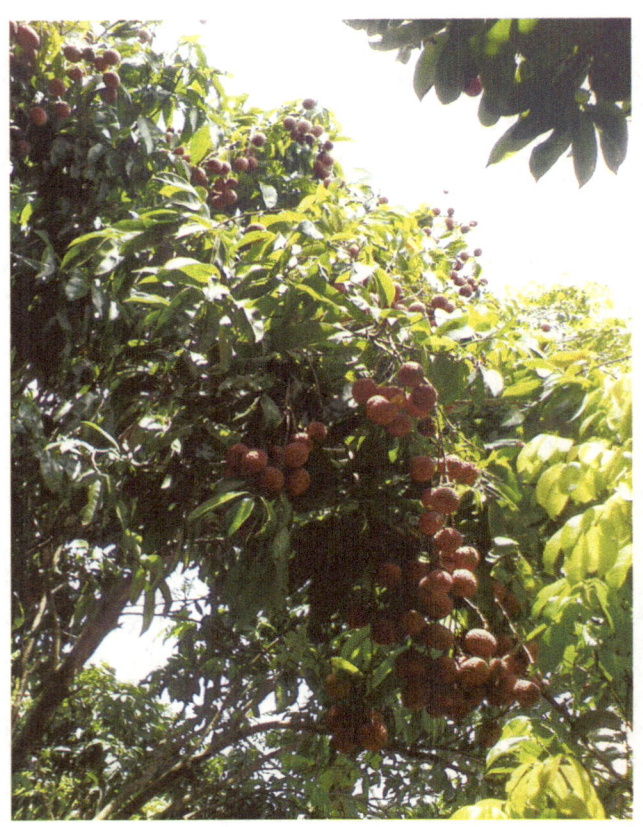

萼浅杯状,深5裂,被金黄色短绒毛;花瓣5片。雄蕊6~7枚;子房密被小瘤体和硬毛。果卵圆形至近球形,长2~3.5 cm,暗红色至红色。

【性味功效】荔枝:味甘、酸,性温。养血健脾,行气消肿。荔枝核:味甘、微苦,性温。行气散结,祛寒止痛。

【古方选录】《种福堂方·卷三》元红散(名见《医学从众录·卷三》):荔枝七个(连皮烧灰存性)。用法:上为末,白汤调服。主治:呃逆不止。

《妇人大全良方·卷七》蠲痛散:荔枝核(烧存性)半两,香附子(去毛,炒)一两。用法:上为细末。盐汤、米饮调下二钱,不拘时服。主治:妇人血气刺痛。室女月经不通。

【用法用量】荔枝:鲜果剥皮,直接食用;或煎汤、煮粥、浸酒食用。荔枝核:煎服,5~10 g;或入丸、散。

【使用注意】荔枝:阴虚火旺者慎服。

【现代研究】荔枝含葡萄糖、蛋白质、脂肪、维生素、苹果酸,以及游离的精氨酸和色氨酸等。有促进食欲、增强免疫力、健脑补脑、美容养颜等作用。荔枝核含多糖、总皂苷和黄酮类化合物等。有降血糖、调血脂、抗氧化、抑制病毒、抗肿瘤及抗肝损伤等作用。

79 柑 子

【古籍原文】寒。堪食之,其皮不任药用。初未霜时,亦酸;及得霜后,方及甜美。故名之曰"甘"。

利肠胃热毒,下丹石,渴。食多令人肺燥,冷中,发痃癖病也。

【药物来源】为芸香科植物茶枝柑 *Citrus reticulata* Blanco Chachiensis 等多种柑类的成熟果实。

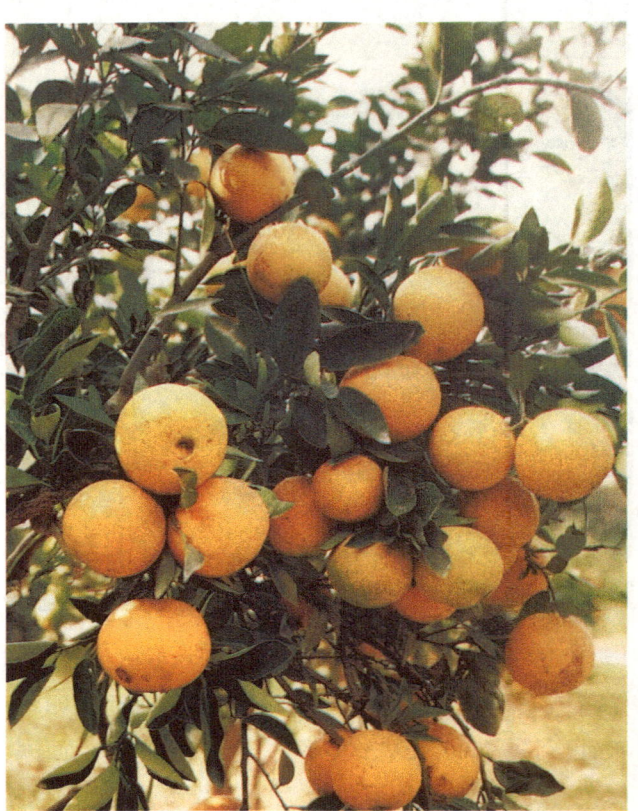

【形态特征】小乔木或灌木,高2~4 m。枝干常具劲直锐刺。叶卵状披针形,大小差异很大。花常单生;花瓣淡紫红色或白色。果扁圆形、圆球形或梨形,顶部短乳头状突起或浑圆,淡黄色,油胞大,明显凸起;瓤囊7~10瓣,果肉汁多,甜酸适度,端尖或钝,多胚。

【性味功效】味苦、酸,性凉。清热生津,醒酒利尿,下气除烦。

【现代用方】《食物性能歌括400味》:鲜柑子1个(带皮),切开,加冰糖适量、生姜2片。用法:水适量,炖30 min,饮汤。主治:老年性或慢性咳嗽。

【用法用量】鲜果适量,洗净剥皮直接食用或压榨取汁饮服。

【使用注意】脾胃虚寒者忌服。

【现代研究】含橙皮苷、川橙皮素和挥发油等。有抗氧化、抗癌、预防增生性瘢痕、降血脂等作用。

80 甘蔗

【古籍原文】主补气,兼下气。不可共酒食,发痰。

【药物来源】为禾本科植物甘蔗 Saccharum officinarum L. 的茎秆。

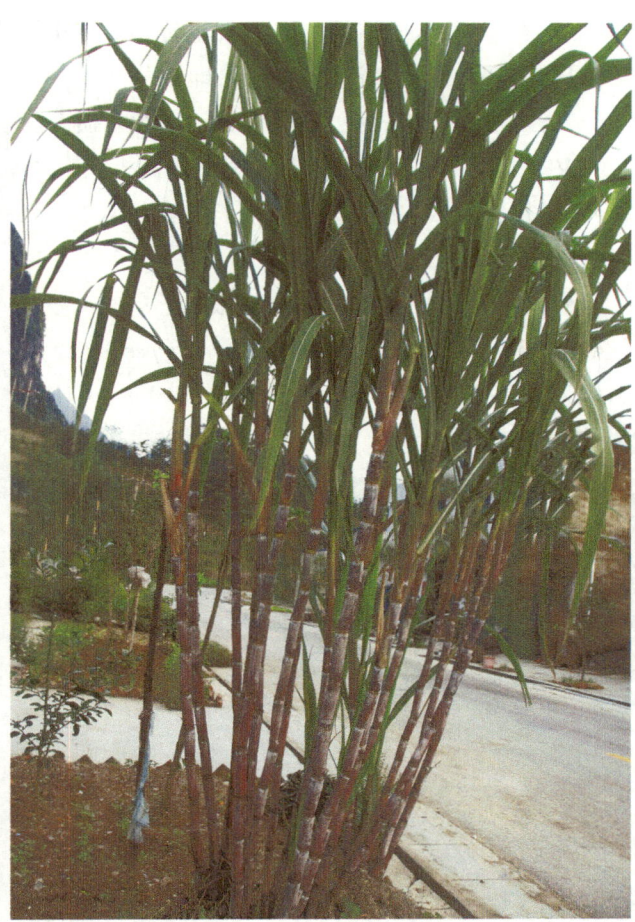

【形态特征】多年生草本。秆直立,粗壮,高 2~4 m,绿色或淡黄色,表面常被白粉。叶片阔而长,两面粗糙,边缘粗糙或具小锐齿,中脉粗厚。圆锥花序白色,生于秆顶,花序柄无毛,分枝纤细,节间无毛,小穗长 3~4 mm,小穗柄无毛,呈披针形。

【性味功效】味甘,性寒。清热生津,润燥和中,解毒。

【古方选录】《景岳全书·卷五十四》二汁饮:甘蔗汁二份,姜汁一份。用法:上药和匀。每温服一碗,每日三次。主治:反胃。

【用法用量】鲜茎压榨取汁饮服或冲服,30~90 g。外用适量,捣敷。

【使用注意】脾胃虚寒者慎服。

【现代研究】含多种氨基酸,有机酸,维生素 B_1、B_2、B_6、C 等,蔗糖、果糖、葡萄糖等。

81 石蜜(白砂糖、糖霜)

【古籍原文】寒。上心腹胀热,口干渴。波斯者良。注少许于目中,除去热膜,明目。蜀川者为次。今东吴亦有,并不如波斯。此皆是煎甘蔗汁及牛乳汁,煎则细白耳。

又,和枣肉及巨胜人作末为丸,每食后含一丸如李核大,咽之津,润肺气,助五脏津。

【药物来源】为禾本科植物甘蔗 Saccharum officinarum L. 的茎中液汁经精制而成的乳白色结晶体。

【形态特征】同"甘蔗"。

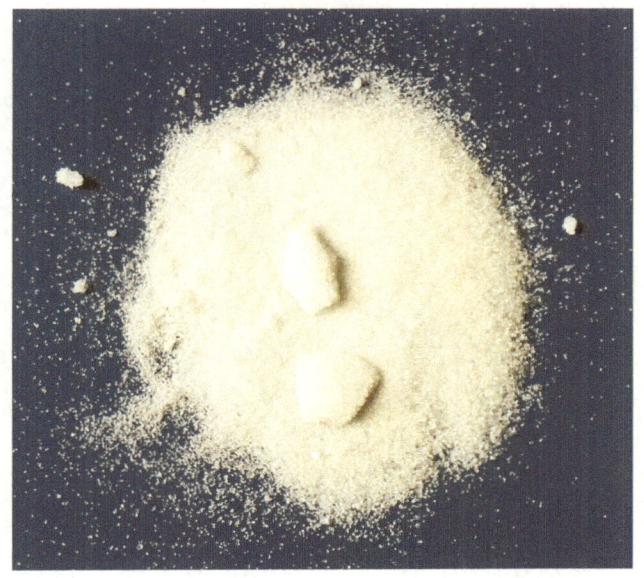

【性味功效】味甘,性平。健脾和胃,润肺止咳,调味。

【古方选录】宽中汤:蚕豆(炒)二钱,糖霜一钱,鸡子黄一枚。用法:上药以水一合,先煮蚕豆三沸,去渣,内糖霜及鸡子黄搅匀,临卧、空心顿服。主治:腹中挛急,大便燥结。

【用法用量】加入药汁内煎服,10~15 g;或含化;或入丸、膏剂。

【使用注意】食用过多妨碍钙的吸收。糖尿病病人不宜食用。

【现代研究】含果糖、葡萄糖、蛋白质、氨基酸、酶、维生素、微量元素等。有抗菌、促进伤口愈合、调整胃肠道、免疫调节等作用。

82 沙糖（红糖）

【古籍原文】寒。上功体与石蜜同也。多食令人心痛。养三虫，消肌肉，损牙齿，发疮䘌。不可多服之。

又，不可与鲫鱼同食，成疳虫。

又，不与葵同食，生流澼。

又，不可共笋食之，（使）笋不消，成症病心腹痛。（身）重不能行履。

【药物来源】为禾本科植物甘蔗 Saccharum officinarum L. 茎秆炼制的糖。

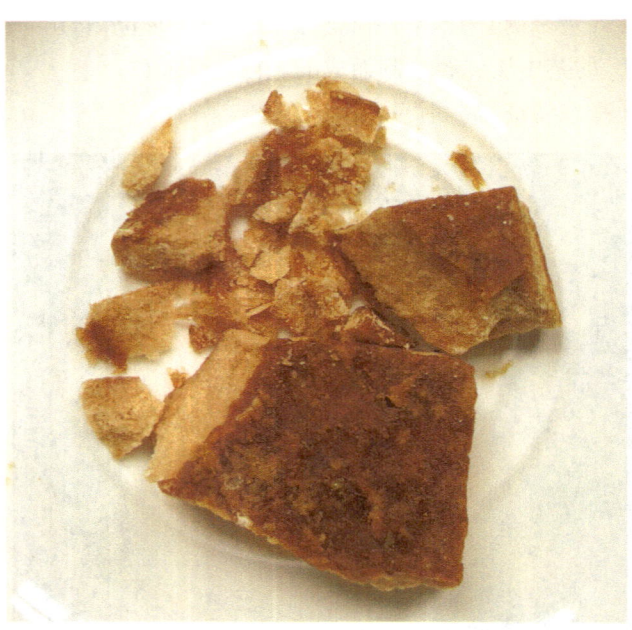

【形态特征】同"甘蔗"。

【性味功效】味甘，性平。润肺生津，补中益气，清热燥湿，化痰止咳，解酒毒。

【古方选录】《仙拈集·卷一》三仙饮：沙糖四两，生姜四两，乌梅十五个（去核）。用法：上药共捣汁，以滚汤调匀，频服。主治：噤口痢；兼治反胃。

【用法用量】内服适量。

【使用注意】多食令人心痛、长虫、消肌肉、损齿、发疮。

【现代研究】含大量的碳水化合物及多种微量元素等。有补充热量、维持机体正常功能、抗衰老、促进伤口愈合等作用。

83 桃人（桃仁）

【古籍原文】温。杀三虫，止心痛。

又，女人阴中生疮，如虫咬、疼痛者，可生捣叶，绵裹内阴中，日三四易，瘥。亦煮汁洗之。今案：煮皮洗之良。

又，三月三日收花晒干，杵末，以水服二钱匕。小儿半钱，治心腹痛。

又，秃疮：收未开花阴干，与桑椹赤者，等分作末，以猪脂和。先用灰汁洗去疮痂，即涂药。

又云，桃能发诸丹石，不可食之。生者尤损人。

又，白毛，主恶鬼邪气。胶亦然。

又，桃符及奴，主精魅邪气。符，煮汁饮之。奴者，丸、散服之。

桃人：每夜嚼一颗，和蜜涂手、面良。

【药物来源】为蔷薇科植物桃 Amygdalus persica L. 或山桃 Amygdalus davidiana（Carrière）de Vos ex Henry 的干燥成熟种子。

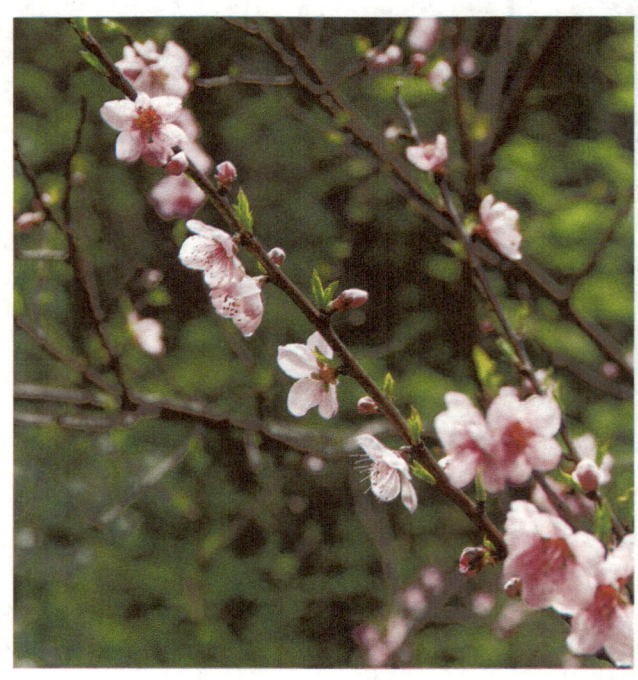

【形态特征】①桃：落叶乔木，高 3～8 m。树皮暗红褐色，老时粗糙呈鳞片状。叶片长圆状披针形、椭圆状披针形或倒卵状披针形，边缘具齿。花单生，先叶开放；花瓣长圆状椭圆形至宽倒卵形，粉红色。果实

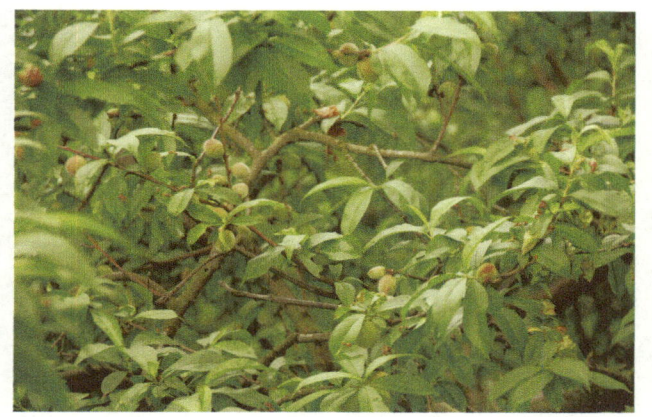
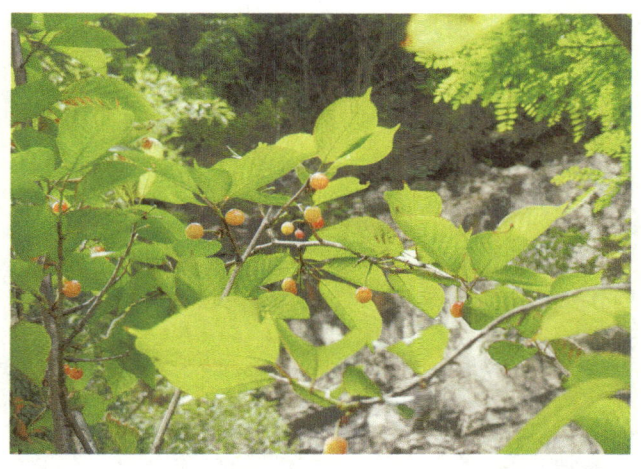

形状和大小均有变异,卵形或扁圆形,密被短柔毛;种子扁心形,种仁味苦,微甘。

②山桃:高可达10 m。树皮光滑。叶片卵状披针形。花瓣倒卵形或近圆形。果实近球形,淡黄色。

【性味功效】味苦、甘,性平。活血祛瘀,润肠通便,止咳平喘。

【古方选录】《金匮要略·卷下》下瘀血汤:大黄二两,桃仁二十枚,土鳖虫二十枚(熬,去足)。用法:上为末,炼蜜和为四丸。以酒一升,煎一丸,取八合,顿服之。新血下如豚肝。主治:血瘀经闭,产后瘀阻腹痛。

【用法用量】煎服,5～10 g;或入丸、散。

【使用注意】孕妇及便溏者慎用。

【现代研究】含苦杏仁苷、柠檬甾二烯醇、色胺酸、葡萄糖、蔗糖、蛋白质、不饱和脂肪酸等。有消炎、镇痛、抗过敏、镇咳平喘等作用。

84 樱 桃

【古籍原文】热。益气,多食无损。

又云,此名"樱",非桃也。不可多食,令人发暗风。

温。多食有所损。令人好颜色,美志。此名"樱桃",俗名"李桃",亦名"柰桃"者是也。甚补中益气,主水谷痢,止泄精。

东行根:疗寸白、蛔虫。

【药物来源】为蔷薇科植物樱桃 Cerasus pseudocerasus Lindl. 的成熟果实。

【形态特征】落叶灌木或乔木,高3～8 m。树皮灰棕色,有明显的皮孔。叶互生;托叶2片;叶片广卵圆形、倒广卵形至椭圆状卵形,先端渐尖,基部圆形,边缘有大小不等的重锯齿。花先叶开放,2～6朵簇生或成总状花序;花白色;萼筒绿色,先端5裂;花瓣5片;雌蕊1枚,子房上位。核果近圆球形,成熟时鲜红色,有长柄,内含种子1粒。

【性味功效】味甘、酸,性温,补脾益肾。

【现代用方】江西《草药手册》:樱桃500 g,熬水或泡酒服。防治喉症。

【用法用量】鲜果内服,30～150 g;或浸酒。外用适量,浸酒涂擦或捣敷。

【使用注意】损齿伤胃,不宜多食。

【现代研究】含铁、维生素、果糖、蛋白质等。有预防贫血、防治麻疹、抗氧化、调理肠胃、预防视力下降等作用。

85 杏

【古籍原文】热。主咳逆上气,金创,惊痫,心下烦热,风(气)头痛。

面皯者,取人去皮,捣和鸡子白,夜卧涂面,明早以暖清酒洗之。

人患卒瘖,取杏人三分,去皮尖熬,捣作脂。别杵桂心一分,和如泥。取李核大,绵裹含,细细咽之,日五夜三。

谨按:心腹中结伏气,杏仁、橘皮、桂心、诃梨勒皮为丸,空心服三十丸,无忌。

又,烧令烟尽,去皮,以乱发裹之,咬于所患齿下,其痛便止。熏诸虫出,并去风便瘥。重者不过再服。

又，烧令烟尽，研如泥，绵裹内女人阴中，治虫𧏾。

【药物来源】为蔷薇科植物杏 Armeniaca vulgaris Lam. 的成熟果实（杏）或种仁（杏仁、苦杏仁）。

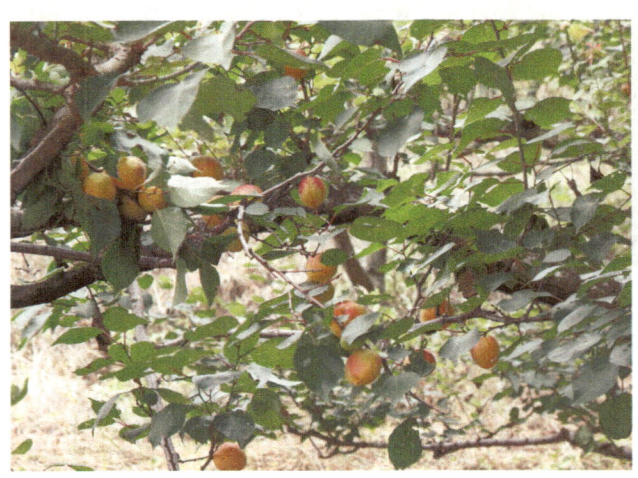

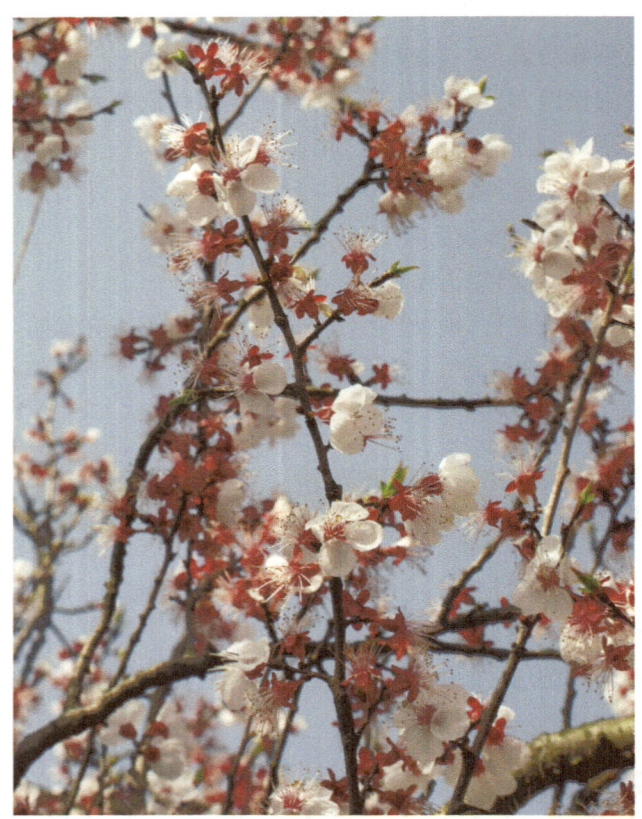

【形态特征】落叶乔木，高 4～9 m。树皮暗红棕色。叶互生；卵圆形，先端渐尖，边缘有细锯齿。花先叶开放，单生于小枝端，花萼 5 裂；花瓣 5 片，白色或粉红色；雄蕊多数，着生于萼筒边缘；雌蕊 1 枚，子房 1 室，花柱光滑。核果黄红色，心脏卵圆形，略扁，微被绒毛；核近于光滑，坚硬，扁心形；内有种子 1 粒。

【性味功效】杏仁：味苦，性微温；有小毒。降气止咳平喘，润肠通便。杏：味酸、甘，性温。润肺定喘，生津止渴。

【古方选录】《圣济总录·卷六十七》双人丸：桃仁、杏仁（并去双仁、皮尖，炒）各半两。用法：上二味，细研，水调生面少许，和丸如梧桐子大。每服十丸，生姜、蜜汤下，微利为度。主治：上气喘急。

【用法用量】杏仁：煎服，5～10 g；或入丸、散。杏：鲜果适量，洗净，剥皮食用果肉。

【使用注意】杏仁：内服不宜过量，以免中毒。大便溏泄者慎用，婴儿慎用。杏：不可多食。

【现代研究】杏仁含苦杏仁苷、苦杏仁酶、脂肪酸、雌酮及蛋白质等。有消炎、镇痛、增强机体细胞免疫力、抗消化道溃疡、抗肿瘤、抗脑缺血、降血糖等作用。杏含有机酸、黄酮、挥发性成分、香味成分、糖类、维生素等。有美容养颜、预防心血管疾病、预防血栓、降低胆固醇、改善胃肠功能等作用。

86 石 榴

【古籍原文】温。实：主谷利、泄精。

疣虫白虫。

按经：久食损齿令黑。其皮炙令黄，渴为末，和枣肉为丸，（空腹）日服三十丸，后以饭押，（日二服）。断赤白痢。

又，久患赤白痢，肠肚绞痛，以醋石榴一个，捣令

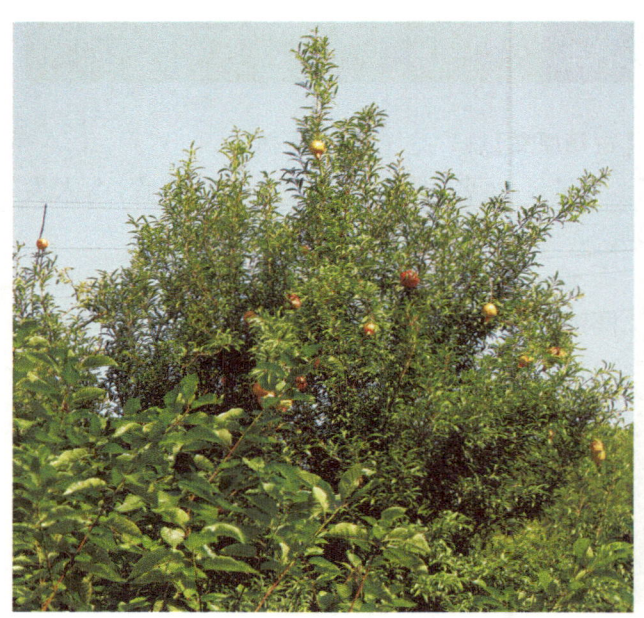

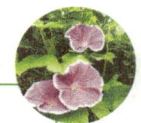

碎,布绞取汁,空腹顿服之立止。

又,其花叶阴干,捣为末,和铁丹服之。一年白发尽黑,益面红色。仙家重此,不尽书其方。

【药物来源】为石榴科植物石榴 Punica granatum L. 的果实(石榴)、果皮(石榴皮)及花(石榴花)。

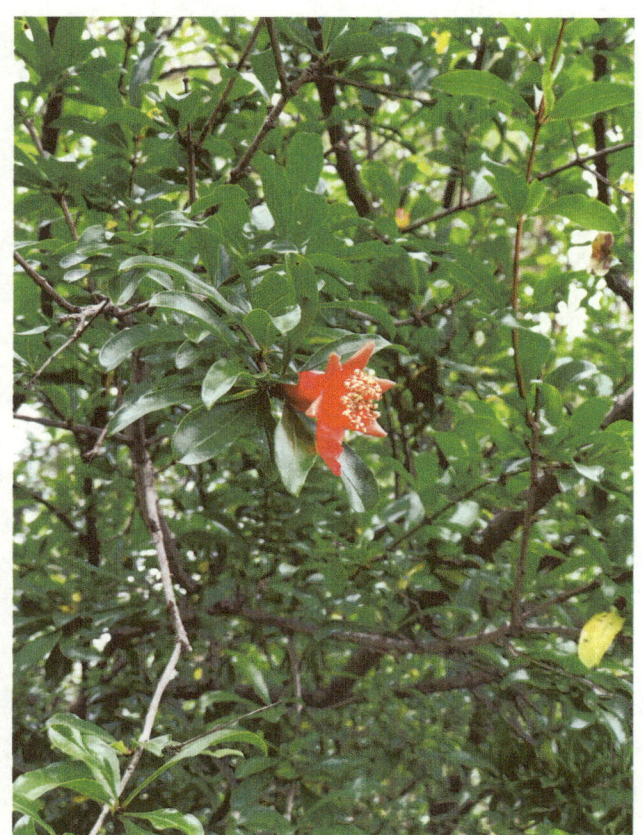

【形态特征】落叶灌木或乔木,高通常3~5 m。枝顶常成尖锐长刺。叶通常对生,纸质,矩圆状披针形。花大,1~5朵顶生;萼筒通常红色或淡黄色,裂片略外展,卵状三角形;花瓣大,红色、黄色或白色,顶端圆形。浆果近球形,直径5~12 cm,常为淡黄褐色或淡黄绿色;种子多数,钝角形,红色至乳白色。

【性味功效】石榴:味甘、酸、涩,性温。生津止渴,杀虫。石榴皮:味酸、涩,性温。涩肠止泻,驱虫,止血,止带。石榴花:味酸、涩,性平。凉血止血。

【古方选录】《朱氏集验方·卷十》榴附饮:酸石榴皮(米醋炒)、香附子等分。用法:上二味,为末,每服二钱,米饮下。主治:产后泻。

【现代用方】《贵州草药》:石榴花适量,研末。每次用一分,吹入鼻孔。主治:鼻衄不止。

【用法用量】石榴:鲜果生食或绞汁饮服。石榴花:

煎服,3~6 g。外用适量,研末撒或调敷。石榴皮:煎服,3~9 g;或入散剂。

【使用注意】泻痢初起者忌用石榴皮。

【现代研究】石榴皮含鞣质、石榴皮碱、伪石榴皮碱、异石榴皮碱、没食子酸、鞣花酸、异槲皮苷等。有收敛、抑菌、抗病毒、保肝、抗胃溃疡等作用。

87 梨

【古籍原文】寒。除客热,止心烦。不可多食。

又,卒咳嗽,以冻梨一颗刺作五十孔,每孔中内以椒一粒。以面裹于热灰中煨,令极熟,出停冷,去椒食之。

又方,梨去核,内酥蜜,面裹烧令熟,食之大良。

又方,去皮,割梨肉,内于酥中煎之。停冷食之。

又,捣汁一升,酥一两,蜜一两,地黄汁一升,缓火煎,细细含咽。凡治嗽,皆须待冷,喘息定后方食。热食之,反伤矣,令嗽更极不可救。如此者,可作羊肉汤饼,饱食之,便卧少时。

又,胸中痞塞、热结者,可多食好生梨即通。

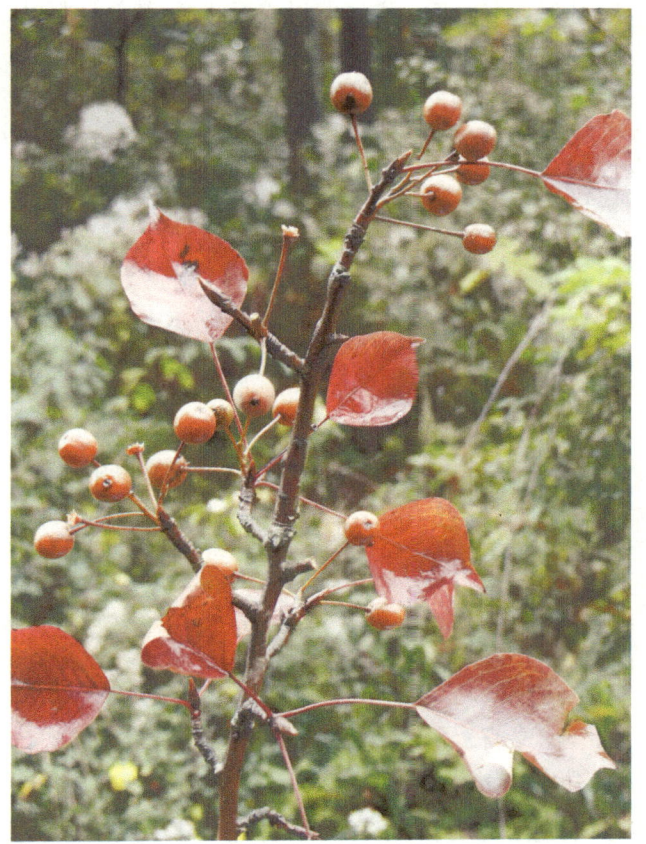

又云，卒喑风，失音不语者，生捣梨汁一合，顿服之，日再服，止。

金疮及产妇不可食，大忌。

【药物来源】为蔷薇科植物白梨 Pyrus bretschneideri Rehd. 的成熟果实。

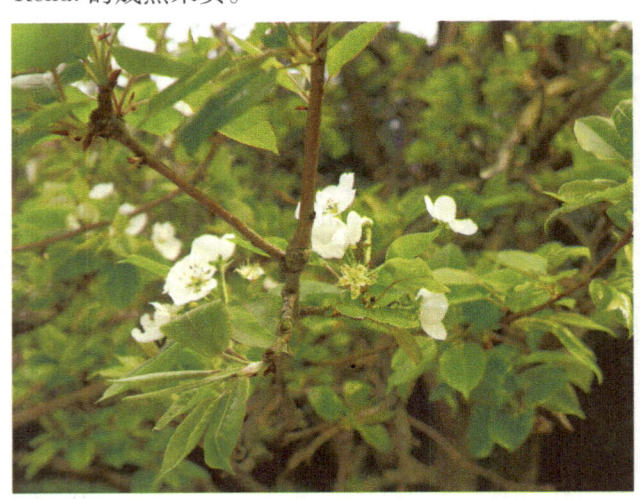

【形态特征】落叶乔木，高达 5～8 m。小枝粗壮，圆柱形，微屈曲，嫩时密被柔毛。叶片卵形或椭圆状卵形，先端渐尖，稀急尖，边缘具齿，齿尖有刺芒，微向内合拢。伞形总状花序；花瓣卵形，先端常呈啮齿状，基部具有短爪。果实卵形或近球形，基部具肥厚果梗，黄色，有细密斑点；种子倒卵形，微扁，褐色。

【性味功效】味甘、微酸，性凉。清肺化痰，生津止渴。

【古方选录】《温病条辨·卷一》五汁饮：梨汁，荸荠汁，鲜苇根汁，麦冬汁，藕汁。用法：临时斟酌多少，和匀凉服，不甚喜凉者，重汤炖温服。主治：太阴温病口渴甚，吐白沫黏滞不快者。

【用法用量】煎服，15～30 g；或鲜果生食，1～2 枚；或捣汁饮服；或蒸服；或熬膏。外用适量，捣敷或捣汁点眼。

【使用注意】脾虚便溏、肺寒咳嗽者及产妇慎用。

【现代研究】含蔗糖、果糖等。有镇静、保护肝脏、降血压、防癌抗癌、促进消化等作用。

88 林檎（花红）

【古籍原文】温。主谷痢、泄精。

东行根治白虫蛔虫。

主止消渴。好睡，不可多食。

又，林檎：味苦涩，平，无毒。食之闭百脉。

【药物来源】为蔷薇科植物花红 Malus asiatica Nakai 的成熟果实。

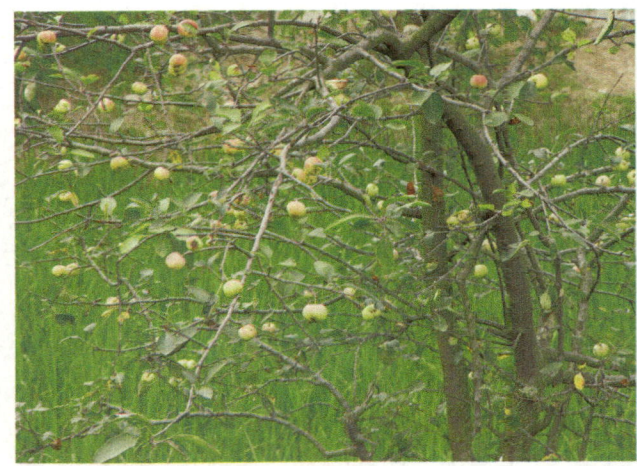

【形态特征】小乔木，高 4～6 m。小枝粗壮，圆柱形，嫩枝密被柔毛，老枝暗紫褐色，无毛。叶片卵形或椭圆形，先端急尖或渐尖，边缘有细锐锯齿。伞房花序顶生；花瓣倒卵形或长圆状倒卵形，基部有短爪，淡粉色。果实卵形或近球形，直径 4～5 cm，黄色或红色，先端渐狭，基部陷入，宿存萼肥厚隆起。

【性味功效】味酸、甘，性温，无毒。下气宽胸，生津止渴，和中止痛。

【古方选录】《圣济总录·卷一六九》人参汤：人参一钱，葡萄苗一分，林檎一枚，木猴梨七枚。用法：上四味，锉碎，以水两盏，煎至一盏，去滓放冷，时时令吃。主治：小儿痘疮将出。

【用法用量】鲜果食用，30～90 g；或捣汁饮服。外用适量，研末调敷。

【使用注意】不可多食。

【现代研究】果实含叶酸等。

89 李（李子）

【古籍原文】平。主女人卒赤、白下：取李树东面皮，去外皮，炙令黄香。以水三升，煮汁去滓服之，日再验。

谨按：生李亦去骨节间劳热，不可多食之。临水食之，令人发痰疟。

又，牛李：有毒。煮汁使浓，含之治䘌齿。脊骨有痋虫，可后灌此汁，更空腹服一盏。

其子中人:主鼓胀。研和面作饼子,空腹食之,少顷当泻矣。

【药物来源】为蔷薇科植物李 Prunus salicina Lindl. 的成熟果实。

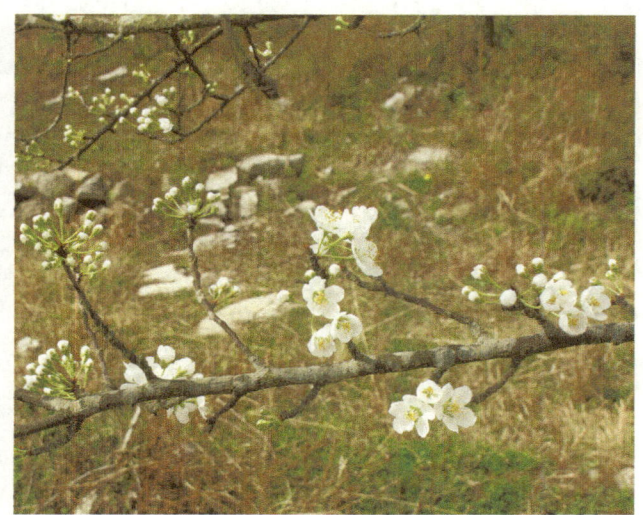

【形态特征】落叶乔木,高 10 m。树皮红棕色,小枝光滑。叶椭圆状披针形或椭圆状倒卵形,先端急尖,基部渐狭至柄,边缘具密钝细复齿;叶柄长 1～2 cm。花常 3 朵簇生,白色,无毛;花瓣 5 片;雄蕊多数;雌蕊具细长花柱,子房光滑。核果球状卵形,径 5～7 cm,先端稍尖,基部深陷,缝痕明显。

【性味功效】味甘、酸,性平。清热,生津,消积。

【现代用方】《泉州本草》:鲜李子适量捣绞汁,冷服。主治:骨蒸劳热或消渴引饮。

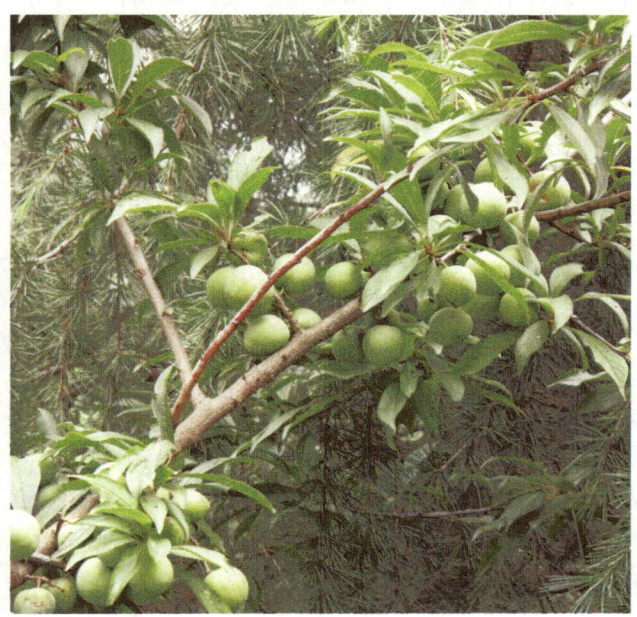

【用法用量】鲜果洗净,生食,每次 50～300 g。

【使用注意】不可多食,脾胃虚弱者慎用。

【现代研究】含赤霉素 A_{32},β-胡萝卜素、隐黄质、叶黄素、堇黄质等胡萝卜类色素,新黄质,维生素 A 等。

90 羊梅(杨梅)

【古籍原文】温。上主(和)脏腑,调腹胃,除烦愦,消恶气,去痰实。(亦)不可多食,损人(齿及)筋(也),然(甚能)断下痢。

又,烧为灰(亦)断下痢。其味酸美,小有胜白梅。

又,取干者,常含一枚,咽其液,亦通利五脏,下少气。

若多食,损人筋骨。甚酸之物,是土地使然。若南人北,杏亦不食;北人南,梅乃唉多。皆是地气郁蒸,令烦愦,好食斯物也。

【药物来源】为杨梅科植物杨梅 Myrica rubra (Lour.) Sieb. et Zucc. 的成熟果实。

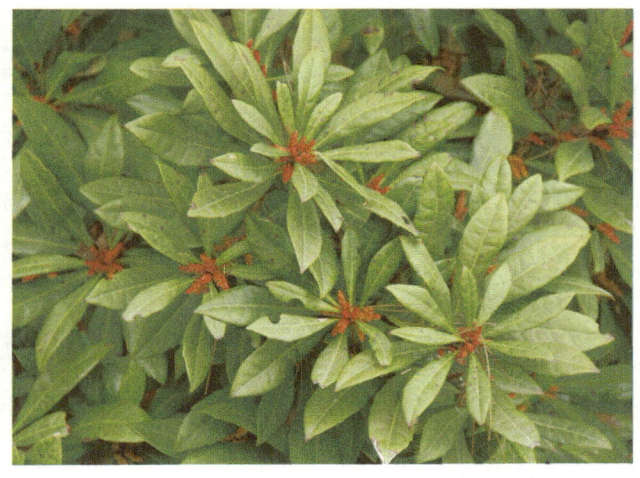

【形态特征】常绿乔木,高可达 15 m。树皮灰色,老时纵向浅裂。叶革质,长椭圆状或楔状披针形或长椭圆状倒卵形。雌雄异株;雄花序呈单穗状,雌花序短而细瘦;雄花具 2～4 片卵形小苞片及 4～6 枚雄蕊;雌花通常具 4 枚卵形小苞片。核果球状,乳头状凸起,外果皮肉质多汁,味酸甜,深红色或紫红色;核常为阔椭圆形或圆卵形。

【性味功效】味酸、甘,性温。生津除烦、和中消食,

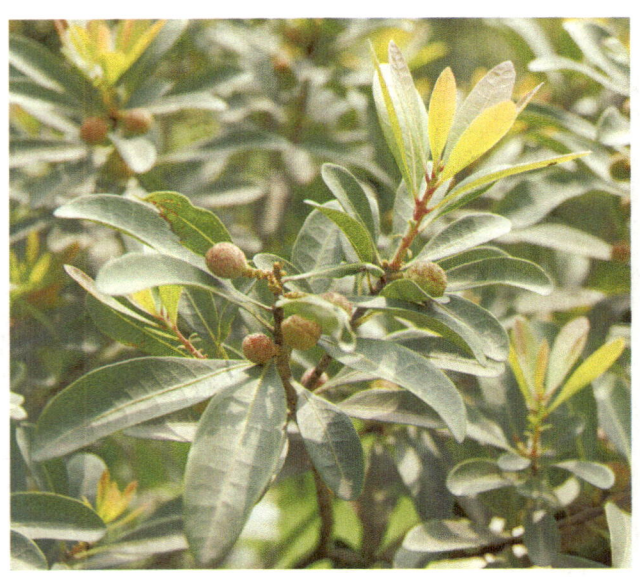
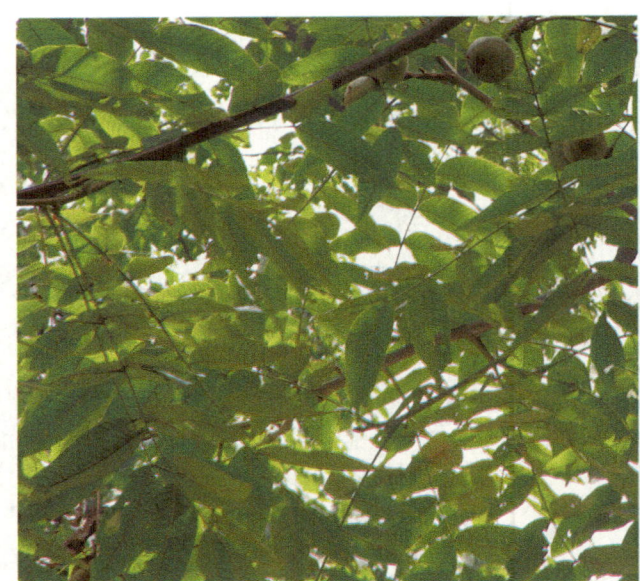

解酒,涩肠,止血。

【现代用方】《泉州本草》:杨梅入盐腌渍,越久越好,用时取出数颗,以开水泡服。主治:胃肠胀满。

【用法用量】鲜果洗净食用,30～120 g;或烧灰;或盐浸。外用适量,烧灰涂敷。

【使用注意】多食损齿,不宜多食、久服。

【现代研究】种子含中性类脂、糖脂和磷脂等类脂,棕榈酸、油酸、亚油酸等脂肪酸。

91 胡桃(核桃)

【古籍原文】平。上(卒)不可多食,动痰(饮)。

案经:除去风,润脂肉,令人能食。不得多食之,计日月,渐渐服食。通经络气,(润)血脉,黑人髭发、毛落再生也。

又,烧至烟尽,研为泥,和胡粉为膏。拔去白发,敷之及黑毛发生。

又,仙家压油,和詹香涂黄发,便黑如漆,光润。

初服日一颗,后随日加一颗,至二十颗,定得骨细肉润。

又方,(能瘥)一切痔病。

案经:动风,益气,发痼疾。多吃不宜。

【药物来源】为胡桃科植物胡桃 Juglans regia L. 的成熟种仁。

【形态特征】乔木,高达25 m。树皮幼时灰绿色,老时灰白色而纵向浅裂。小叶通常5～9片,椭圆状卵形至长椭圆形,上面深绿色,下面淡绿色。雄花花序葇荑下垂,雌花序穗状;雄花的苞片、小苞片及花被片均被腺毛;雌花总苞被短腺毛,柱头浅绿色。果实近球状;果核稍具皱曲,有2条纵棱,顶端具短尖头,隔膜较薄。

【性味功效】味甘、涩,性温。补肾益精,温肺定喘,润肠通便。

【古方选录】《石室秘录·卷六》止息汤:人参三两,熟地三两,牛膝三钱,麦冬二两,破故纸三钱,胡桃仁一个,干姜五分。用法:水煎服,日三次。主治:气虚息高,乃下元真气欲绝而未绝,故上行而作气急状。

【用法用量】煎服,9～15 g;单味嚼服,10～30 g;或入丸、散。外用研末捣敷。

【使用注意】痰火积热或阴虚火旺者忌用。

【现代研究】含粗蛋白、氨基酸、粗脂类、糖类、微量元素等。有降血糖、助睡眠、抗衰老、健脑益智、美容养颜等作用。

92 藤梨(猕猴桃)

【古籍原文】寒。上主下丹石,利五脏。其熟时,收取瓤和蜜煎作煎。服之去烦热,止消渴。久食发冷气,损脾胃。

【药物来源】为猕猴桃科植物中华猕猴桃 Actinidia chinensis Planch. 的成熟果实。

【形态特征】大型落叶藤本。幼枝被毛,老时秃净或

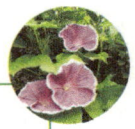

93 柰（苹果）

【古籍原文】益心气，主补中焦诸不足气，和脾。卒患食后气不通，生捣汁服之。

【药物来源】为蔷薇科植物苹果 Malus pumila Mill. 的成熟果实。

【形态特征】乔木，高达15 m。小枝幼嫩时密被绒毛，老枝紫褐色，无毛。叶互生；被短柔毛；托叶披针形，全缘；叶片椭圆形、卵形至宽椭圆形。花两性；伞房花序，集生于小枝顶端；花梗密被绒毛；花白色或带粉红色；雄蕊20枚；花柱5裂。果实扁球形，先端常有隆起，萼柱下陷，萼裂片宿存，果梗粗短。

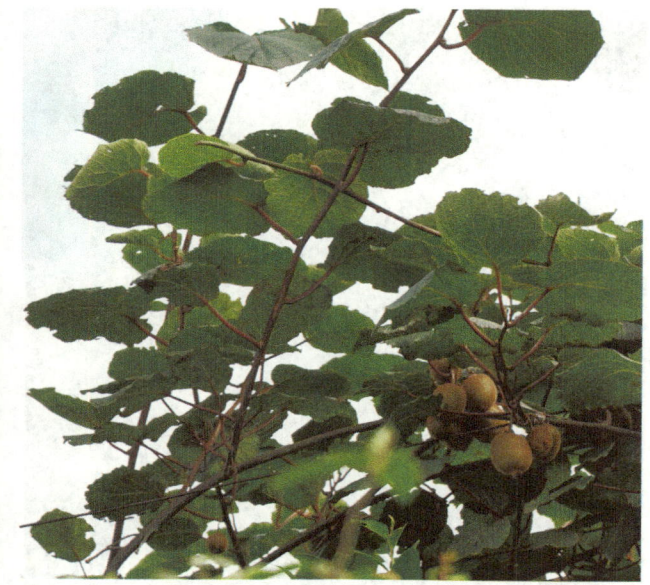

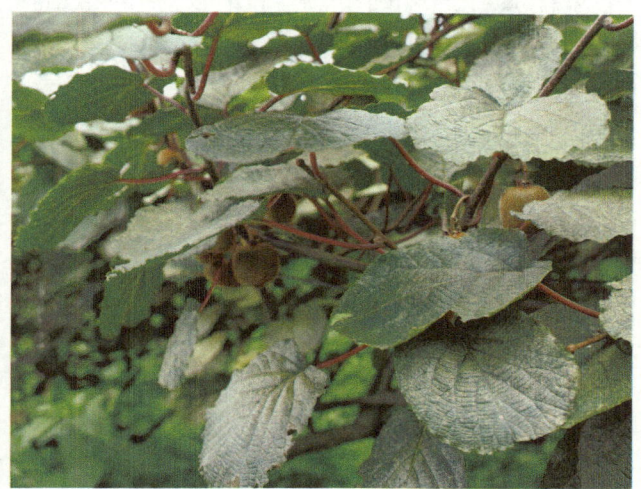

留有断损残毛。叶纸质，倒阔卵形至倒卵形或阔卵形至近圆形。聚伞花序；花瓣5片，初放时白色，后变淡黄色，阔倒卵形，有短距。果黄褐色，近球形、圆柱形、倒卵形或椭圆形，被茸毛、长硬毛或刺毛状长硬毛，具小而多的淡褐色斑点；宿存萼片反折。

【性味功效】味甘、酸，性寒。解热，止渴，健胃，通淋。

【现代用方】《青岛中草药手册》：猕猴桃果实30 g。用法：水煎服。主治：烦热口渴。

【用法用量】煎服，30～60 g；或鲜果剥皮食用；或榨汁饮服。

【使用注意】脾胃虚寒者慎服，多食易致腹泻。

【现代研究】含有挥发油、黄酮、多糖、多酚、蒽醌、三萜及生物碱等。有镇痛、抗菌、抗氧化、降血糖、抗衰老、增强免疫力、防癌等作用。

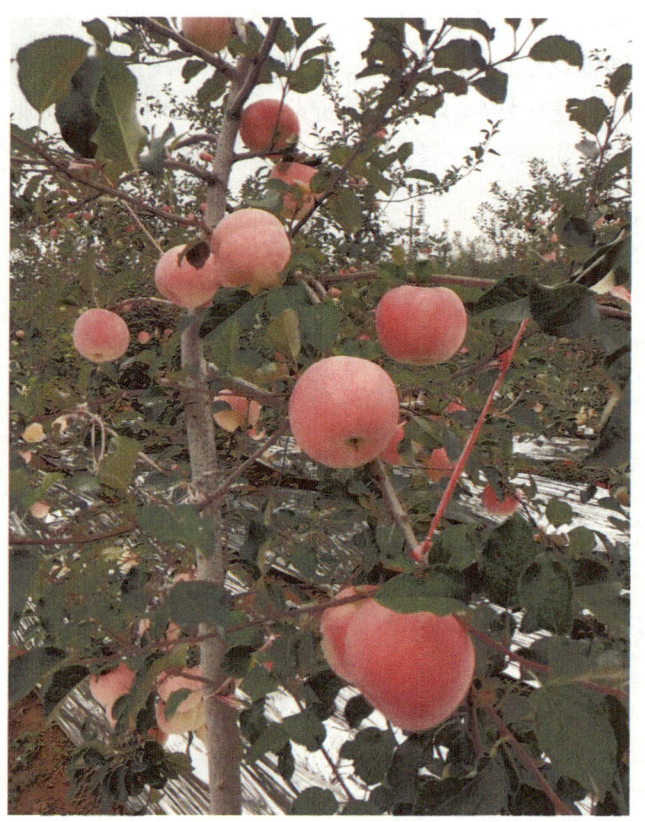

【性味功效】味甘、酸，性凉。益胃，生津，除烦，醒酒。

【现代用方】《食物性能歌括400味》：苹果生食，绞汁或熬膏。主治：烦热口渴，或饮酒过度。

【用法用量】鲜果洗净或去皮，生食；或捣汁；或熬膏。

【使用注意】不宜多食，过量易致腹胀。

【现代研究】含糖类，苹果酸，柠檬酸，酒石酸，奎宁酸，果胶，醇类，钙、钾、磷、铁等多种微量元素及维生素C，等等。有通便排毒、防止贫血、美容养颜、抗癌、增强免疫力、降血压、降血糖、降胆固醇、补脑安神等作用。

94 橄榄（橄榄）

【古籍原文】主鲭鱼毒，（煮）汁服之。中此鱼肝、子毒，人立死，惟此木能解。出岭南山谷。大树阔数围，实长寸许。其子先生者向下，后生者渐高。至八月熟，蜜脏极甜。

【药物来源】为橄榄科植物橄榄 Canarium album (Lour.) Raeusch. 的成熟果实。

【形态特征】乔木，高10～35 m。髓部周围有柱状维管束。小叶3～6对，纸质至革质，披针形或椭圆形，背面有极细小疣状突起。花序腋生；雄花序为聚伞圆锥花序，雌花序总状；雄花花萼具3浅齿，花盘中球形至圆柱形；雌花花萼近截平，花盘环状。果卵圆形至纺锤形，黄绿色，外果皮厚，干时有皱纹，果核渐尖。

【性味功效】味甘、酸、涩，性平。清肺利咽，生津止渴，解毒。

【古方选录】《王氏医案·卷二》青龙白虎汤：鲜青果（橄榄）、鲜芦荟适量。用法：水煎服。主治：时行风火喉痛，喉间红肿。

【用法用量】煎服，6～12 g；或熬膏；或入丸剂。外用适量，研末撒或油调敷。

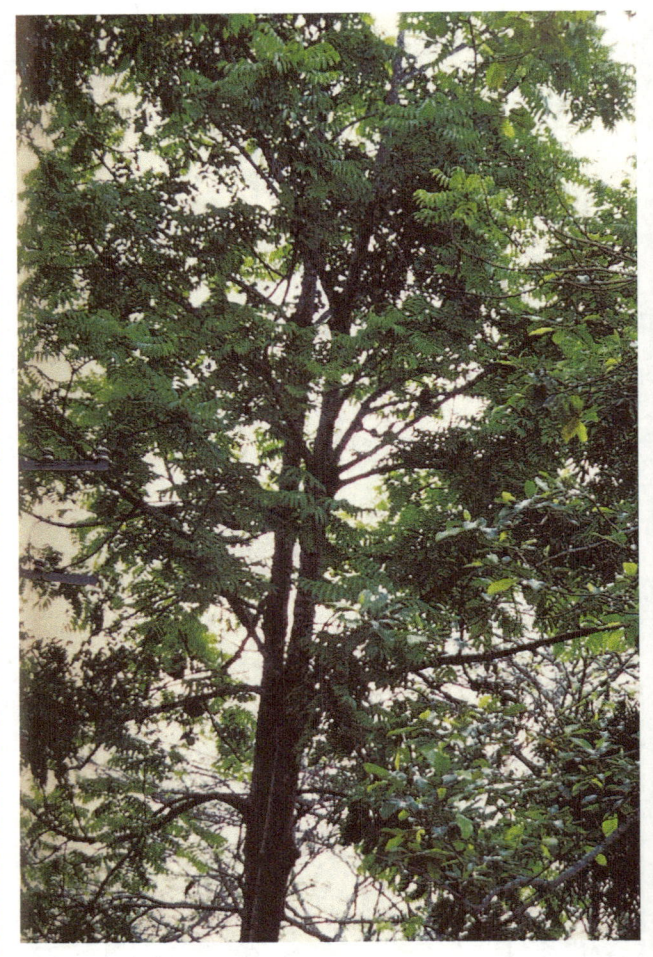

【使用注意】表证初起者慎用。

【现代研究】含蛋白质、鞣酸、脂肪、维生素、碳水化合物、微量元素等。有促进儿童骨骼发育、消炎、防衰老、防止动脉硬化等作用。

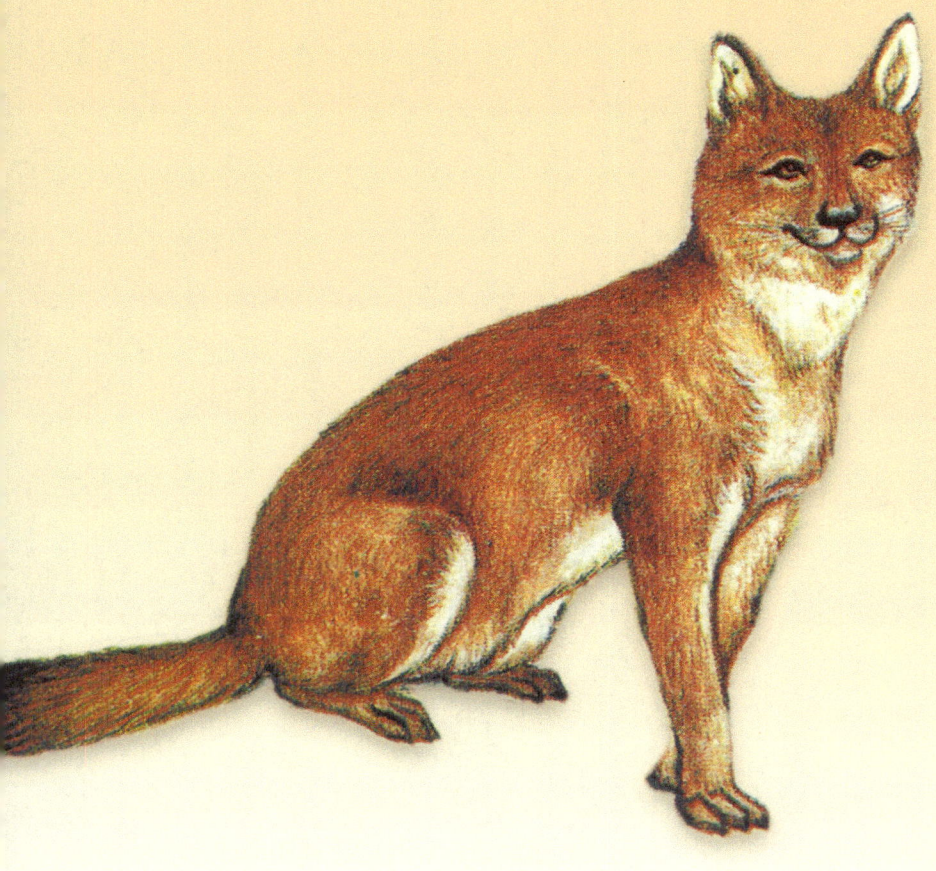

卷中

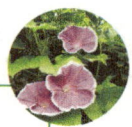

95 麝香

【古籍原文】作末服之，辟诸毒热，煞蛇毒，除惊怪恍惚。蛮人常食，似獐肉而腥气。蛮人云：食之不畏蛇毒故也。

脐中有香，除百病，治一切恶气疰病。研了，以水服之。

【药物来源】为鹿科动物林麝 *Moschus berezovskii* Flerov、马麝 *Moschus sifanicus* Przewalski 或原麝 *Moschus moschiferus* Linnaeus 成熟雄体香囊中的干燥分泌物。

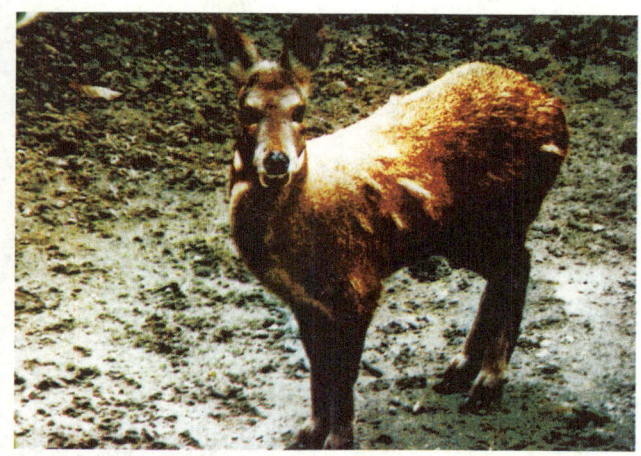

【形态特征】①林麝：身长 70～80 cm，肩高小于 50 cm。头部较小，雌雄均无角，耳直立，眼圆大，吻端裸露，雄性上犬齿长而尖，露出唇外，雌性犬齿细小，不露出唇外。后肢比前肢长。尾短，隐于臀毛内。成熟雄麝腹部在脐和阴茎之间有麝香腺，呈囊状。全身橄榄褐色并有橘红色泽，体后部褐黑色。

②马麝：身长 85～90 cm，肩高 50～60 cm。全身沙黄褐色，臀部色较深，无斑点，颈背有栗色斑块，上有少数模糊黄点，颔、颈下黄白色。体背面毛基部铅灰色，向上渐淡褐，近尖端有一橘色或黄色环，毛尖褐色。

③原麝：身长 85 cm 左右，吻显著短。全身暗褐色，背面有肉桂黄色斑点，多排成 6 行。下颌白色，在颈下向后呈两条白带纹至肩膊处。体毛基部铅灰色，在尖端部分变褐色，近尖端处有一白环。

【性味功效】味辛，性温。开窍醒神，活血通经，消肿止痛。

【古方选录】《圣济总录·卷六十一》麝香散：麝香（研）一两，牛黄（研）半两，犀角（镑）一分。用法：上三味，捣研为散，每服二钱匕，温酒调下，空心，日午临卧各一。主治：胸痹。

【用法用量】内服：入丸、散，0.03～0.1 g，一般不入汤剂。外用：适量，研末掺、调敷或入膏药中敷贴。

【使用注意】脱证禁用；本品无论内服或外用均能堕胎，故孕妇禁用。

【现代研究】含麝香酮、麝香吡啶、雄性激素、胆甾醇、胆甾醇脂等。有降血压，改善心肌缺血，抑制血小板减少、抑制血小板聚集及抗凝血酶作用，有雄激素样作用，具备抗肿瘤，抗菌，抗溃疡等作用。

96 熊

【古籍原文】脂：微寒，甘滑。冬中凝白时取之，作生无以偕也。脂入拔白发膏中用，极良。脂与猪脂相和燃灯，烟入人目中，令失光明。缘熊脂烟损人眼光。

肉：平，味甘，无毒。主风痹筋骨不仁。若腹中有积聚寒热者，食熊肉永不除差。

其骨煮汤浴之，主历节风，亦三小儿客忤。

胆：寒。主时气盛热，疳䘌，小儿惊痫。十月勿食，伤神。

小儿惊痫瘈疭，熊胆两大豆许，和乳汁及竹沥服并得，去心中涎良。

【药物来源】为熊科动物黑熊 *Seienarctos thibetanus* G. Cuvier 和棕熊 *Ursus arctos* Linnaeus 的肉、胆、骨。

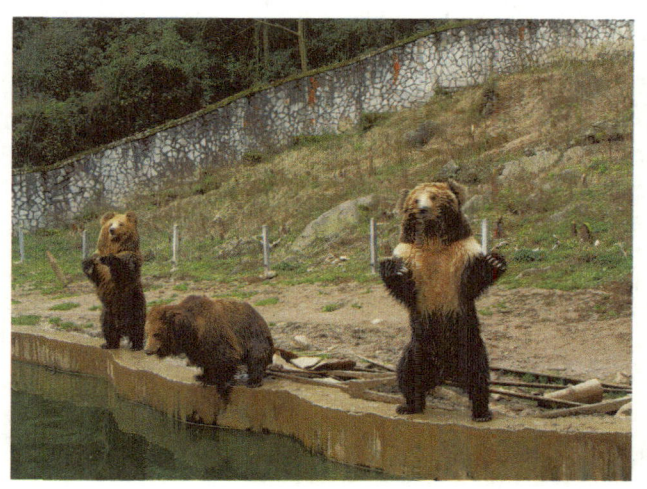

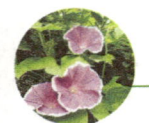

【形态特征】①黑熊：体形较大，体重约150 kg。头部宽圆。吻部短而尖；鼻端裸露；眼小；耳较长，伸出头顶两侧。颈部短粗。胸部有一倒"人"字形白斑。尾很短。毛漆黑色，有光泽。四肢粗健，前后足均具5趾，前足腕垫宽大与掌垫相连，后足跖垫亦宽大且肥厚。具爪。

②棕熊：体大，体重200 kg左右。头圆而宽，吻长，鼻宽，耳大，肩部隆起。四肢粗大，5趾；前足爪较后足爪长，前足腕部的肉垫细小，后足跖部的肉垫宽厚，并在其内侧具距毛。尾短。全身为棕黑色，头部较浅，稍带褐色；腹面毛色比背部浅暗；四肢黑色；有些幼兽有一白色的环，自胸部向上延伸至颈背。

【性味功效】熊肉：味甘，性温。补虚损，强筋骨。熊胆：味苦，性寒。清热解毒，平肝明目，杀虫止血。熊骨：味咸、微辛，性温。祛风，除湿，定惊。

【古方选录】《小儿卫生总微论方·卷十二》熊胆丸：熊胆、使君子仁各等分。用法：研细，放入瓷器中，蒸熔，宿蒸饼就丸麻子大。米饮送下二十丸，无时。主治：疳羸瘦。

【用法用量】熊胆内服：入丸、散，0.2~0.5 g。外用：适量，研末掺、调敷或点眼。熊肉：煮食，适量。熊骨：煎汤，15~30 g；或浸酒。

【使用注意】虚寒证禁服熊胆。

【现代研究】熊胆含胆汁酸类的碱金属盐、胆甾醇、胆色素等。有解痉、解毒、抑菌、消炎、降血糖、健胃、镇痛及促进胆汁分泌等作用。

97 牛

【古籍原文】牛者稼穑之资，不多屠杀。自死者，血脉已绝，骨髓已竭，不堪食。黄牛发药动病，黑牛尤不可食。黑牛尿及屎，只入药。

又，头、蹄：下热风，患冷人不可食。

肝：治痢。又，肝醋煮食之，治瘦。

肚：主消渴，风眩，补五脏，以醋煮食之。

肾：主补肾。

髓：安五脏，平三焦，温中。久服增年。以酒送之。黑牛髓，和地黄汁、白蜜等分。作煎服之，治瘦病。恐是牛脂也。

粪：主霍乱，煮饮之。乌牛粪为上。又，小儿夜啼，取干牛粪如手大，安卧席下，勿令母知，子、母俱吉。

又，妇人无乳汁，取牛鼻作羹，空心食之。不过三两日，有汁下无限。若中年壮盛者，食之良。

又，宰之尚不堪食，非论自死者。其牛肉取三斤，烂切。将啖解槽咬人恶马，只两啖后，颇甚驯良。若三五顿后，其马独不堪骑。十二月勿食，伤神。

【药物来源】为牛科动物黄牛 Bos taurus domesticus Gmelin 和水牛 Bubalus bubalis Linnaeus 的骨髓、肉、脑、胃、肾、蹄。

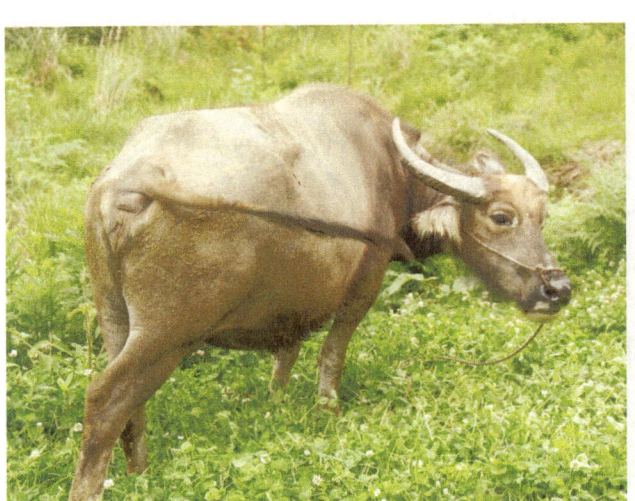

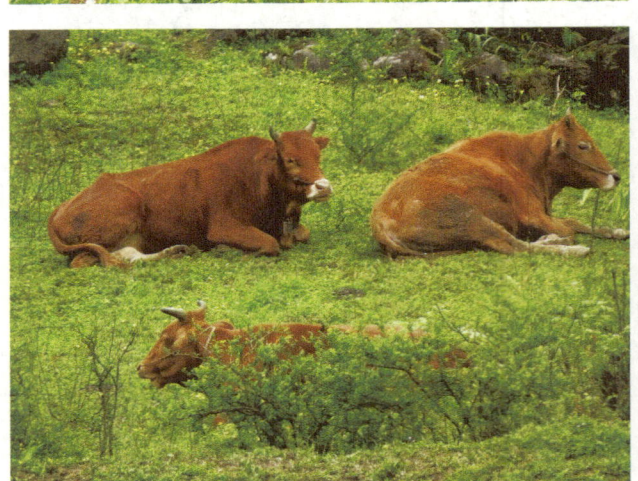

【形态特征】①黄牛：体长1.5~2 m，体重250 kg左右。头大，额广，鼻阔，口大。上唇上部有2个大鼻孔，其间皮肤硬而光滑无毛。眼、耳都很大。头上有角1对，左右分开，角弯曲，无分枝，中空，内有骨质角髓。四肢匀称，4趾，其后方2趾不着地。尾较长，尾端具丛毛。毛色大部为黄色，无杂毛掺混。

②水牛：体比黄牛肥大，长达2 m以上。角较长

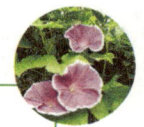

大而扁,上有很多节纹。颈短,腰腹隆凸。四肢较短,蹄较大。皮厚无汗腺,毛粗而短,体前部较密,后背及胸腹各部较稀疏。体色大多灰黑色,但亦有黄褐色或白色。

【性味功效】牛髓:味甘,性温。补血益精,止渴,止血,止带。牛肉:味甘,水牛肉性凉,黄牛肉性温。补脾胃,益气血,强筋骨。牛脑:味甘,性温。补脑祛风,止渴消痞。牛肚(即牛胃):味甘,性温。补虚羸,健脾胃。牛肝:味甘,性平。补肝,养血,明目。牛肾:味甘、咸,性平。补肾益精,强腰膝,止痹痛。牛蹄:味甘,性凉。清热止血,利水消肿。

【古方选录】《古今医统大全·卷五十五》泽肤膏:牛骨髓、真酥膏各等分。用法:上二味和炼一处,以净瓷器贮之。每日空心用三匙,热酒调服,不饮酒者蜜汤调。主治:皮肤枯燥如鱼鳞。

《安老怀幼书》水牛方:水牛肉一斤(鲜)。用法:上蒸令烂,空心切,以五味、姜、醋渐食之,任性为佳。主治:老人水气病,四肢肿闷沉重,喘息不安。

《太平圣惠方》牛肝散:黄牛肝一具(细切,曝干),土瓜根三两,羚羊角屑一两,蕤仁一两(汤浸,去赤皮),细辛一两,车前子二两。用法:上药捣细罗为散,空心以温酒调下二钱。主治:青盲积年不瘥。

《太平圣惠方》牛肾粥:牛肾一枚(去筋膜,细切),阳起石四两(布裹),粳米二合。用法:以水五大盏,煮阳起石,取二盏,去石,下米及肾,着五味、葱白等煮作粥,空腹食之。主治:五劳七伤,阴痿气乏。

《食医心镜》水牛蹄一只(汤洗,去毛)。用法:如食法,隔夜煮令烂熟,取汁作羹;蹄切,空心饱食。主治:水浮气肿,腹肚胀满,小便涩少。

【用法用量】牛髓内服:煎汤、熬膏,适量。牛肉内服:煮熟、煎汤,适量;或入丸剂。牛脑内服:入丸、散,适量,宜酒冲。牛肚:煮食,适量。牛肝内服:煮食,适量;或入丸、散。牛肾内服:煮食,适量。牛蹄内服:煮食,适量。

【使用注意】牛自死、病死者,禁食其肉。虚寒者慎服牛蹄。

【现代研究】牛肉含蛋白质,脂肪,维生素,钙、磷、铁、胆甾醇,等等。牛脑含蛋白质,脂肪,灰分,钙、磷、铁、硫胺素、核黄素、烟酸,以及多种肽类。有增加局部血流量、降血压作用。牛肚含蛋白质,脂肪,钙、磷、铁、硫胺素、核黄素、烟酸,胃泌素、胃蛋白酶,等等。有预防和促进愈合急性胃黏膜病变的作用。牛肝含蛋白质,碳水化合物,脂肪,灰分,钙、磷、铁、硫胺素、核黄素、烟酸、抗坏血酸等。有保肝、促进造血功能、增加骨髓红细胞生成和增加食欲等作用。牛肾含有蛋白质,碳水化合物,脂肪,灰分,钙、磷、铁、硫胺素、核黄素、烟酸等。

98 牛 乳

【古籍原文】寒。患热风人宜服之。患冷气人不宜服之。

乌牛奶酪:寒。主热毒,止渴,除胸中热。

【药物来源】为牛科动物黄牛 Bos taurus domesticus Gmelin 和水牛 Bubalus bubalis Linnaeus 的乳汁。

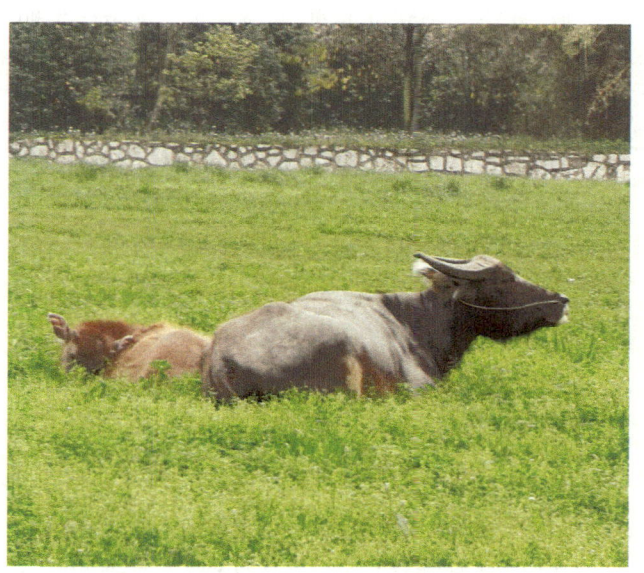

【形态特征】同"牛"。

【性味功效】味甘,性微寒。补虚损,益肺胃,养血,生津润燥,解毒。

【古方选录】《圣济总录·卷一一五》灌耳牛乳方:牛乳一盏。上一味,少少灌入耳内,即出。若入腹者,饮一二升,当化为黄水出,未出更次。主治:蚰蜒入耳。

【用法用量】内服:煮饮,适量。

【使用注意】脾胃虚寒作泻、中有寒痰积饮者慎服。

【现代研究】含蛋白质，脂肪，钙、铁、维生素等。有降血胆固醇、降血糖及抗感染等作用。

99 羊

【古籍原文】角：主惊邪，明目，辟鬼，安心益气。烧角作灰，治鬼气并漏下恶血。

羊肉：温。主风眩瘦病，小儿惊痫，丈夫五劳七伤，脏气虚寒。河西羊最佳，河东羊亦好。纵驱至南方，筋力自劳损，安能补益人？

羊肉：妊娠人勿多食。患天行及疟人食，令发热困重致死。

头肉：平。主缓中，汗出虚劳，安心止惊。宿有冷病人勿多食。主热风眩，疫疾，小儿痫，兼补胃虚损及丈夫五劳骨热。热病后宜食羊头肉。

肚：主补胃病虚损，小便数，止虚汗。以肥肚作羹食，三五度瘥。

肝：性冷。治肝风虚热，目赤暗痛，热病后失明者，以青羊肝或子肝薄切，水浸敷之，极效。生子肝吞之尤妙。主目失明，取杀羊肝一斤，去脂膜薄切，以未着水新瓦盆一口，揩令净，铺肝于盆中，置于炭火上煿，令脂汁尽。候极干，取决明子半升，蓼子一合，炒令香为末，和肝杵之为末。以白蜜浆下方寸匕。食后服之，日三，加至三匕止，不过二剂，目极明。一年服之妙，夜见文本并诸物。

其羖羊，即骨历羊是也。常患眼痛涩，不能视物，及看日光并灯火光不得者，取熟羊头眼睛中白珠子二枚，于细石上和枣汁研之，取如小麻子大，安眼睛上，仰卧。日二夜二，不过三四度瘥。

羊心：补心肺，从三月至五月，其中有虫如马尾毛，长二三寸已来。须割去之，不去令人痢。

羊毛：醋煮裹脚，治转筋。

又，取皮去毛煮羹，补虚劳。煮作臛食之，去一切风，治脚中虚风。

羊骨：热。主治虚劳，患宿热人勿食。

髓：酒服之，补血。主女人风血虚闷。

头中髓：发风。若和酒服，则迷人心，便成中风也。

羊屎：黑人毛发。主箭镞不出。粪和雁膏敷毛发落，三宿生。

白羊黑头者，勿食之。令人患肠痈。一角羊不可食。六月勿食羊，伤神。

谨按：南方羊都不与盐食之，多在山中吃野草，或食毒草。若北羊，一二年间亦不可食，食必病生尔。为其来南地食毒草故也。若南地人食之，即不忧也。今将北羊于南地养三年之后，犹亦不中食，何况于南羊能堪食乎？盖土地各然也。

【药物来源】为牛科动物山羊 Capra hircus Linnaeus 或绵羊 Ovis aries Linnaeus 的角、肉、骨、髓、脑、心、肚、肝、肾等。

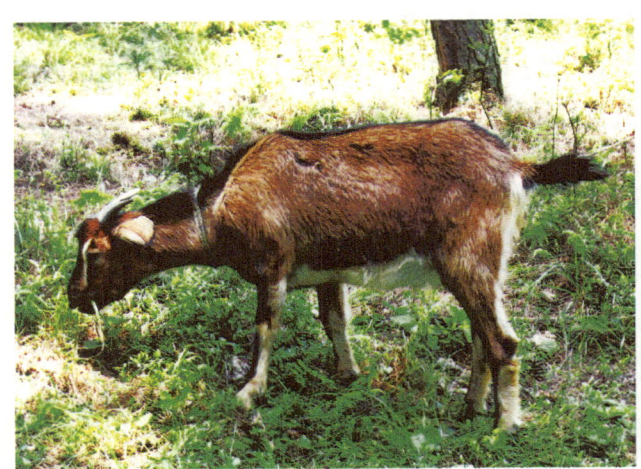

【形态特征】①山羊：体长 1~1.2 m。颈短，耳大，吻狭长。雌、雄额部皆有角 1 对，雄性的角特大；角基部略呈三角形，尖端略向后弯，角质中空，表面有环纹或前面呈瘤状。雄者颚下有总状长须。四肢细。尾短，不甚下垂。全体被粗直短毛，毛色有白、黑、灰或黑白相杂等多种。

②绵羊：体躯丰满而较宽。头短。雄者角大，弯曲呈螺旋状。母羊无角或细小。唇薄而灵活。四肢强健。尾型不一，有瘦长尾、脂尾、短尾、肥尾之分。全体被毛绵密，毛长，柔软而卷曲，多白色。为饲养家畜之一。

【性味功效】羊角：味苦、咸，性寒。清热，镇惊，明目，解毒。羊肉：味甘，性热。温中健脾，补肾壮阳，益气养血。羊骨：味甘，性温。补肾，强筋骨，止血。羊髓：味甘，性平。益阴填髓，润肺泽肤，清热解毒。羊脑：味甘，性温。补虚健脑，润肤。羊心：味甘，性温。养心，解郁，安神。羊肚：味甘，性温。健脾胃，

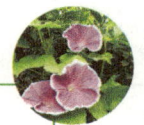

补虚损。羊肝:味甘、苦,性凉。养血,补肝,明目。羊肾:味甘,性温。补肾,益精。

【古方选录】《仙拈集·卷四》羊角散:羊角一斤。用法:锉碎,炙黄,研末。每早调服三钱。主治:瘰疬。

《寿世青编》羊肉羹:羊肉四两,羊肺一具。用法:细切,入盐、豉,煮作羹,空心食。主治:下焦虚冷,小便频数。

《严氏济生方·卷四》羊胫灰丸:厚朴(去皮,取肉,姜汁炒)二两,羊胫(炭火煅过通红,存性)一两。用法:上为细末,白水面糊为丸,如桐子大。每服百丸,空心米饮下。主治:思虑伤脾,脾不摄精,遂致白浊。

《圣济总录·卷一〇一》羊髓膏:羊胫骨髓二两,丹砂(研)半两,鸡子白二枚。用法:上三味,先将髓并丹砂入乳钵中,研令极细,以鸡子白调和令匀,入合中盛。每用时先以浆水洗面,后涂之。主治:面涂之,令光白润泽。

《饮膳正要·卷一》炙羊心:羊心一个(带系桶),咱夫兰(即红花)三钱。用法:上件用玫瑰水一盏,浸取汁,入盐少许,签子签羊心,于火上炙,将咱夫兰汁徐徐涂之,汁尽为度,食。主治:心气惊悸,郁结不乐。

《本草纲目》引《古今录验方》:羊肚。用法:烂煮,空腹食之。主治:胃虚消渴。

《圣济总录》羊肝方:羊肝一具(细切),羊脊肉(细切)一条,陈曲末三两,枸杞根五两(切)。用法:先以水一斗二升,煮枸杞根取汁九升,去滓,重煎令沸,次入肝、肉、曲末,并葱、豉汁调和,渐渐煎如稠糖。分作三服,空腹旦、午、夜卧食之。主治:虚劳。

【用法用量】羊角:内服煎汤,9～30 g;或入丸、散。外用适量,烧灰研末调敷。羊肉:内服煮食或煎汤,125～250 g;或入丸剂。羊骨:内服适量,煎汤、煮粥;或浸酒;或煅存性入丸、散。外用适量,煅存性研末撒、擦牙。羊髓:内服熬膏,30～60 g;或适量煮、炖汤食用。羊肝:内服煮食,30～60 g;或入丸、散。羊肾:内服适量,煮食或煎汤;或入丸、散。

【使用注意】羊肉:外感时邪或有宿热者禁服,孕妇不宜多食。羊骨:素体火盛者不可食。羊髓:外感病禁服。羊脑:不宜多食。

【现代研究】羊肉含蛋白质,脂肪,碳水化合物,灰分,钙、磷、铁,硫胺素、核黄素、烟酸,胆甾醇,胰蛋白酶原等。羊骨含磷酸钙、碳酸钙、骨胶原、骨类黏蛋白、弹性硬蛋白等。羊脑含抗坏血酸、核黄酸、烟酸、硫胺素,卵磷脂,脑苷脂,蛋白质,脂肪,钙、磷、铁等。羊心含蛋白质,脂肪,钙、磷、铁,硫胺素、核黄素、烟酸,抗坏血酸等。羊肚含蛋白质,脂肪,碳水化合物,钙、磷、铁,硫胺素、核黄素、烟酸,胃蛋白酶、凝乳酶等。羊肝含蛋白质,脂肪,钙、磷、铁,硫胺素、烟酸、抗坏血酸、维生素 A 等。羊角有解热、镇静、抗惊厥、镇痛、抗肿瘤等作用。

100 羊乳

【古籍原文】补肺肾气,和小肠。亦主消渴,治虚劳,益精气。合脂作羹食,补肾虚。

羊乳治卒心痛,可温服之。

亦主女子与男子中风。蚰蜒入耳,以羊乳灌耳中即成水。

又,主小儿口中烂疮,取羖羊生乳,含五六日瘥。

【药物来源】为牛科动物山羊 *Capra hircus* Linnaeus 或绵羊 *Ovis aries* Linnaeus 的乳汁。

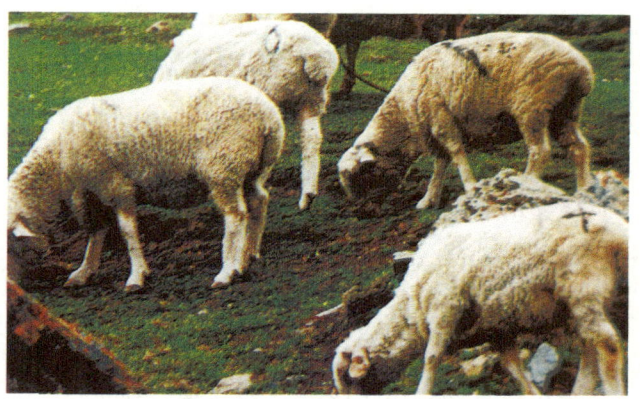

【形态特征】同"羊"。

【性味功效】味甘,性微温。补虚,润燥,和胃,解毒。

【古方选录】《外台秘要》引《备急千金要方》:羊乳一升。用法:煎减半,分五服。主治:小儿哕。

【用法用量】内服:煮沸或生饮,250～500 mL。外用适量,涂敷。

【现代研究】含蛋白质、脂肪、钙、磷、铁、硫胺素、核黄素、烟酸、抗坏血酸、维生素 A 等。有促进细胞生长的作用。

101 酥

【古籍原文】寒。除胸中热,补五脏,利肠胃。

水牛酥功同,寒,与羊酪同功。羊酥真者胜牛酥。

【药物来源】为牛乳或羊乳提炼而成的酥油。

【形态特征】同"牛""羊"。

【性味功效】味甘,性微寒。滋阴清热,益肺养胃,止渴润燥。

【古方选录】《太平圣惠方》酥蜜煎:酥三合,蜜三合,大青一合。上件药。先将大青捣罗为末,入酥、蜜中。搅和令匀,慢火煎三两沸,入净器盛。不计时候,含一茶匙。主治:热病,口中生疮。

【用法用量】内服:溶化,15～30 g;或入膏、丸。外用适量,涂抹。

【使用注意】脾虚湿盛滑泄者禁用。

102 酪

【古籍原文】寒。主热毒,止渴,除胃中热。患冷人勿食羊乳酪。

【药物来源】为牛乳、羊乳、马乳、驼乳等炼制而成的乳制品。

【形态特征】同"牛""羊"。

【性味功效】味甘、酸,性微寒。滋阴清热,益肺养胃,止渴润燥。

【古方选录】《千金翼方》:酪和盐。用法:两物热煮,摩之。主治:瘾疹。

【用法用量】内服:化冲,适量。外用适量,涂摩。

【使用注意】脾虚湿盛、胃寒泻痢者禁服。

103 醍醐

【古籍原文】平。主风邪,通润骨髓。性冷利,乃酥之本精液也。

【药物来源】为牛乳制成的食用脂肪。

【形态特征】同"牛"。

【性味功效】味甘,性平。养营,滋阴,润燥,止渴。

【古方选录】《千金要方》:好酥三十斤,三遍炼,停取凝,当出醍醐。服一合,日三服。主治:一切肺病咳嗽脓血及唾血不止。

【用法用量】内服:烊化,适量。外用:适量,涂摩。

【使用注意】脾虚湿盛者禁服。

【现代研究】含有蛋白质,脂肪,碳水化合物,钙、磷、铁等营养成分。

104 乳腐

【古籍原文】微寒。润五脏,利大小便,益十二经脉。微动气。细切如豆,面拌,醋浆水煮二十余沸,治赤白痢。小儿患,服之弥佳。

【药物来源】为牛乳等乳类的加工品。

【形态特征】同"牛"。

【性味功效】味甘,性微寒。润五脏,利大小便,益十二经脉。

【古方选录】《普济方》:乳腐一两。用法:切,以浆水一中盏,煎至半盏,去滓温服之。主治:血痢,不问远近。

105 马

【古籍原文】白马黑头,食令人癫。白马自死,食之害人。

肉:冷,有小毒。主肠中热,除下气,长筋骨。

不与仓米同食,必卒得恶,十有九死。不与姜同食,生气嗽。其肉多着浸洗方煮,得烂熟兼去血尽,始可煮食。肥者亦然,不尔毒不出。

又,食诸马肉心闷,饮清酒即解,浊酒即加。

赤马蹄:主辟温疟。

悬蹄:主惊痫。

又,恶刺疮,取黑驳马尿热渍,当虫出愈。数数洗之。

白秃疮,以驳马不乏者尿,数数暖洗之十遍,瘥。

患丁肿,中风疼痛者,炒驴马粪,熨疮满五十遍,极效。

患杖疮并打损疮,中风疼痛者,炒马驴湿粪,分

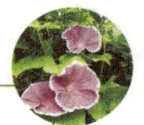

取半,替换热熨之。冷则易之,日五十遍,极效。

男子患,未可及,新差后,合阴阳,垂至死。取白马粪五升,绞取汁,好器中盛停一宿,一服三合,日夜二服。

又,小儿患头疮,烧马骨作灰,和醋敷。亦治身上疮。

又,白马脂五两,封疮上。稍稍封之,白秃者发即生。

又,马汗入人疮,毒气攻作脓,心㦖欲绝者,烧粟杆草作灰,浓淋作浓灰汁,热煮,蘸疮于灰汁中,须臾白沫出尽即瘥。白沫者,是毒气也。此方岭南新有人曾得力。

凡生马血入人肉中,多只两三日便肿,连心则死。有人剥马,被骨伤手指,血入肉中,一夜致死。

又,臆膦,次胪膦也。蹄无夜眼者勿食。又黑脊而斑不可食。患疮疥人切不得食,加增难差。

赤马皮临产铺之,令产母坐上催生。

白马茎:益丈夫阴气,阴干者末,和苁蓉蜜丸,空腹酒下四十丸,日再,百日见效。

(马心):患㾱人不得食。

【药物来源】为马科动物马 Equus caballus (L.)的皮、肉、骨、脂、阴茎、心。

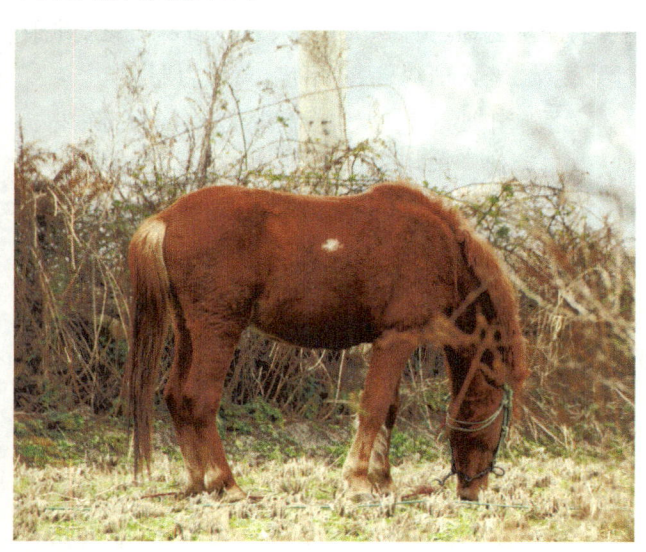

【形态特征】体长1.5～2.5 m,高1～1.5 m。毛色随种类而不同。头、面狭长,耳直立能动。前额阔,上披长毛如发。颈部有鬃毛,自头后沿颈背向下披垂。躯干部长,胸部比腹部宽大。四肢细长,下部有距毛。足趾仅第3趾发达,成末端卵圆形的实性蹄;第2、第4趾均退化。尾自基部末端具总状长毛。

【性味功效】马皮:味酸、咸,性平。杀虫止痒。马肉:味甘、酸、辛,性微寒。强筋壮骨,除热。马骨:味甘,性微寒。醒神,解毒敛疮。马脂:味甘,性平。生发,润肤,祛风。白马茎:味甘、咸,性温。补肾阳,益精气。马心:味甘,性平。养心安神。

【古方选录】《太平圣惠方》:赤马皮、白马蹄。用法:烧灰,和腊月猪脂敷之。主治:小儿赤秃。

《肘后备急方》:马头骨灰末。水服方寸匕,日三夜一。主治:人喜睡。

【用法用量】马皮:外用适量,烧灰调敷。马肉:内服适量,煮或炖食用。马骨:内服烧灰,或入丸、散,每次1～2 g。马脂:外用适量,涂搽。白马茎:内服入丸剂,6～9 g。马心:内服适量,煮食;或研末。

106 鹿

【古籍原文】鹿茸:主益气。不可以鼻嗅其茸,中有小白虫,视之不见,入人鼻必为虫颡,药不及也。

鹿头肉:主消渴,多梦梦见物。

又,蹄肉:主脚膝骨髓中疼痛。

肉:主补中益气力。

又,生肉:主中风口偏不正。以生椒同捣敷之。专看正,即速除之。

谨按:肉:九月后、正月前食之,则补虚羸瘦弱,利五脏,调血脉。自外皆不食,发冷病。

角:主痈疽疮肿,除恶血。若腰脊痛、折伤,多取鹿角并截取尖,错为屑,以白蜜五升淹浸之,微火熬令小变色,曝干,更捣筛令细,以酒服之。令人轻身益力,强骨髓,补阳道、绝伤。

角:烧飞为丹,服之至妙。佇于瓷器中或瓦器中,寸截,用泥裹,大火烧之一日,如玉粉。亦可炙令黄,末,细罗,酒服之益人。若欲作胶者,细破寸截,以馈水浸七日,令软方煮也。

又,妇人梦与鬼交者,鹿角末三指一撮,和清酒服,即出鬼精。

又,女子胞中余血不尽、欲死者以清酒和鹿角灰服方寸匕,日三夜一,甚效。

又,小儿以煮小豆汁和鹿角灰,安重舌下,日三度。

骨：温。主安胎，下气，杀鬼精，可用浸酒。凡是鹿白臆者，不可食。

【药物来源】为鹿科动物梅花鹿 Cervus nippon Temminck 或马鹿 Cervus elaphus Linnaeus 的茸、角、骨、肉。

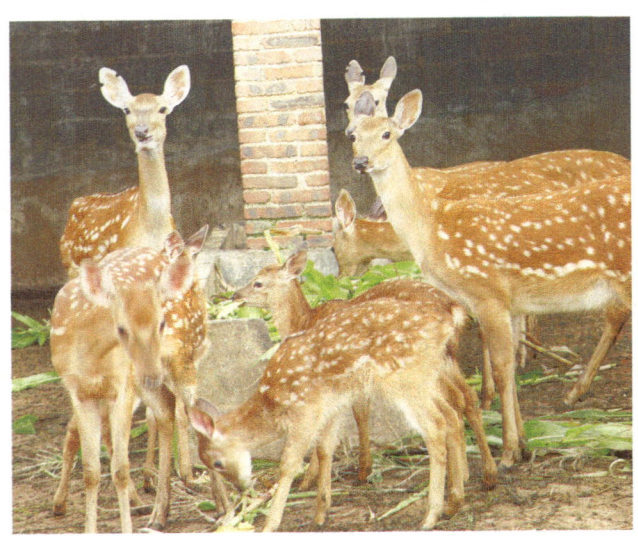

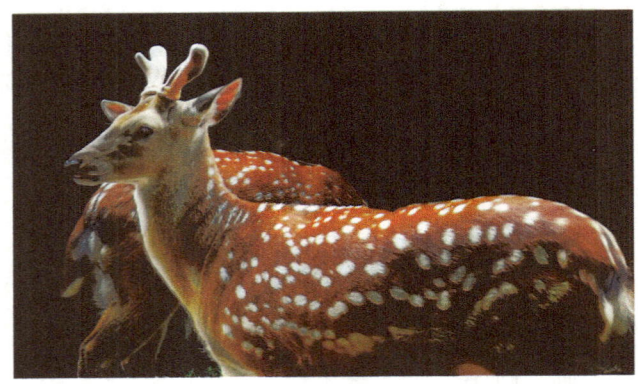

【形态特征】①梅花鹿：体长约1.5 m。眶下腺明显，耳大直立，颈及四肢细长，尾短。雄鹿第二年开始生角，不分叉，密被黄色或白色细茸毛，以后每年早春脱换新角，增生1叉，至生4叉。雌鹿无角。冬毛厚密，呈棕灰色或棕黄色，四季均有白色斑点。夏毛薄，全身红棕色。耳内及腹面毛白色。

②马鹿：体形较大。体长2 m 余；肩高1.2 m以上。雄鹿有角，鼻端裸露，有眶下腺。耳亦大而直立。颈下被毛较长。尾短，有软的尾毛。二侧蹄较长。毛色均匀，冬毛厚密，棕灰色。嘴和下颌毛色棕黑，两颊较浅，额上棕色，耳郭背黄褐色。颈上有棕黑色鬣毛，脊背平直，上有1条棕黑色背纹。体侧黄棕色，臀部有黄白色斑。

【性味功效】鹿茸：味甘、咸，性温。壮肾阳，益精血，强筋骨，托疮毒。鹿角：味咸，性温。补肾阳，益精血，强筋骨，行血消肿。鹿肉：味甘，性温。益气助阳，养血祛风。鹿骨：味甘，性温。补虚羸，强筋骨，除风湿，止泻痢，生肌敛疮。鹿头肉：味甘，性平。补气益精，生津安神。鹿蹄肉：味甘，性平。补虚祛风，除湿止痛。

【古方选录】《温病条辨·卷三》鹿附汤：鹿茸五钱，附子三钱，草果一钱，菟丝子三钱，茯苓五钱。用法：水五杯，煮取二杯，日再服，渣再煮一杯服。主治：寒湿，湿久不治，伏足少阴，舌白身痛，足跗浮肿。

《三因极一病证方论·卷十三》鹿角丸：鹿角屑一两（酥炙），附子二两（炮），桂心三分。用法：为末，酒糊为丸，梧子大。盐、酒下三五十丸，空心服。主治：肾虚伤冷，冷气入肾，腰痛如掣。

《寿亲养老新书》鹿肉臛：鹿肉（切，洗）四两。用法：上用水三碗煮，入五味作臛，任意食之。主治：产后无乳汁。

《备急千金要方·卷十二》鹿骨煎：鹿骨一具，枸杞根二升。用法：各以水一斗，煎汁五升，和匀，共煎五升，日二服。主治：虚羸。

《寿亲养老新书》鹿头方：鹿头一枚。用法：炮去毛，净洗之，煮头烂熟，空心，日以五味食之，并服汁。主治：老人消渴，诸药不瘥，黄瘦力弱。

《饮膳正要·卷二》鹿蹄汤：鹿蹄四只，陈皮二钱，草果二钱。用法：上件煮令烂熟，取肉入五味，空腹食之。主治：诸风虚，腰脚疼痛，不能践地。

【用法用量】鹿茸：内服研粉冲服，1～3 g；或入丸剂，亦可浸酒服。鹿角：内服煎汤，5～10 g；研末，每次1～3 g；或入丸、散。鹿肉：内服适量，煮食、煎汤或熬膏。鹿骨：内服煎汤，15～30 g；或浸酒；或研为末，每次5～10 g。

【使用注意】鹿茸：凡阴虚阳亢，血分有热，胃火盛或肺有痰热及外感热病者均禁服。鹿角：阴虚火旺者禁服。鹿肉：上焦有痰热，胃火，阴虚火旺吐血者慎服。

【现代研究】梅花鹿鹿茸含有多种氨基酸，硫酸软骨素A，雌酮，神经髓鞘磷脂，神经节苷脂，雌二醇，钙、磷、镁等。马鹿鹿茸含胆甾醇肉豆蔻酸酯、胆甾醇油

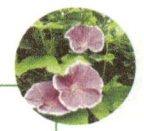

酸酯、胆甾醇棕榈酸酯、尿嘧啶、次黄嘌呤、肌酐、烟酸、尿素等。鹿茸有强壮身体、延缓衰老、增强免疫力、促进伤口愈合等作用。鹿角含有胶质、磷酸钙、碳酸钙、氮化物、多种氨基酸等。鹿角有明显增加每搏输出量、增强免疫力和抗癌等作用。

107 黄明胶（白胶）

【古籍原文】敷肿四边，中心留一孔子，其肿即头自开也。

治咳嗽不差者，黄明胶炙令半焦为末，每服一钱匕。人参末二钱匕，用薄豉汤一盏，葱少许，入铫子煎一两沸后，倾入盏，遇咳嗽时呷三五口后，依前温暖，却准前咳嗽时吃之也。

又，止吐血、咯血，黄明胶一两，切作小片子，炙令黄；新绵一两，烧作灰细研，每服一钱匕，新米饮调下，不计年岁深远并宜，食后卧时服。

【药物来源】为鹿科动物梅花鹿 *Cervus nippon* Temminck 或马鹿 *Cervus elaphus* Linnaeus 等的角经水煎熬浓缩而成的固体胶。

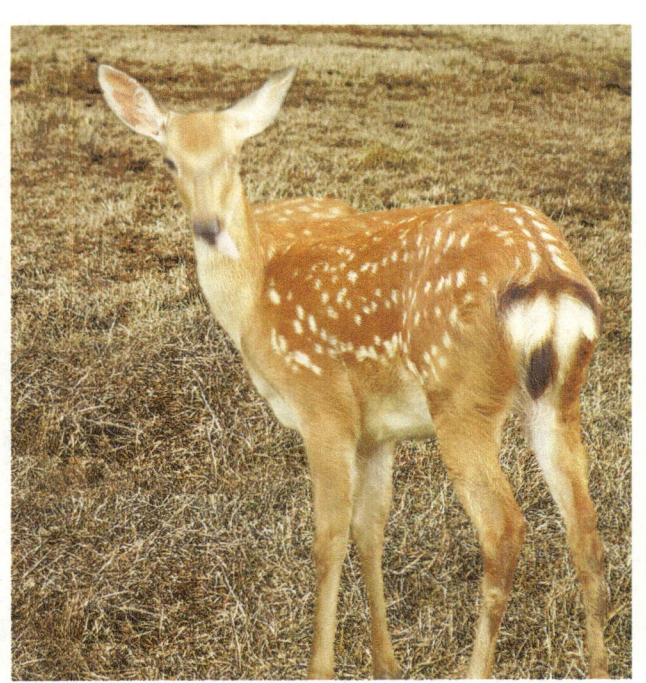

【形态特征】同"鹿"。

【性味功效】味甘，性平。滋阴润燥，养血止血，活血消肿，解毒。

【古方选录】《圣济总录·卷四十九》补肺散：黄明胶（炙燥）二两，花桑叶（阴干）二两。用法：上二味，捣罗为细散。每服三钱匕，用生地黄汁调下，糯米饮亦得。主治：肺痿劳伤吐血。

【用法用量】内服：烊化兑服，3～6 g；或入丸、散。外用：适量，烊化涂。

【使用注意】阴虚火旺者忌服。

【现代研究】含多种氨基酸等。有补血、抗疲劳等作用，其中胶原对胃黏膜损害有促进修复和保护作用。

108 犀 角

【古籍原文】此只是山犀牛，未曾见人得水犀取其角。此两种者，功亦同也。其生角，寒。可烧成灰，治赤痢，研为末，和水服之。

又，主卒中恶心痛，诸饮食中毒及药毒、热毒，筋骨中风，心风烦闷，皆瘥。

又，以水磨取汁，与小儿服，治惊热。鼻上角尤佳。

肉：微温，味甘，无毒。主瘴气、百毒、蛊疰邪鬼，食之入山林，不迷失其路。除客热头痛及五痔、诸血痢。若食过多，令人烦，即取麝香少许，和水服之，即散也。

【药物来源】为犀科动物印度犀 *Rhinoceros unicornis* L. 的角。

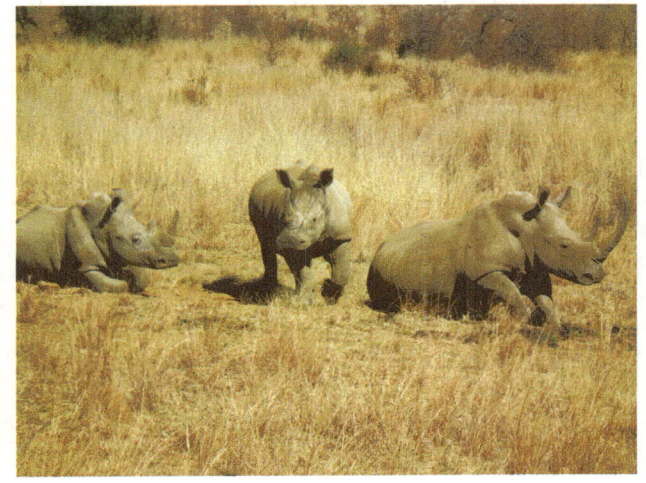

【形态特征】体格粗壮庞大，身长3.2～3.5 m，肩高达1.8 m。头大，颈短，耳长，眼小，鼻孔大。皮肤坚厚，耳与尾有少量毛。肩胛、颈下及四肢关节处有宽大褶缝，皮肤表面有很多疣状凸起；皮呈黑灰色，略带紫色。雌雄兽鼻端都有一角，黑色，圆锥状，粗而不长。四肢粗壮，均3趾。

【性味功效】味苦、酸、咸，性寒。清热凉血，解毒定惊。

【古方选录】《温病条辨·卷一》清宫汤：犀角尖二钱（冲磨），元参心三钱，莲子心五分，竹叶卷心二钱，连翘心二钱，连心麦冬三钱。水煎服。主治：太阴温病，神昏谵语者。

【用法用量】内服：磨汁或研末，3～6分；煎汤，0.5～2钱；或入丸、散。外用：磨汁涂。

【使用注意】《本草纲目》："升麻为之使。恶乌头、乌喙。"《本草经集注》："松脂为之使。恶藋菌、雷丸。"《雷公炮炙论》："妇人有妊勿服，能消胎气。"《本草经疏》："痘疮气虚无大热者不宜用；伤寒阴证发躁，不宜误用。"

【现代研究】含角蛋白、其他蛋白质、肽类、游离氨基酸、甾醇等。有强心作用。犀为世界范围内濒危动物，《中华人民共和国药典》禁用。

109 犬

【古籍原文】牡狗阴茎：补髓。

犬肉：益阳事，补血脉，厚肠胃，实下焦，填精髓。不可炙食，恐成消渴。但和五味煮，空腹食之。不与蒜同食，必顿损人。若去血则力少，不益人。瘦者多是病，不堪食。

比来去血食之，却不益人也。肥者血亦香美，即何要去血？去血之后，都无效矣。

肉：温。主五脏，补七伤五劳，填骨髓，大补益气力。空腹食之。黄色牡者上，白、黑色者次。女人妊娠勿食。

胆：去肠中脓水。又，上伏日采胆，以酒调服之。明目，去眼中脓水。

又，白犬胆和通草、桂为丸服，令人隐形。青犬尤妙。

又，主恶疮痂痒，以胆汁敷之止。胆敷恶疮，能破血。有中伤因损者，热酒调半个服，瘀血尽下。

又，犬伤人，杵生杏仁封之瘥。

犬自死，舌不出者，食之害人。九月勿食犬肉，伤神。

【药物来源】为犬科动物狗 Canis familiaris L. 的阴茎、胆。

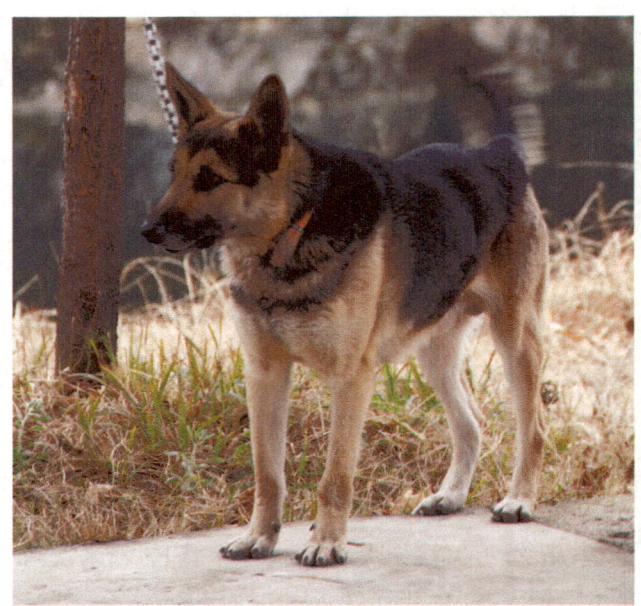

【形态特征】家畜之一。体形、毛色因品种不同而异。鼻吻部较长，眼呈卵圆形，两耳或竖或垂。四肢矫健，前肢5趾，后肢4趾。具爪，但不能伸缩。尾呈环形或镰刀形。嗅觉、听觉灵敏，记忆力强，奔跑迅速。

【性味功效】牡狗阴茎：味咸，性平。温肾壮阳，补益精髓。狗肉：味咸、酸，性温。补脾暖胃，温肾壮阳，填精。狗胆：味苦，性寒。清热明目，止血活血。

【古方选录】《食医心镜》：狗肉一斤。用法：细切，和米煮粥，空腹吃，作羹吃亦佳。主治：水鼓胀浮肿。

《医学入门·卷七》狗胆丸：五灵脂为末，用狗胆汁和丸，芡实大。用法：每服一丸，姜酒化下，不得漱口，急进白粥，不可太多。主治：男妇连日吐血不止。

【用法用量】牡狗阴茎：内服煎汤，3～9 g；或研末，每次1.5～3 g；或入丸、散。狗胆：内服适量，入丸剂。外用适量，涂敷或点眼。

【使用注意】牡狗阴茎：阴虚火旺及阳事易举者禁服。狗肉：阴虚内热、素多痰火及热病后者慎服。

【现代研究】狗肉含嘌呤类、肌肽、肌酸、钾、钠、氯等。牡狗阴茎含雄性激素、蛋白质、脂肪及多种氨基酸等。有治疗阳痿和不育症等作用。

110 麢羊（羚羊）

【古籍原文】北人多食。南人食之，免为蛇虫所伤。和五味炒之，投酒中经宿。饮之，治筋骨急强中风。

又，角：主中风筋挛，附骨疼痛，生摩和水涂肿上及恶疮，良。

又，卒热闷，屑作末，研和少蜜服，亦治热毒痢及血痢。

伤寒热毒下血，末服之即瘥。又疗疝气。

【药物来源】为牛科动物赛加羚羊 *Saiga tatarica* Linnaeus 的肉、角。

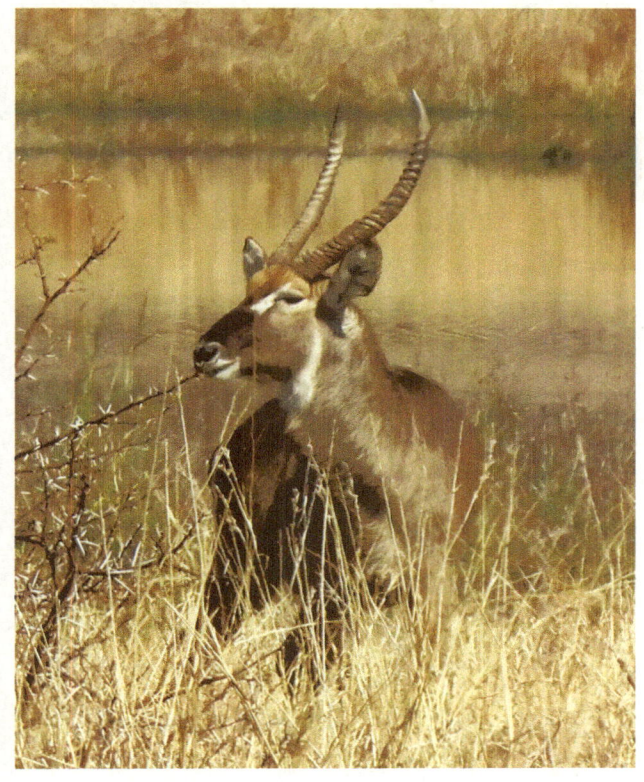

【形态特征】体形中等。头型较特别，耳郭短小，眼眶突出。鼻端大，鼻中间具槽，鼻孔呈明显的筒状。雄羊具角1对，不分叉，角自基部长出后几乎竖直向上，至生长到整个角的1/3高度时，二角略向外斜，接着又往上、往里靠近再又微微向外，最后二角相向略往内弯。角尖端平滑，下半段具环棱。角呈半透明状，黄蜡色。体色呈灰黄色，但体侧较灰白。冬季毛色显得更淡。

【性味功效】羚羊肉：味甘，性平。柔筋利骨，祛风解毒。羚羊角：味咸，性寒。平肝熄风，清肝明目，凉血解毒。

【古方选录】《圣济总录·卷九》羚羊角汤：羚羊角（镑）一两，独活（去芦头）二两，乌头（炮裂，去皮、脐）三分，防风（去叉）一分。用法：上四味，锉如麻豆大。每服五钱匕，以水二盏，煎取一盏，去滓分温二服，空服夜卧各一。主治：偏风，手足不随，四肢顽痹。

【用法用量】羚羊肉：内服适量，炙熟浸酒。羚羊角：内服煎汤，1.5～3 g，宜单煎2 h以上；磨汁或研末，0.3～6 g；或入丸、散。

【使用注意】脾虚慢惊患者禁服羚羊角。

【现代研究】羚羊角含角蛋白、磷酸钙、不溶性无机盐、氨基酸、磷脂等。有解热镇痛、镇静、抗惊厥、降血压和增加动物耐缺氧能力等作用。

111 虎

【古籍原文】肉：食之入山，虎见有畏，辟三十六种精魅。

又，眼睛：主疟病，辟恶，小儿热、惊悸。

胆：主小儿疳痢，惊神不安，研水服之。

骨：煮汤浴，去骨节风毒。又，主腰膝急疼，煮作汤浴之。或和醋浸亦良。主筋骨风急痛，胫骨尤妙。

又，小儿初生，取骨煎汤浴，其孩子长大无病。

又，和通草煮汁，空腹服半升。覆盖卧少时，汗即出。治筋骨节急痛。切忌热食，损齿。小儿齿生未足，不可与食，恐齿不生。

又，正月勿食虎肉。

膏：内下部，治五痔下血。

【药物来源】为猫科动物虎 *Panthera tigris* Linnaeus 的肉、骨。

【形态特征】体形似猫而大，身长1.6～2.9 m，尾长约1 m，雌者较小。头圆而宽，颈部较短。眼圆。耳短小。口旁列生长须，犬齿粗大而锐利。四肢粗大有力。身躯雄伟，毛色鲜丽，有许多黑横纹。腹毛白色，亦有黑色条纹。头部黑纹较密，眼上方有一白色区。耳背黑色中间有一圆形白斑。四肢外侧棕黄色，内侧白色，具黑色斑纹。尾基部棕黄色，中部黑白相间形成环状，尾端黑色。

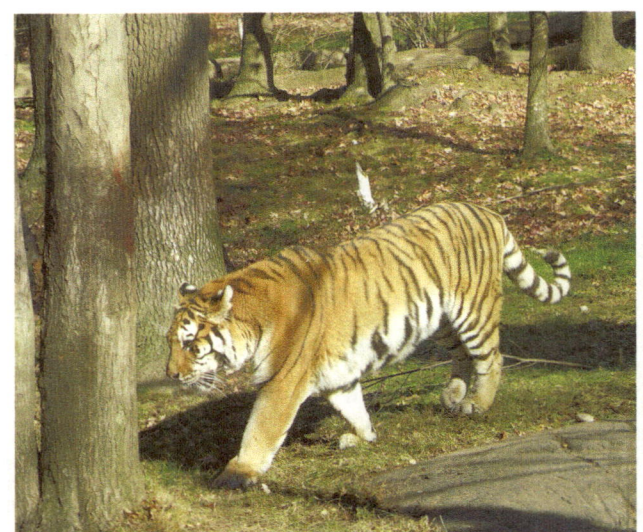

【性味功效】虎肉：味酸，性温。补脾胃，益气力，壮筋骨。虎骨：味辛，性温。追风定痛，健骨，镇惊。

【古方选录】《寿亲养老新书》虎肉炙方：虎肉250 g（切作脔），葱白适量（细切）。上件以椒酱五味调炙之，空心冷食为佳。主治：老人脾胃虚弱，恶心不欲饮食，常呕吐。

《圣济总录·卷一四五》虎骨散：虎骨（酥炙为末）一两，酒一升，生地黄汁一升。用法：上三味，将生地黄汁并酒煎沸，入虎骨末同煎数沸。每服一盏，温服，不拘时候。主治：倒扑蹴损，筋骨疼痛。

【用法用量】虎肉：适量，煮食。虎骨：内服煎汤，9~15 g；浸酒或入丸、散。

【使用注意】血虚火盛者慎服虎骨。

【现代研究】虎为世界范围内濒危品种，《中华人民共和国药典》禁用。

112 兔

【古籍原文】肝：主明目，和决明子作丸服之。

又，主丹石人上冲眼暗不见物，可生食之，一如服羊子肝法。

兔头骨并同肉：味酸。

谨按：八月至十月，其肉酒炙吃，与丹石人甚相宜。注：以性冷故也。大都绝人血脉，损房事，令人痿黄。

肉：不宜与姜、橘同食之，令人卒患心痛，不可治也。

又，兔死而眼合者，食之杀人。二月食之伤神。

又，兔与生姜同食，成霍乱。

【药物来源】为兔科动物蒙古兔 Lepus tolai Pallas、高原兔 Lepus oiostolus Hodgson、华南兔 Lepus sinensis Gray 或家兔 Oryctolagus cuniculus domesticus (Gmelin) 等的肉、头骨、肝。

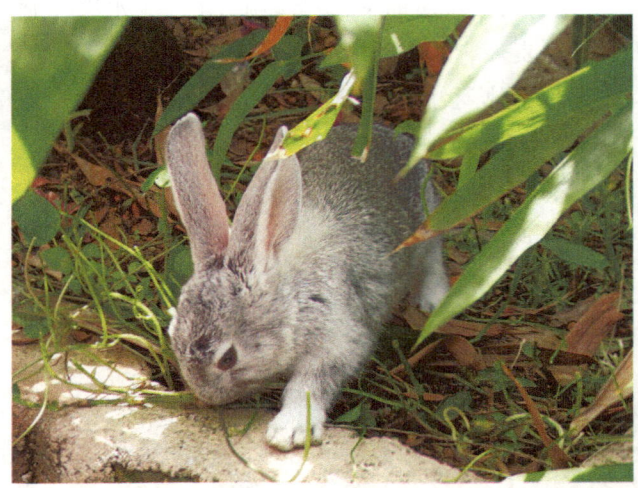

【形态特征】①蒙古兔：体形中等，体长约45 cm。体重在2 kg以上。耳甚长，有窄的黑尖。尾连端毛略等于后足长。全身背部为沙黄色，杂有黑色。头部颜色较深，眼周围有白色窄环。腹毛纯白色，臀部沙灰色。颈下及四肢外侧均为浅棕黄色。冬毛长而蓬松。夏毛色略深，为淡棕色。

②家兔：动物个体的变异很大。一般头部及耳较野兔为短，后肢亦然。毛色亦有多种变异，通常以纯白色者为多。耳尖无黑色。

【性味功效】兔肉：味甘，性寒。健脾补中，凉血解毒。兔头骨：味甘、酸，性平。平肝清热，解毒疗疮。兔肝：味甘、苦、咸，性寒。养肝明目，清热退翳。

【古方选录】《海上集验方》：兔一只。用法：剥去皮、爪、五脏等，以水一斗半，煎煮令烂，骨肉相离，滤出骨肉，斟酌五升汁，便澄滤，令冷。渴即饮之。主治：消渴羸瘦，小便不禁。

《圣济总录·卷一〇八》兔肝丸：黄连（去须）两半，胡黄连一两，熟地黄（焙）一两，草决明半两。用法：上为末，细切兔肝，研烂和丸，如梧子大。每服二十丸，食后，临卧米饮下。主治：肝虚目暗。

【用法用量】兔肉：内服煎汤或煮食，50~150 g。兔头骨：煎汤，3~6 g；或烧灰入丸、散。兔肝：内服，煮食，30~60 g；或和药研丸。

113 狸

【古籍原文】骨：主痔病。作羹臛食之，不与酒同食。

其头烧作灰，和酒服二钱匕，主痔。

又，食野鸟肉中毒，狸骨灰服之瘥。

炙骨和麝香、雄黄为丸服，治痔及瘘疮。

粪：烧灰，主鬼疟。

尸疰，腹痛，痔瘘，骨炙之令香，末，酒服二钱，十服后见验。头骨最妙。

治尸疰邪气，烧为灰，酒服二钱，亦主食野鸟肉物中毒肿也。再服之即瘥。

五月收者粪，极神妙。正月勿食，伤神。

【药物来源】为猫科动物豹猫 Felis bengalensis Kerr 的肉、骨。

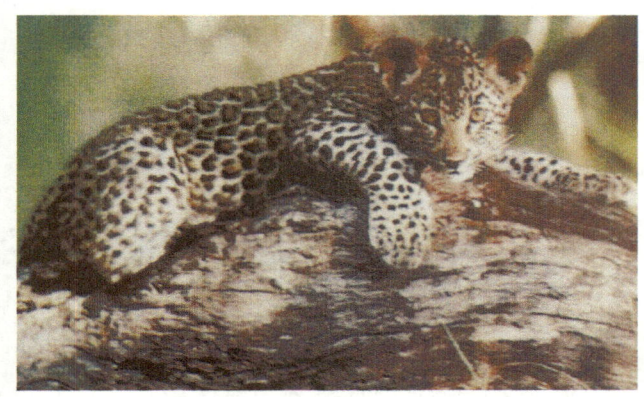

【形态特征】外形似家猫。身长 50～65 cm，尾长约等于体长之半。身体背面浅黄色，有 4 条棕黑色纵纹，从头顶到肩部；其中的 2 条则断续地向后延伸到尾基部。肩部和体侧有数行大而不规则的黑斑，腰、臀及四肢下部亦有较小的黑斑。头部眼内侧有纵长白斑，颌下、胸、腹部及四肢内侧乳白色，均具棕黑色的斑点。尾上面似背色，并有棕黑色斑和半环。

【性味功效】狸肉：味甘，性温。益气养血，祛风止血，解毒散结。狸骨：味辛、甘，性温。祛风湿，开郁结，解毒杀虫。

【古方选录】《杨氏家藏方·卷十三》如圣散：腊月野狸一枚（盘在瓦罐子内），大枣半斤，枳壳半斤，甘草四两（寸截），猪牙皂角二两。用法：都入在罐子内，上用瓦子盖定，瓦片子上钻上小窍子，都用盐泥固济，令干；作一地坑，用十字瓦支定，令罐子不着地，用炭烧至黑烟尽，若有青烟出，便去火取出，用湿土罨一宿，研令极细。每服二钱，盐汤调下，空心食前服。主治：肠风下血，或诸般痔漏。

【用法用量】狸肉：内服，适量煮食；或煅存性研末冲，每次 6 g，每日 12 g；或入丸、散。狸骨：内服，研末冲服，每次 15～30 g；或入丸、散，或浸酒；外用适量，烧灰敷。

【使用注意】孕妇禁服狸骨。

【现代研究】珍稀动物，现不用。

114 獐

【古籍原文】肉：亦同麋，酿酒。道家名为"白脯"，惟獐鹿是也。余者不入。道家用供养星辰者，盖为不管十二属，不是腥腻也。

又，其中往往得香，栗子大，不能全香。亦治恶病。

其肉：八月止十一月食之，胜兰肉。自十二月止七月食，动气也。

又，若瘦恶者食，发痼疾也。

【药物来源】为鹿科动物獐 Hydropotes inermis Swinhoe 的肉。

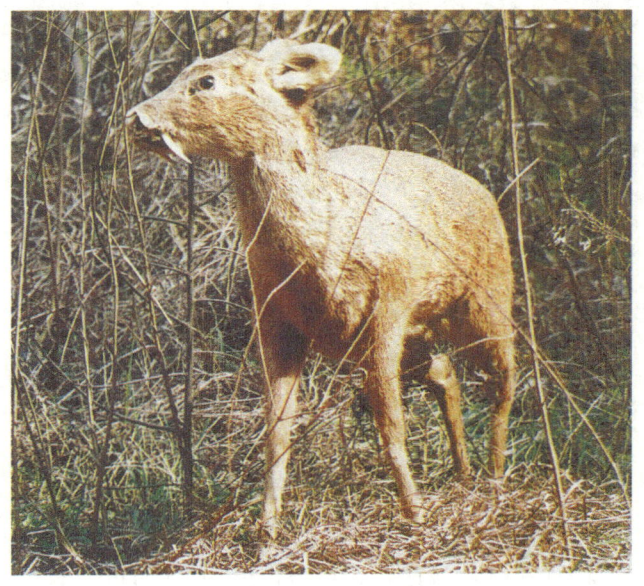

【形态特征】体长约 1 m，体重约 15 kg。雌雄兽均无角，耳直立，顶端较尖。鼻端裸露。雄兽上犬齿发达，向下延伸成獠牙，突出口外。四肢壮而有力，蹄不长。尾极短。体毛粗而长，呈波状弯曲。体背和

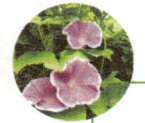

体侧毛棕黄色，口唇与鼻端鼠灰色，额、后头、脸旁淡黄褐色，喉上部白色，下部灰黄色。腹部中央和鼠溪部淡黄色，四肢棕黄色。

【性味功效】味甘性，温。祛湿，祛风。

【古方选录】《千金翼方》：取獐、鹿二肉，治如厚脯。火炙令热，掩瘤上，冷更炙，可四炙四易，痛脓便愈。主治：瘤。

【用法用量】内服：煮食，100～200 g。

【使用注意】《金匮要略》："獐肉不可合虾及生菜、梅、李果食之，皆病人。"

【现代研究】含蛋白质、肽类、氨基酸、脂类及糖类等。

115 豹

【古籍原文】肉：补益人。食之令人强筋骨，志性粗疏。食之即觉也，少时消即定。久食之，终令人意气粗豪。唯令筋健，能耐寒暑。正月食之伤神。

脂：可合生发膏，朝涂暮生。

头骨：烧灰淋汁，去白屑。

【药物来源】为猫科动物金钱豹 Panthera pardus L. 的骨、肉。

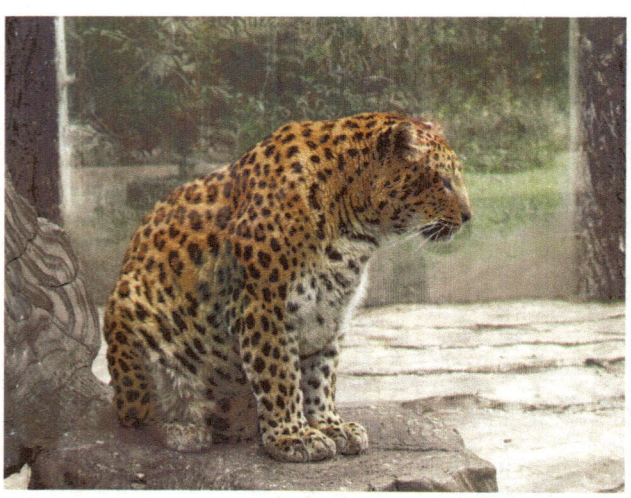

【形态特征】体似虎而较小，体长1～1.5 m。雌者较小。头圆，耳短。四肢粗壮。全身皮毛鲜艳，背部、头部、四肢外侧及尾背均呈橙黄色，通体均布满不规则的黑色斑点和黑环，在背部及体侧有较大的圆形或椭圆形的黑色环。胸腹部及四肢内侧及尾端腹面都为白色。尾尖端黑色。

【性味功效】豹骨：味辛、咸，性温。祛风湿，强筋骨，镇惊安神。豹肉：味甘、酸，性温。补五脏，益气血，强筋骨。

【现代用方】《中国动物药》：豹骨、龙骨、远志各等分。共研细末每次3 g，日服3次。主治：惊悸，健忘。

【用法用量】豹骨：内服煎汤，9～15 g；或烧灰研末冲，每次3 g，每日9 g；或浸酒，或入丸、散。外用适量，烧灰，烧汁，淋汁，洗。豹肉：适量煮食。

【使用注意】血虚火盛者慎服豹骨。

【现代研究】含有磷酸钙及蛋白质等。有消炎、镇痛、镇静及抗惊厥作用。珍稀动物，现不用。

116 猪

【古籍原文】肉：味苦，微寒。压丹石，疗热闭血脉。虚人动风，不可久食。令人少子精，发宿疹。主疗人肾虚。肉发痰，若患疟疾人切忌食，必再发。

肾：主人肾虚，不可久食。

江猪：平。肉酸。多食令人体重。今捕人作脯，多皆不识。但食，少有腥气。

又，舌：和五味煮取汁饮，能健脾，补不足之气，令人能食。

大猪头：主补虚，乏气力，去惊痫、五痔，下丹石。

又，肠：主虚渴，小便数，补下焦虚竭。

东行母猪粪一升，宿浸，去滓顿服，治毒黄热病。

肚：主暴痢虚弱。

【药物来源】为猪科动物猪 Sus scrofa domestica Brisson 的肉、肚、肠。

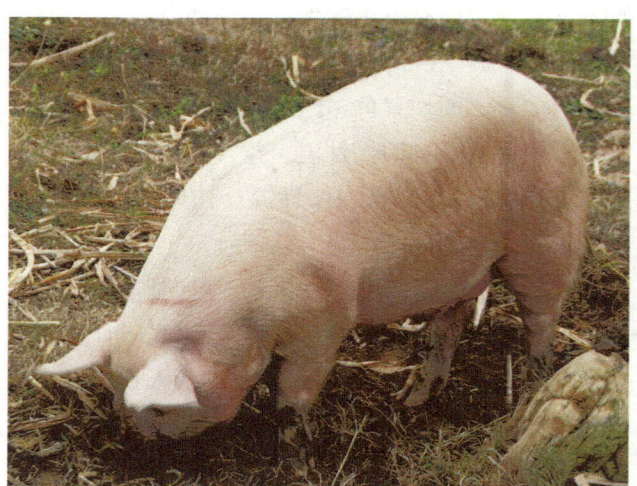

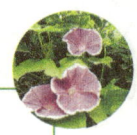

【形态特征】躯体肥胖,头大。鼻与口吻皆长,略向上屈。眼小。耳壳有的大而下垂,有的小而前挺,四肢短小,4趾。颈粗,项背疏生鬃毛。尾短小,末端有毛丛。毛色有纯黑、纯白,或黑白混杂等。

【性味功效】猪肉:味甘、咸,性微寒。补肾滋阴,养血润燥,益气,消肿。猪舌:味甘,性平。健脾益气。猪肚:味甘,性温。补虚损,健脾胃。猪肠:味甘,性微寒。清热,祛风,止血。猪肾:味咸,性平。补肾益阴,利水。

【古方选录】《温热经纬》:鲜猪肉数斤,切大块。用法:急火煮清汤,吹净浮油,恣意凉饮。主治:疫症邪火已衰,津不能回者。

《御药院方》猪肚丸:白术四两,牡蛎(烧)四两,苦参三两。用法:上为细末,以猪肚一个,煮熟锉研成膏,和丸,如梧桐子大。每服三四十丸,米饮下,日三四服。主治:男子肌瘦气弱,咳嗽渐成痨瘵。

《本草蒙筌》连壳丸:黄连(酒煮)十两,枳壳(麸炒)四两。用法:以大肠脏七寸,入水浸糯米于内,煮烂捣为丸。主治:内痔。

《胎产新书》猪肾丸:猪腰子一对,青盐二钱。用法:晒干为末,蜜丸,空心酒下三四十丸。主治:胎前腰痛难忍。

【用法用量】猪肉:煮食,50～120 g;外用适量,捣烂贴敷。猪肚:内服,煮食适量;或入丸剂。猪肠:内服,煮食适量;或入丸剂。

【使用注意】湿热、痰滞内蕴者慎食大量猪肉。

【现代研究】猪肉含蛋白质,脂肪,碳水化合物,钙、磷、铁等。猪肚含胃泌素、胃蛋白酶、胃膜素及胃蛋白酶稳定因子等。猪肚有改善消化系统,促进胰岛素、胰高血糖素和降钙素释放等作用。猪肠含肝素、胰泌素、胆囊收缩素、抑胃肽、舒血管肠肽等。猪肠有抗凝血、抗血栓、调血脂、抗动脉粥样硬化、消炎等作用。

117 麋

【古籍原文】肉:益气补中,治腰脚。不与雉肉同食。

谨按:肉多无功用。所食亦微补五脏不足气。多食令人弱房,发脚气。

骨:除虚劳至良。可煮骨作汁,酿酒饮之。令人肥白,美颜色。

其角:补虚劳,填髓。理角法:可五寸截之,中破,炙令黄香后,末和酒空腹服三钱匕。若卒心痛,一服立瘥。常服之,令人赤白如花,益阳道。不知何因,与肉功不同尔。亦可煎作胶,与鹿角胶同功。

茸:甚胜鹿茸,仙方甚重。

又,丈夫冷气及风、筋骨疼痛,作粉长服。

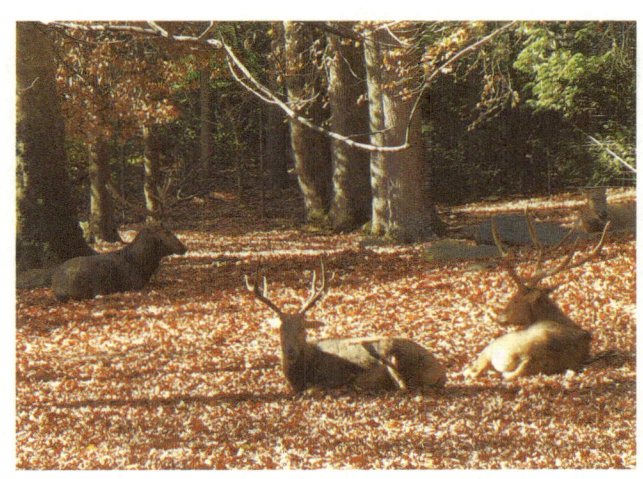

又,于浆水中研为泥。涂面,令不皱,光华可爱。

又,常俗:人以皮作靴,熏脚气。

【药物来源】为鹿科动物麋鹿 Elaphurus davidianus Milne-Edwards 的肉、骨、角、茸。

【形态特征】体长约2 m,肩高1 m余,雄者体重约200 kg,雌者100 kg。头似马、身似驴、蹄似牛、角似鹿,故称"四不像"。雄者具角,雌者无角。尾生有长束毛,尾端超过后肢踝关节。四肢粗大,主蹄宽大能分开,侧蹄显著。鼻孔上方有1白色斜纹,下颏与耳壳内面均呈白色,颈下长毛黑褐色,体侧下部灰白色,四肢内侧及腹部黄白色。

【性味功效】麋肉:味甘,性温。补中气,益肾精,强筋骨,调血脉。麋骨:味甘、咸,性温。补虚。麋角:味甘,性温。强筋骨,益血脉。麋茸:味甘,性温。壮阳,补精,强筋,益血。

【古方选录】《鸡峰普济方·卷七》麋角丸:生麋角(镑为屑)十两,附子一两。用法:二为细末,酒煮面糊为丸,如梧桐子大。每服三十至四十丸,空心米饮下。主治:治真元亏耗,荣卫劳伤,精液不固,大便不调,食少乏力,久服填骨髓,补虚劳。

《经验方》麋茸煎：麋茸五两（去毛，涂酥炙微黄，为末）。用法：以清酒二升，于银锅中慢火熬成胶，盛瓷器中。每服半匙，温水调下，空心食前服。主治：老人骨髓虚竭。

【用法用量】麋肉：内服，煮食适量。麋骨：内服适量，煮汁或酿酒。麋角：内服，煎汤，6～9 g；或入丸、散。麋茸：内服，入丸、散；或浸酒、熬膏，3～6 g。

【使用注意】外感热病者禁服。

118 驴

【古籍原文】肉：主风狂，忧愁不乐，能安心气。

又，头：燖去毛，煮汁以渍曲酝酒，去大风。

又，生脂和生椒熟捣，绵裹塞耳中，治积年耳聋。狂癫不能语、不识人者，和酒服三升良。

皮：覆患疟人良。

又，和毛煎，令作胶，治一切风毒骨节痛，呻吟不止者，消和酒服良。

又，骨煮作汤，浴渍身，治历节风。

又，煮头汁，令服三二升，治多年消渴，无不瘥者。

又，脂和乌梅为丸，治多年疟。未发时服三十丸。

又，头中一切风，以毛一斤炒令黄，投一斗酒中，渍三日。空心细细饮，使醉。衣覆卧取汗。明日更依前服。忌陈仓米、麦面等。

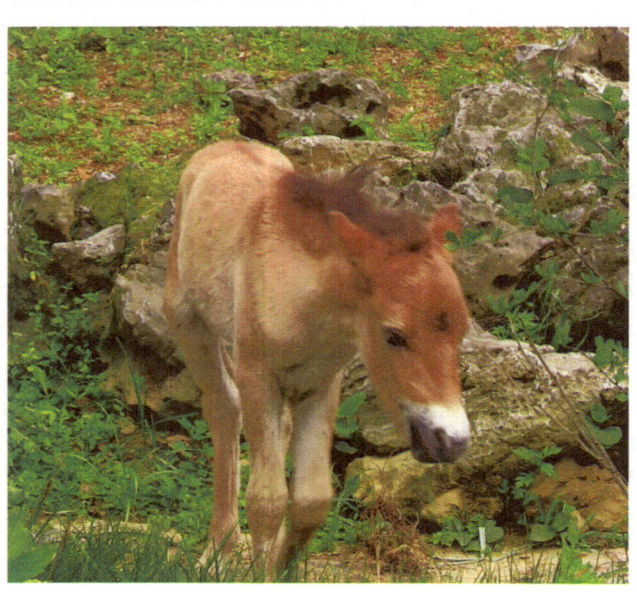

卒心痛，绞结连腰脐者，取驴乳三升，热服之瘥。

【药物来源】为马科动物驴 *Equus asinus* L. 的皮（去毛后熬制而得阿胶）、肉、头、脂、乳。

【形态特征】动物体形如马而较小，成横的长方形。头大，眼圆，耳长。面部平直，头颈高扬，颈部较宽厚，鬃毛稀少。四肢粗短，蹄质坚硬。尾基部粗而末梢细。体毛厚而短，有黑色、栗色、灰色 3 种。颈背部有 1 条短的深色横纹，嘴部有明显的白色嘴圈。耳郭背面同身色，内面色较浅，尖端几呈黑色。腹部及四肢内侧均为白色。

【性味功效】阿胶：味甘，性平。补血，止血，滋阴润燥。驴肉：味甘、酸，性平。补血，益气。驴头：味甘，性平。祛风止痉，解毒生津。驴脂：味甘，性平。润肺止咳，解毒消肿。驴乳：味甘，性寒。清热解毒，润燥止渴。

【古方选录】《伤寒论》黄连阿胶汤：黄连四两，黄芩二两，芍药二两，鸡子黄二枚，阿胶三两。用法：上五味，以水五升，先煮三物，取二升，纳胶烊尽，小冷，纳鸡子黄，搅令相得，温服七合，日三服。主治：少阴病，得之二三日，心中烦，不得卧。

《饮膳正要》驴肉汤：乌驴肉不以多少，切，于豆豉中烂煮熟，入五味，空心食之。主治：风狂，忧愁不乐，安心气。

《伤寒类要》：驴头煮熟，以姜韭啖之，并随意饮汁。主治：黄疸。

《太平圣惠方》：乌驴脂一分，鲫鱼胆一枚，生油半两。上件药，相和令匀，纳萎葱管中，七日后倾出，每用少许，滴于耳中。主治：耳聋。

【用法用量】驴肉：内服适量，煮食。驴头：内服适量，煮食。驴脂：内服，酒调，3～6 g；或为丸剂。外用适量，涂敷患处。驴乳：煮沸，内服，200～600 mL。外用适量，点眼；或浸泡；或涂搽。

【使用注意】阿胶：脾胃虚弱者慎用。驴乳：《新修本草》"多服使痢"。

【现代研究】阿胶含蛋白质及肽类，水解后得到甘氨酸、L-脯氨酸、L-羟脯氨酸、谷氨酸、丙氨酸、精氨酸、天冬氨酸、赖氨酸、苯丙氨酸、丝氨酸及组氨酸等氨基酸。有促进造血、降低血液黏度、抗肺损伤、增强免疫力等作用。

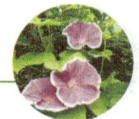

119 狐

【古籍原文】肉：温。有小毒。主疮疥，补虚损，及女子阴痒绝产，小儿（阴）癞卵肿，煮炙任食之。良。又主五脏邪气，服之便瘥。空心服之佳。

肠肚：微寒。患疮疥久不瘥，作羹臛食之。小儿惊痫及大人见鬼，亦作羹臛食之良。其狐魅状候：或叉手有礼见人，或于静处独语，或裸形见人，或只揖无度，或多语，或紧合口，叉手坐，礼度过，常尿屎乱放，此之谓也。如马疫亦同，灌鼻中便瘥。

患蛊毒寒热，宜多服之。

头：烧，辟邪。

【药物来源】为犬科动物狐 Vulpes vulpes L. 的肉、肠。

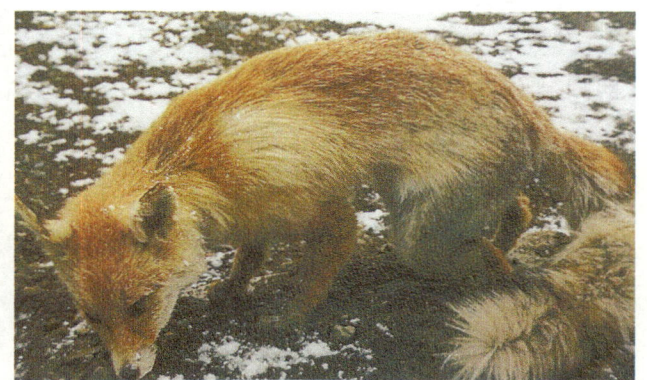

【形态特征】体长 60～90 cm，体重 5～10 kg。外形似狗而略细长，颜面部狭，吻尖，耳大，四肢比较短。肛门附近有臭腺，能分泌狐臊气味。尾毛蓬松。头部灰棕色，耳背面黑或黑褐色，唇和下颏到前胸部暗白色，背红棕色，颈、肩和身体两侧稍带黄色，胸腹部白色或黄白色，尾尖端白色；四肢浅褐色或棕色，外侧有宽狭不等的黑褐色纹。

【性味功效】狐肉：味甘，性温。补虚暖中，解疮毒。治虚劳，健忘，惊痫，水气黄肿，疥疮。狐肠：味苦，性微寒。镇痉，止痛，解毒。

【古方选录】《食医心镜》狐肉羹：狐肉一片及五脏，治如食法，豉汁中煮，五味和作羹或作粥、炙食，并得。京中以羊骨汁鲫鱼替豉汁。主治：惊痫，神情恍惚，语言错谬，歌笑无度。

【用法用量】狐肉：内服，煮食或煎汤，120～240 g。狐肠：内服，煅存性研末，3～9 g。

【使用注意】脾胃虚弱者慎用。

120 獭

【古籍原文】獭肝：主疰病相染，一门悉患者，以肝一具，火炙，末，以水和方寸匕服之，日再服。

患咳嗽者，烧为灰，酒服之。

肉：性寒，无毒。煮汁主治时疫及牛马疫，皆煮汁停冷灌之。

又，若患寒热毒，风水虚胀，即取水獭一头，剥去皮，和五脏、骨、头、尾等，炙令干。杵末，水下方寸匕，日二服，十日瘥。

谨按：服之下水胀，但热毒风虚胀，服之即瘥。若是冷气虚胀食，益虚肿甚也。只治热，不治冷，不可一概尔。

【药物来源】为鼬科动物水獭 Lutra lutra Linnaeus 的肝脏。

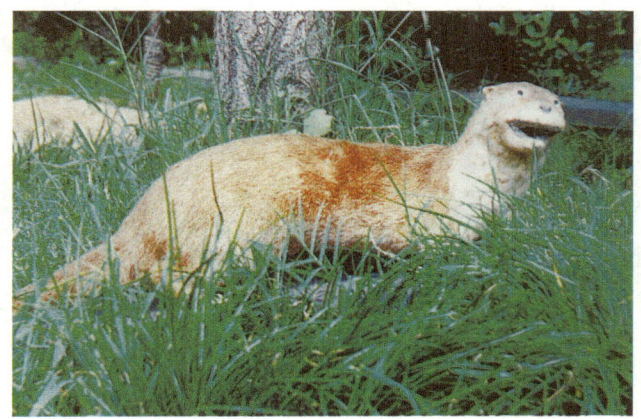

【形态特征】半水栖生活动物。体形细长，体长 50～80 cm。头部宽，稍扁而短，吻端粗短，须粗硬，鼻垫小，眼小，耳小而圆。四肢粗短，趾间有蹼。爪短，侧扁而尖锐；下颚中央有数根短的硬须；在前肢腕垫后面有较短的刚毛数根。尾较长。雌体乳头 3 对。全身毛短而密，有光泽。自额面部至背部及四肢外侧均为咖啡色，两颊及颈、胸、腹部颜色较淡。

【性味功效】味甘、咸，性温。益肺，补肝肾，明目，止血。

【古方选录】《肘后备急方》：烧獭肝，服一钱匕。主治：肠痔，大便有血。

【用法用量】内服：鲜品适量煎汤；干品 3～6 g，入丸、散。

【现代研究】含大量蛋白质、葡萄糖、糖原、三酰甘油、磷脂、胆甾醇及维生素等。

121 猯（貒）

【古籍原文】肉：平，味酸。主服丹石劳热。患赤白痢多时不瘥者，可煮肉经宿露中，明日空腹和酱食之一顿，即瘥。

又，瘦人可和五味煮食，令人长脂肉肥白。曾服丹石，可时时服之。丹石恶发热，服之妙。

骨：主上气咳嗽，炙末。酒和三合服之。日二，其嗽必瘥。

【药物来源】为鼬科动物猪獾 Arctonyx collaris F. Cuvier 的肉。

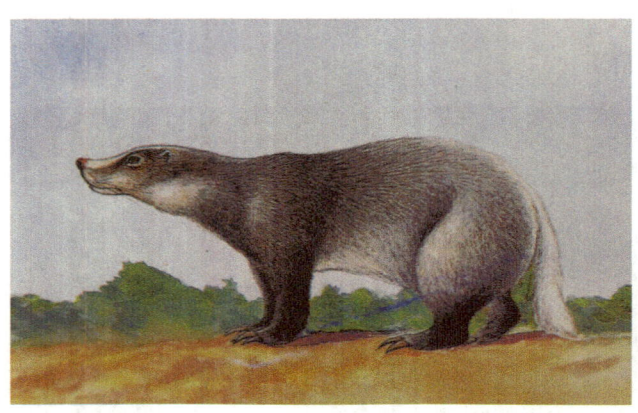

【形态特征】体粗壮，身长65～70 cm。额部宽，吻较长，鼻垫与上唇之间无毛。四肢粗壮，前后肢均具淡黄色的利爪。全身黑棕色而杂以白色。背毛基部白色，中段黑棕色，毛尖白色。头部自鼻尖到颈部有一白色纵纹，两颊从口角到头后各有一白色短纹。喉、颈部白色或黄白色。四肢棕黑。尾白色或黄白色。

【性味功效】味甘、酸，性平。补脾肺，益气血，利水，杀虫。

【古方选录】《太平圣惠方》：猯肉半斤，切，粳米三合，水三升。葱、椒、豉、姜作粥食之。主治：十种水不瘥垂死。

【用法用量】内服：煮食适量。

【现代研究】猯肉含有丰富的蛋白质、脂肪、碳水化合物及维生素等。

122 野　猪

【古籍原文】三岁胆中有黄，研和水服之，主鬼疰痫病。

又，其肉：主癫痫，补肌肤，令人虚肥。雌者肉美。其冬月在林中食橡子，肉色赤者，补人五脏，不发风虚气也。其肉胜家猪也。

又，胆：治恶热毒邪气，内不发病，减药力，与家猪不同。

其膏：炼令精细，以一匙和一盏酒服，日三服，令妇人多乳。服十日，可供三四孩子。

脂：主妇人无乳者，服之即乳下。本来无乳者，服之亦有。

齿作灰服，主蛇毒。

青蹄者，不可食。

【药物来源】为猪科动物野猪 Sus scrofa L. 的胆结石、胆、肉、脂、齿、蹄。

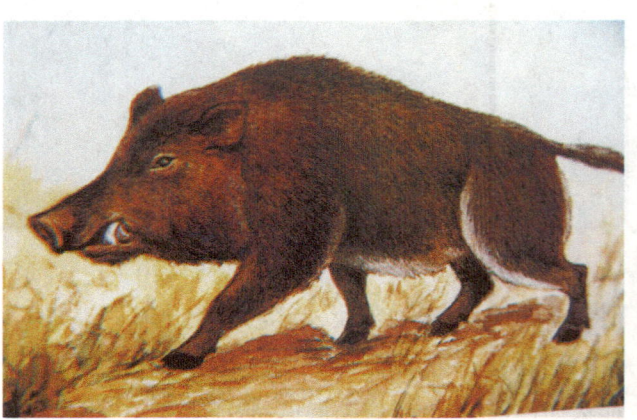

【形态特征】体长1～2 m，体重约150 kg，雄性比雌性大。外形与家猪相似，吻部十分突出。雄性犬齿特别发达，有獠牙露出唇外；雌性獠牙不发达。四肢较短。尾细。躯体被有硬的针毛，背上鬃毛发达。毛色一般为棕黑色，面颊和胸部杂有黑白色毛。

【性味功效】野猪黄（胆结石）：味辛、苦，性凉。清热解毒，熄风镇惊。野猪胆：味甘、咸，性温。清热镇惊，解毒生肌。野猪肉：味甘，性平。补五脏、润肌肤，祛风解毒。野猪脂：味甘，性平。补虚养颜，祛风解毒。野猪齿：味咸，性平。解毒。野猪蹄：味甘，性平。祛风通痹，解毒托疮。

【古方选录】《新修本草》：野猪黄水研如枣核，日二

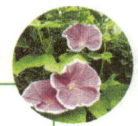

服。主治：癫痫。

《食医心镜》：野猪肉二斤，切，著椒、盐、葱白炙，空心食。主治：久患痔，下血不止，肛边及腹肚疼痛。

《食疗本草》：野猪膏炼令精细，以二匙和一盏酒服，日三服。主治：产妇少乳。

【用法用量】野猪黄：内服，研末，0.15～0.3 g；外用适量，研末敷。野猪胆：内服，煎汤，3～6 g；或入丸、散。野猪肉：内服煮食，50～250 g。野猪脂：内服，适量熬油，酒冲服。外用适量，涂敷患处。野猪齿：内服，烧灰研末，3～6 g。野猪蹄：内服，煮食或煨食，50～250 g。

【使用注意】《本草纲目》："服巴豆药者忌服。"

【现代研究】野猪胆汁含鹅去氧胆酸、石胆酸等。有镇静、降血脂、利胆、溶胆石、消炎和抗过敏等作用。

123　豺

【古籍原文】寒。主痹痢，腹中诸疮，煮汁饮之。或烧灰和酒服之，其灰敷䘌齿疮。

肉酸不可食，消人脂肉，损人神情。

头骨烧灰，和酒灌解槽牛马，便驯良，即更附人也。

【药物来源】为犬科动物豺 Cuon alpinus Pallas 的肉、皮。

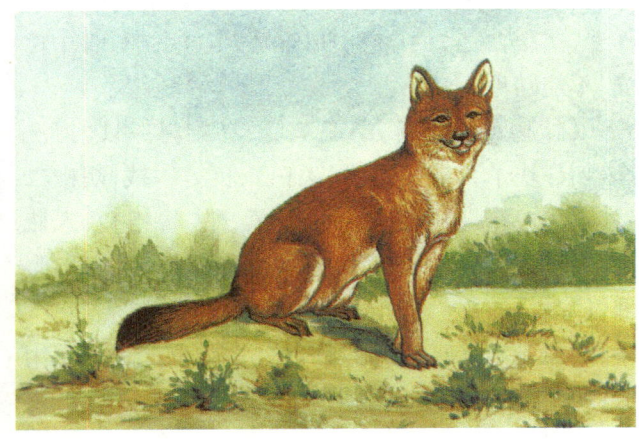

【形态特征】体形似犬，身长 1 m 左右。头宽，颜面部较纯，额低，耳直立，较短而圆，吻部较狼短。毛色随季节、产地而异，一般通身皆呈赤棕色，或棕褐色，背中部毛尖黑色，后更深些。头上暗棕色，吻部浅褐色。腹部棕色或黄白色。四肢同于背色。尾略粗，末端全黑。

【性味功效】豺肉：味甘、酸，性温。补虚消积，散瘀消肿。豺皮：味苦，性平。消积，解毒，止痛，定惊。

【古方选录】《普济方》豺狼骨：豺皮、狼屎中骨各等分。用法：上烧作末，服如黍米许即定。主治：小儿夜啼。

【用法用量】豺肉内服：煮食，适量。豺皮内服：煮汤，或烧存性酒调。外用适量，烧存性灰敷。

【使用注意】豺肉：《食疗本草》"损人神情，消人脂肉"。

124　鸡（乌鸡）

【古籍原文】丹雄鸡：主患白虎，可铺饭于患处，使鸡食之良。又取热粪封之取热，使伏于患人床下。

其肝入补肾方中，用冠血和天雄四分，桂心二分，太阳粉四分，丸服之，益阳气。

乌雄鸡：主心痛，除心腹恶气。

又，虚弱人取一只，治如食法。五味汁和肉一器中，封口，重汤中煮之，使骨肉相去即食之，甚补益。仍须空腹饱食之。肉须烂，生即反损。亦可五味腌，经宿，炙食之，分为两顿。

又，刺在肉中不出者，取尾二七枚，烧作灰，以男子乳汁和封疮，刺当出。

又，目泪出不止者，以三年冠血敷目睛上，日三度。

乌雌鸡：温，味酸，无毒。主除风寒湿痹，治反胃、安胎及腹痛，踒折骨疼，乳痈。

月蚀疮绕耳根，以乌雌鸡胆汁敷之，日三。

产后血不止，以鸡子三枚，醋半升，好酒二升，煎取一升，分为四服。如人行三二里，微暖进之。

又，新产妇可取一只，理如食法。和五味炒熟，香，即投二升酒中，封口经宿，取饮之，令人肥白。

又，和乌油麻二升，熬令黄香，末之入酒，酒尽极效。

黄雌鸡：主腹中水癖水肿，以一只理如食法。和赤小豆一升同煮，候豆烂即出食之。其汁，日二夜一，每服四合。补丈夫阳气，治冷气。瘦着床者，渐渐食之良。

又,先患骨热者,不可食之。鸡子动风气,不可多食。

又,光粉诸石为末,和饭与鸡食之,后取鸡食之,甚补益。

又,子醋煮熟,空腹食之,治久赤白痢。

又,人热毒发,可取三颗鸡子白,和蜜一合,服之瘥。

治大人及小儿发热,可取卵三颗,白蜜一合,相和服之,立瘥。卵并不得和蒜食,令人短气。

又,胞衣不出,生吞鸡子清一枚,治目赤痛,除心胸伏热,烦满咳逆,动心气,不宜多食。

鸡具五色者,食之致狂。肉和鱼肉汁食之,成心瘕。六指,玄鸡白头家鸡,及鸡死足爪不伸者,食并害人。

鸡子和葱,食之气短。鸡子白共鳖同食损人。鸡子共獭肉同食,成遁尸注,药不能治。

鸡、兔同食成泄痢。小儿五岁已下,未断乳者,勿与鸡肉食。

【药物来源】为雉科动物家鸡 Gallus gallus domesticus Brisson 的内金、肉、肝、蛋。

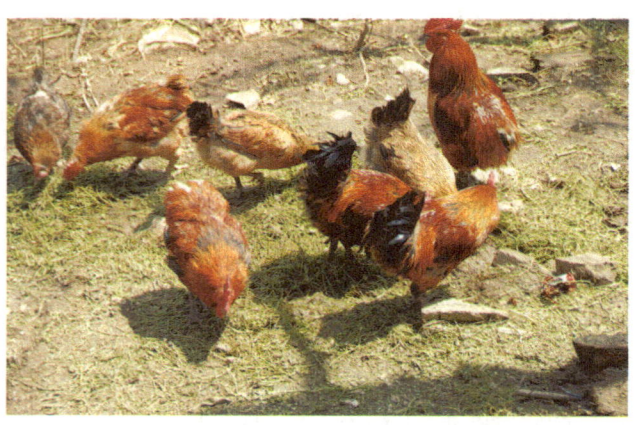

【形态特征】禽类。鸡的品种繁多,形体大小及毛色不一。动物体嘴短而坚,略呈圆锥形,上嘴稍弯曲。鼻孔裂状,被有鳞状瓣,眼有瞬膜。头上有肉冠,喉部两侧有肉垂,褐红色;肉冠以雄性为高大,雌性低小。翼短;羽色雌雄不同,雄者羽色较美,有长而绚丽的尾羽;雌者尾羽甚短。足健壮,跗、跖及趾均被有鳞板。雄者跗、跖部后方有距。

【性味功效】鸡内金:味甘,性平。健胃消食,涩精止遗,通淋化石。鸡肉:味甘,性温。温中,益气,补精,

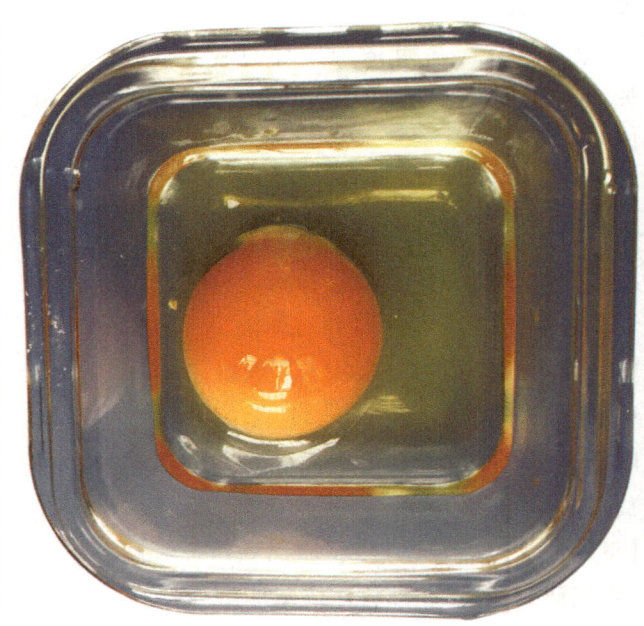

填精,填髓。鸡肝:味甘,性温。补肝肾,明目,消疳,杀虫。鸡子(鸡蛋):味甘,性平。滋阴润燥,养血安胎。

【古方选录】《医学衷中参西录·上册》益脾饼:白术四两,干姜二两,鸡内金二两,熟枣肉半斤。用法:上药四味,白术、鸡内金各自轧细焙熟;再将干姜轧细,共和枣肉,同捣如泥,作小饼,木炭火上炙干。空心时,当点心,细嚼咽之。主治:脾胃湿寒,饮食减少,长作泄泻,完谷不化。

《太平圣惠方·卷九十五》乌雌鸡羹:乌雌鸡一只。用法:煮令熟,细擘,以豉汁、姜、椒、葱、酱油,称作羹,空腹食之。主治:中风湿痹,五缓六急,骨中疼痛,不能踏地。

《饮膳正要·卷二》乌鸡汤:乌雄鸡一只(择洗净,切作块子),陈皮一钱(去白),良姜一钱,胡椒二钱,草果二个。用法:上件,以葱、醋、酱相和,入瓶内,封口,令煮熟,空腹食。主治:虚弱,劳伤,心腹邪气。

《寿亲养老新书》乌鸡肝粥:乌雄鸡肝一具。用法:切碎,以豉和米作羹粥食之。主治:老人肝脏风虚,眼暗。

《圣济总录·卷一八九》鸡子饼:鸡子三枚。用法:打去壳,醋炒熟,入面少许,和作饼子炙熟,空心食之。主治:水痢,脐腹痛。

《食医心镜》:黄雌鸡一只。用法:炙,以盐、醋

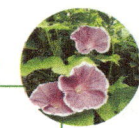

涂,煮熟干燥,空心食之。主治:脾虚滑痢。

【用法用量】鸡内金:煎服,3～10 g;研末服,每次1.5～3 g。鸡肉:内服适量,煮食或炖汤。鸡肝:内服适量,煎汤;或入丸、散。外用适量,鲜品切片用。鸡子:煮或炒,1～3枚;或生服,或沸水冲。外用适量,分取蛋黄、蛋白,局部调敷。

【使用注意】痰饮、积滞及宿食内停者慎用鸡子。

【现代研究】鸡内金含胃激素、角蛋白、微量胃蛋白酶、淀粉酶、维生素、氨基酸及微量元素等。有增强消化力及减少尿量的作用。鸡肉含蛋白质,脂肪,钙、磷、铁、钾、钠、硫、硫胺素、核黄素、烟酸、氧化钙、氧化镁等。

125 鹅

【古籍原文】脂:可合面脂。

　　肉:性冷,不可多食。令人易霍乱。与服丹石人相宜。亦发痼疾。

　　卵:温。补五脏,亦补中益气。多发痼疾。

【药物来源】为鸭科动物鹅 Anser domestica Geese 的脂、肉、卵。

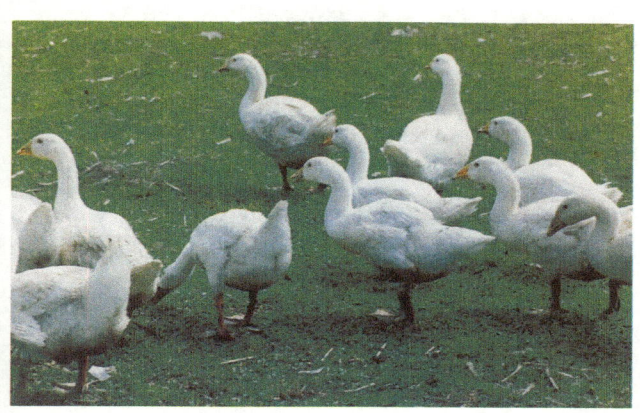

【形态特征】禽类。体长约 60 cm。嘴扁阔,前额有肉瘤,雄者膨大,黄色或黑褐色。颈长。体躯宽壮,龙骨长,胸部丰满。尾短。羽毛白色或灰色。脚大有蹼,黄色或黑褐色。

【性味功效】鹅脂:味甘,性平。润皮肤,解毒肿。鹅肉:味甘,性平。益气补虚,和胃止咳。鹅卵:味甘,性温。补五脏,补中气。

【古方选录】《太平圣惠方·卷九十七》白鹅膏粥:白鹅脂二两,粳米三合。用法:上件和煮粥,调和以五味、葱、豉,空腹食之。主治:五脏气壅耳聋。

【用法用量】鹅肉:适量,煮熟,食肉或汤汁。鹅卵:内服,适量宜盐腌煮熟作食品。鹅脂:内服适量,煮食;外用适量,涂敷。

【使用注意】鹅肉:湿热内蕴者禁食。鹅卵:《食疗本草》"多发痼疾。"《日用本草》"多食伤胃滞气。"《本草省常》"发疮肿、痼疾,同鳖食杀人。"

【现代研究】鹅脂含油酸、棕榈酸、硬脂酸等脂肪酸及胆甾醇。

126 野鸭、白鸭

【古籍原文】野鸭:寒。主补中益气,消食。九月以后即中食,全胜家者。虽寒不动气,消十二种虫,平胃气,调中轻身。

　　又,身上诸小热疮,多年不可者,但多食之即瘥。

　　白鸭肉:补虚,消毒热,利水道,及小儿热惊痫,头生疮肿。

　　又,和葱豉作汁饮之,去卒烦热。

　　又,粪:主热毒毒痢。

　　又,取和鸡子白,封热肿毒上消。

　　又,黑鸭:滑中,发冷痢,下脚气,不可多食。

　　子:微寒。少食之,亦发气,令背膊闷。

　　项中热血:解野葛毒,饮之瘥。

　　卵:小儿食之,脚软不行,爱倒。盐淹食之,即宜人。

　　屎:可拓蚯蚓咬疮。

【药物来源】为鸭科动物家鸭 Anas domestica L. 的肉、卵。

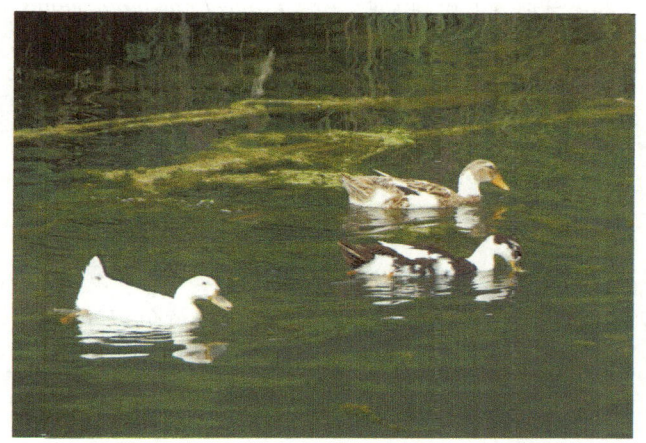

【形态特征】禽类。嘴长而扁平。颈长。体扁。翅小,覆翼羽大。腹面如舟底。尾短,公鸭尾有卷羽4枚。羽毛甚密,色有全白、栗壳、黑褐等。公鸭的颈部多黑色而有金绿色光泽。尾端皆有分泌脂肪的尾脂腺,常以嘴取脂遍涂于羽上,故入水不濡。脚矮,前3趾有蹼,后1趾略小。

【性味功效】鸭肉:味甘、微咸,性平。补益气阴,利水消肿。鸭卵:味甘,性凉。滋阴,清肺,平肝,止泻。

【古方选录】《肘后备急方》取青雄鸭,以水五升,煮取一升,稍稍饮,令尽,厚覆之,取汗佳。主治卒大腹水病。

【现代用方】《广西药用动物》:老水鸭1只,川厚朴6 g,炖熟,分几次服。主治:病后体虚。

【用法用量】鸭肉:内服适量,煮熟或炖汤,吃肉喝汤。鸭卵:内服煎汤,煮食或开水冲服,1~2个。宜盐腌煮食。

【使用注意】外感未清、脾虚便溏、肠风下血者禁食鸭肉。不宜多食鸭卵;脾阳不足、寒湿泻痢及食后气滞痞闷者禁食。

【现代研究】鸭肉含有蛋白质,脂肪,碳水化合物,钙、磷、铁及核黄素等。鸭卵含有丰富的蛋白质,脂肪,碳水化合物,维生素A、钙、磷、镁等。

127 鹧鸪

【古籍原文】能补五脏,益心力,聪明。此鸟出南方,不可与竹笋同食,令人小腹胀。自死者,不可食。一言此鸟天地之神,每月取一只飨至尊。所以自死者不可食也。

【药物来源】为雉科动物鹧鸪 Francolinus pintadeanus (Scopoli)的肉或全体。

【形态特征】禽类。体长约30 cm。嘴短,雄者黑色;雌者上嘴肉色,下嘴肉黄色。虹膜褐色。额和头侧几至颈项均棕色;眉纹黑色;颊部白色,下缘有黑纹;颔和喉均白色。上背黑,满布眼状白斑,羽端缀以栗色;下背至中央尾羽亦黑,杂以波状狭纹,外侧尾羽端部纯黑。尾下覆羽棕色。脚短,橙黄色以至红褐色。雌雄鸟体色相似。

【性味功效】味甘,性温。滋养补虚,开胃化痰。

【现代用方】《广西药用动物》:鹧鸪肫内皮不拘多少,焙干研末,每次1.5~3 g,温开水送服,久服有效。主治:胃脘作痛,时发时止。

【用法用量】内服:炖熟,1~2只。

【使用注意】《食疗本草》:"不可与竹笋同食,令人小腹胀。"

【现代研究】肉含氨基酸、肽类、蛋白质及脂肪等。

128 雁

【古籍原文】雁膏:可合生发膏。仍治耳聋。
　　骨灰和泔洗头,长发。

【药物来源】为鸭科动物白额雁 Anser albifrons (Scopoli)的肉和脂肪。

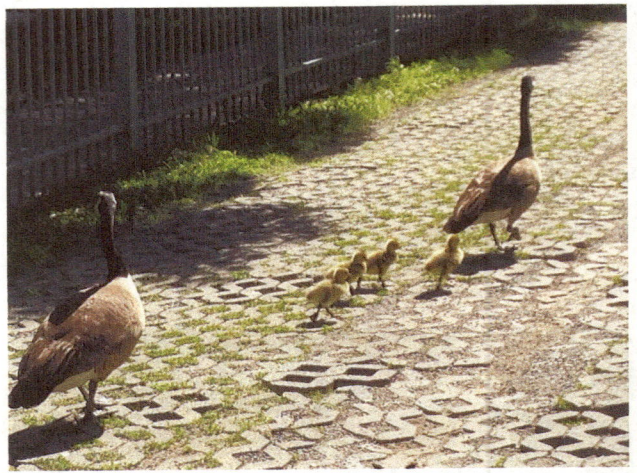

【形态特征】禽类。雄鸟体长约70 cm,雌鸟较小。嘴扁平,被有软皮,肉色或玫瑰色,尖端具角质嘴甲,灰色或白色。虹膜棕色。嘴基和前额皆有白色横纹。头、颈和背部羽毛棕黑,羽缘灰白色。尾羽亦棕黑色,羽缘白色。胸、腹部棕灰色布有不规则黑斑。腿和脚橙黄色,有4趾,前3趾间具蹼,后1趾小而不着地,蹼淡黄色;爪短而钝,白色或灰色。

【性味功效】雁肉:味甘,性平。祛风,舒筋壮骨。雁脂:味甘,性平。益气补虚,活血舒筋。

【古方选录】《食医心镜》雁脂酒:雁脂四两。炼,滤过,每旦暖酒一盏,以雁脂一匙和,饮之。主治:风挛拘急偏枯,血气不通利。

【用法用量】雁肉:内服适量,煮食。雁脂:内服,煎汤或炼油,适量。外用适量,涂敷。

【使用注意】《随息居饮食谱》："多食动气。"

129 雀

【古籍原文】其肉：十月以后、正月以前食之，续五脏不足气，助阴道，益精髓，不可停息。

粪：和天雄、干姜为丸，令阴强。

脑：涂冻疮。

卵白：和天雄末、菟丝子末为丸，空心酒下五丸。主男子阴痿不起，女子带下，便溺不利。除疝瘕，决痈肿，续五脏气。

【药物来源】为文鸟科动物麻雀 *Passer montanus saturatus* Stejneger 的肉、脑、卵。

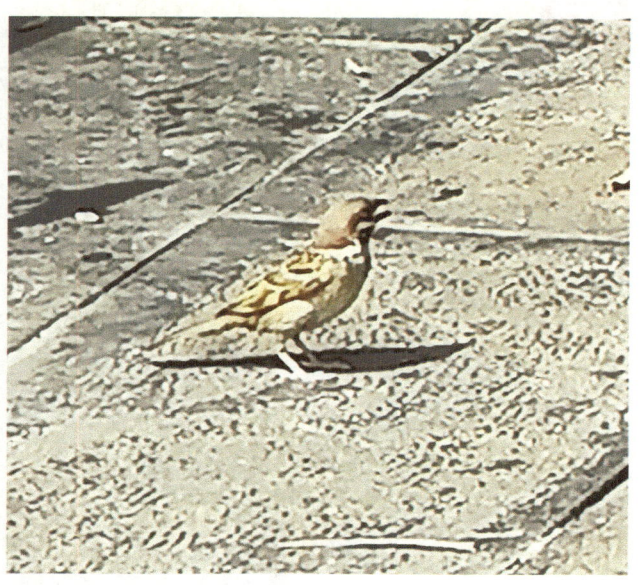

【形态特征】禽类。体长约 12 cm。嘴粗短，圆锥状，黑色。额、后颈纯栗褐色。颊、耳羽和颈侧白色，耳羽后部具有黑色斑块。上体砂褐色。两翅的小覆羽纯栗色，中和大覆羽黑褐而具白端，大覆羽更具棕褐色外缘。尾暗褐色，羽缘较淡。胸和腹淡灰近白，两胁转为淡黄色。脚和趾均为黄褐色。

【性味功效】雀肉：味甘，性温。补肾壮阳，益精固涩。雀脑：味甘，性平。补肾兴阳，润肤生肌。雀卵：味甘、酸，性温。补肾阳，益精血，调冲任。

【古方选录】《仁斋直指方》：生雀三枚，燎毛去肠，勿洗，以舶上茴香三钱，胡椒一钱，缩砂、肉桂各二钱，入肚内，湿纸裹，煨熟，空心服之，酒下。主治：肾气偏坠，疝气。

《圣济总录》雀脑方：雀脑以棉裹少许，塞耳中。主治：聤耳。

《本草述》雀卵丸：菟丝子末一斤，于春二三月取麻和雀卵五百个，去黄用白，和丸，梧子大。每八十丸，空心盐汤或酒下。腰痛加杜仲四分之一；下元冷加附子六分之一。主治：男子阴痿。

【用法用量】雀肉：内服适量，煨或蒸熟后食用；或熬膏；或浸酒，3～6 g；或煅存性入丸、散。雀脑：外用适量，塞耳；外涂或烧研调敷。雀卵：内服适量，煮食；或入丸剂。

【使用注意】阴虚火旺者及孕妇禁服雀肉，阴虚火旺者禁服雀卵。

130 山鸡、野鸡

【古籍原文】山鸡：主五脏气喘、不得息者。食之发五痔。和荞麦面食之，生肥虫。卵：不与葱同食，生寸白虫。

又，野鸡：久食令人瘦。又九月至十二月食之，稍有补。他月即发五痔及诸疮疥。

不与胡桃同食，即令人发头风，如在舡车内，兼发心痛。

亦不与豉同食。自死、足爪不伸，食之杀人。

菌子、木耳同食，发五痔，立下血。

【药物来源】为雉科动物环颈雉 *Phasianus colchicus* Linnaeus 的肉。

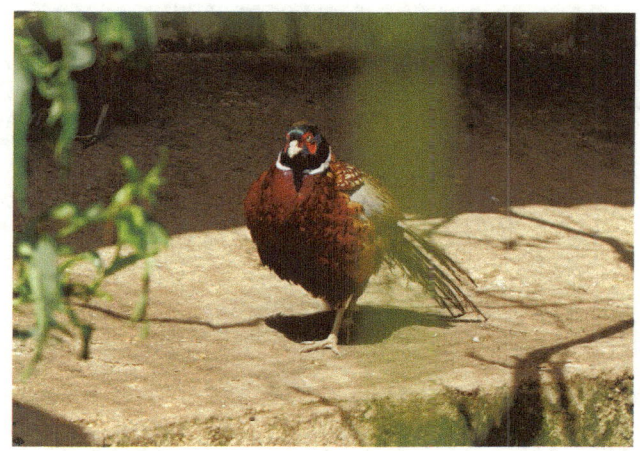

【形态特征】禽类。体长约 90 cm。雌雄异色；雄者羽色华丽；头顶黄铜色，两侧有微白眉纹。颏、喉和后颈均黑色，有金属反光。颈下肩有一显著白圈，背部前方金黄色向后转为栗红色,再后为橄榄绿色,杂有黑、白色斑纹。尾羽很长,翼上覆羽大多黄褐色而杂以栗色;胸部呈带紫的铜红色。脚短而健,呈红灰褐色,具距;爪短而钝,黑色。雌鸟体形较小,尾亦较短。体羽大多砂褐色,背面满杂以栗色和黑色的斑点。

【性味功效】野鸡:味甘、酸,性温。补中益气,生津止渴。

【古方选录】《食医心镜》:野鸡一只。制如食法。细切,著少面,并椒、盐、葱白调和,搜作饼,炙熟,和醋食之。主治:痔气下血不止,无力。

【用法用量】野鸡:内服适量,煮食;烧存性研末,每次3~6 g。

【使用注意】有痼疾者慎食野鸡。

【现代研究】含有丰富的蛋白质、肽类、氨基酸、维生素,钙、磷、铁等。

131 鹑(鹌鹑)

【古籍原文】温。补五脏,益中续气,实筋骨,耐寒暑,消结气。

患痢人可和生姜煮食之。

又云,鹑肉不可共猪肉食之,令人多生疮。

四月以后及八月以前,鹑肉不可食之。

【药物来源】为雉科动物鹌鹑 *Coturnix japonica* Temminck & Schlegel 的肉或卵。

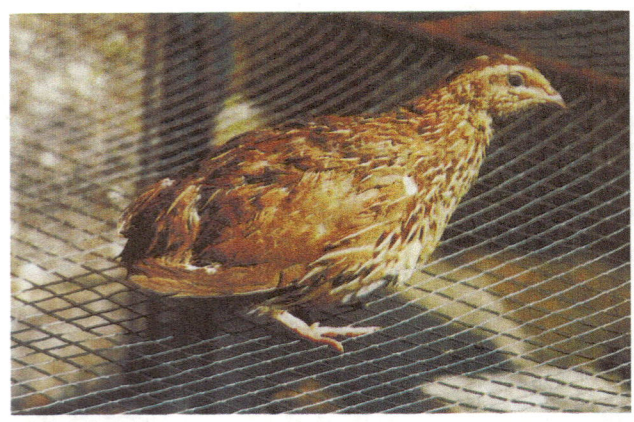

【形态特征】禽类。体长约16 cm。头小尾秃。嘴短小,黑褐色。虹膜栗褐色。头顶黑而具栗色的细斑;额头侧及颊、喉等均淡砖红色。上背栗黄色,散有黑色横斑和蓝灰色的羽缘;两肩、下背、尾均黑色,而密布栗黄色纤细横斑;背面两侧有极为鲜丽羽纹。两翼的内侧覆羽和飞羽淡橄榄褐色;胸栗黄色。下体两侧转栗色,散布黑斑。脚短,淡黄褐色。

【性味功效】鹌鹑:味甘,性平。益中气,止泄痢,壮筋骨。鹌鹑蛋:味甘,性平。补虚,健胃。

【现代用方】《广西药用动物》:鹌鹑1只,加少量油盐,蒸熟吃。主治:小儿疳积。

【用法用量】鹌鹑:煮食,1~2只;或烧存性,研末。鹌鹑蛋:煮食适量。

【使用注意】《食疗本草》:"鹑肉不可共猪肉食之,令人多生疮。""四月以后及八月以前,鹑肉不可食之。"

132 鹞

【古籍原文】头:烧灰,主头风目眩,以饮服之。

肉:食之,治癫痫疾。

【药物来源】为鹰科动物白尾鹞 *Circus cyaneus* Linnaeus(L.)的肉、头、骨。

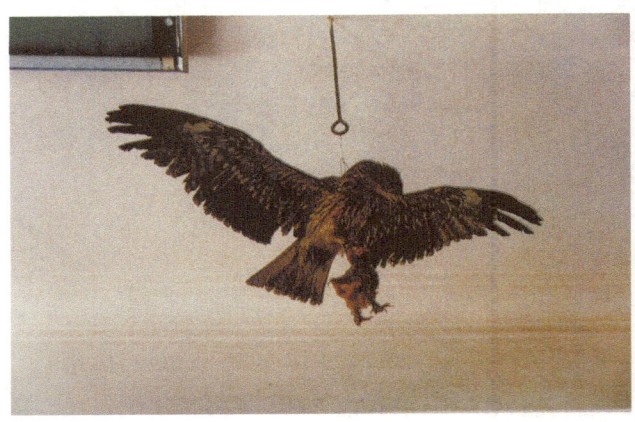

【形态特征】禽类。动物体长约48 cm。嘴黑,基部带蓝,蜡膜绿黄。虹膜黄色。上体包括两翅的表面大都蓝灰色;额、头顶青灰色,后头缀以褐色,羽基的白色亦常展露于外;尾上覆羽纯白。胸与头同,但色较淡;胁、腹、尾下覆羽和覆腿羽纯白。脚与趾均黄,爪黑。雌鸟上体大都暗褐;下体棕黄,而杂以棕褐色纵纹。

【性味功效】鹞头:味咸,性平。祛风,定惊。鹞肉:味咸,性平。壮骨益气,定惊,消积。鹞骨:味咸,性平。止血。

【古方选录】《千金要方·卷十四》:飞鹞头二枚,铅丹一斤。用法：上二味末之，蜜丸先食服三丸，日三，剧者夜一，稍加之。主治：癫痫，瘰疬。

《太平圣惠方》：老鸦翅关大骨，微炙，捣细罗为散，少少吹入鼻中。主治：鼻衄不止。

【用法用量】鸦头：内服，1～3枚，炙或烧存性，入丸、散。鸦肉：内服适量，煮熟食用。鸦骨：外用，炙为散，吹用。

133 鸲鹆肉

【古籍原文】主五痔，止血。

又，食法：腊日采之，五味炙之，治老嗽。或作羹食之亦得。或捣为散，白蜜和丸并得。治上件病，取腊月腊日得者良，有效。非腊日得者不堪用。

【药物来源】为椋鸟科动物八哥 *Acridotheres cristatellus*（L.）的肉。

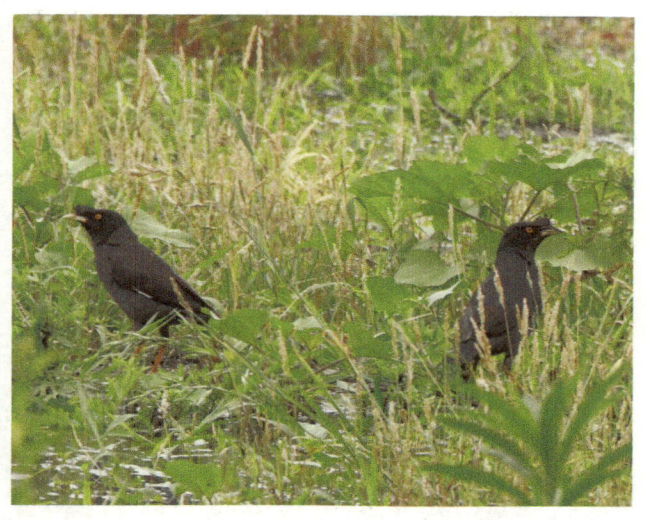

【形态特征】禽类。体长约 25 cm。嘴形尖而较直，呈乳黄色。虹膜橙黄色。额羽耸立于嘴基上。通体几乎纯黑色；头顶、颊、枕及耳羽具绿色的金属光泽。翅圆，初级覆羽先端和初级飞羽基部白色，飞时显露，呈"八"字形。尾短呈平尾状，尾羽绒黑色。下体呈幽暗的灰黑色，肛周呈浅灰或褐灰色。脚长而健，跗跖黄色。

【性味功效】味甘，性平。下气降逆，解毒止血。

【古方选录】《安老怀幼书》鸲鹆散：鸲鹆五只日日净煮令软。上捣为散，空心以白粥饮服二方寸匕，日二服，亦可炙食任性。主治：老人痔病下血不止，日加羸瘦无力。

【用法用量】内服：9～15 g，炙干研末作丸、散，或煮羹。

【现代研究】鸲鹆肉含蛋白质、肽类、脂类等。胫跗骨肌肉和股肌肉含乙酰胆碱酯酶等。

134 慈鸦

【古籍原文】主瘦病，咳嗽，骨蒸者，可和五味淹炙食之良。其大鸦不中食，肉涩，只能治病，不宜常食也。

以目睛汁注眼中，则夜见神鬼。又"神通目法"中亦要用此物。又《北帝摄鬼录》曰，亦用慈鸦卵。

【药物来源】为鸦科动物寒鸦 *Corvus monedula* Linnaeus 的肉、胆。

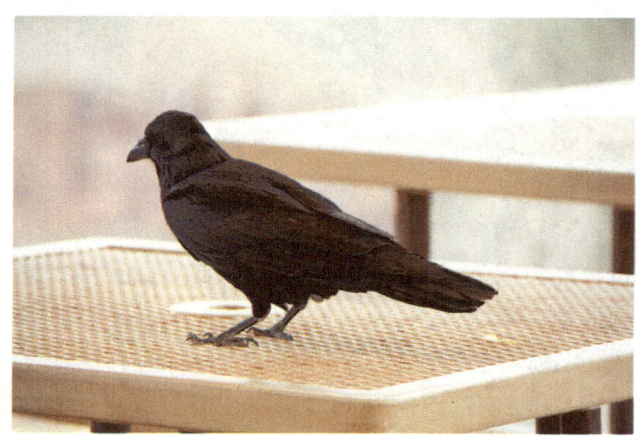

【形态特征】禽类。体长约 30 cm。嘴粗壮，黑色。虹膜黑褐色。后颈、颈侧、上背及胸、腹部均苍白色，其余各部均黑色；头顶后头以及翅上的内侧覆羽和飞羽均带紫色亮辉，余羽均闪着绿蓝色反光。头侧和耳羽杂有白色细纹。胸羽呈锥针形。另一种黑色型，通体除头侧有白纹外，均为黑色。脚及爪均黑色。

【性味功效】慈鸦肉：味酸、咸，性平。滋阴潜阳。慈鸦胆：味苦，性凉。明目解毒。

【古方选录】《嘉祐本草》：补劳，治瘦，助气，止咳嗽，骨蒸羸弱者，和五味淹炙食之，良。

【用法用量】内服：煮食，适量。慈鸦胆：内服，适量，兑酒。外用：适量，点眼。

【现代研究】慈鸦肉含蛋白质、肽类、氨基酸、脂类等。慈鸦胆汁含胆酸、鹅脱氧胆酸等。

135 鸳鸯

【古籍原文】其肉：主瘘疮，以清酒炙食之。食之则令人美丽。

又，主夫妇不和，作羹臛，私与食之，即立相怜爱也。

【药物来源】为鸭科动物鸳鸯 Aix galericulata（L.）的肉。

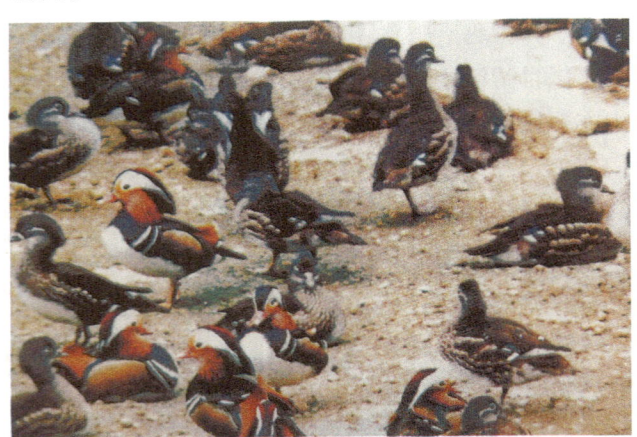

【形态特征】禽类。雄鸟体长约43 cm。嘴扁，红棕色。虹膜棕色，外围有黄白色环。羽色绚丽，额和头顶的中央翠绿；枕冠为铜赤、紫、绿及白色等长羽组成；头顶两侧有纯白眉纹，背和腰暗褐，而有铜绿色金属反光；肩部两侧有白纹2条。尾羽暗褐。上胸和胸侧呈紫褐色金属光泽；下胸两侧绒黑，镶以显著的白色横带2条。下胸以至尾下覆羽纯白。雌鸟较小，头部灰褐，背部苍褐色，腹部纯白。脚和趾红黄色，蹼黑色。

【性味功效】味咸，性平。清热，解毒，止血，杀虫。

【古方选录】《寿亲养老新书》鸳鸯法炙方：鸳鸯一枚，如常法，以五味、椒、酱腌，火炙之令热，空心渐食之。主治：老人五痔，泄血不止，积日困劣无气，亦疗久瘘疮。

【用法用量】内服：适量，煮或蒸熟食。外用：适量煮熟，切片敷贴。

【使用注意】《嘉祐本草》："食其肉，令人患大风。"《日用本草》："肉不可食，食之动风发癫。"

136 蜜（蜂蜜）

【古籍原文】微温。主心腹邪气，诸惊痫，补五脏不足气。益中止痛，解毒。能除众病，和百药，养脾气，除心烦闷，不能饮食。

治心肚痛，血刺腹痛及赤白痢，则生捣地黄汁，和蜜一大匙，服即下。

又，长服之，面如花色，仙方中甚贵此物。若觉热，四肢不和，即服蜜浆一碗，甚良。

又能止肠澼，除口疮，明耳目，久服不饥。

又，点目中热膜，家养白蜜为上，木蜜次之，崖蜜更次。

又，治癞，可取白蜜一斤，生姜三斤捣取汁。先秤铜铛，令知斤两。即下蜜于铛中消之。又秤，知斤两，下姜汁于蜜中，微火煎，令姜汁尽。秤蜜，斤两在即休，药已成矣。患三十年癞者，平旦服枣许大一丸，一日三服，酒饮任下。忌生冷醋滑臭物。功用甚多，世人众委，不能一一具之。

【药物来源】为蜜蜂科昆虫中华蜜蜂 Apis cerana Fabricius 或意大利蜜蜂 Apis mellifera Linnaeus 所酿的蜜。

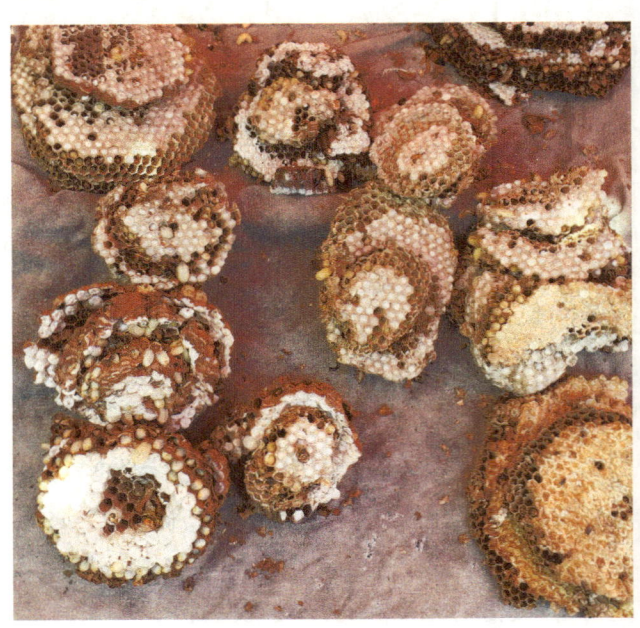

【形态特征】①中华蜜蜂：蜂群由蜂王、工蜂和雄蜂组成。工蜂形小，体暗褐色，头、胸、背面密生灰黄色的细毛；头略呈三角形，有复眼1对，单眼3个；触角1对，膝状弯曲；口器发达；胸部3节，中胸最大；翅2对，膜质透明；足3对，股节、胫节及跗节等处均有采集花粉的构造；腹部圆锥状，有毒腺和螫针；腹下有蜡板4对，内有蜡腺，分泌蜡质。母蜂俗称蜂王，体

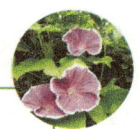

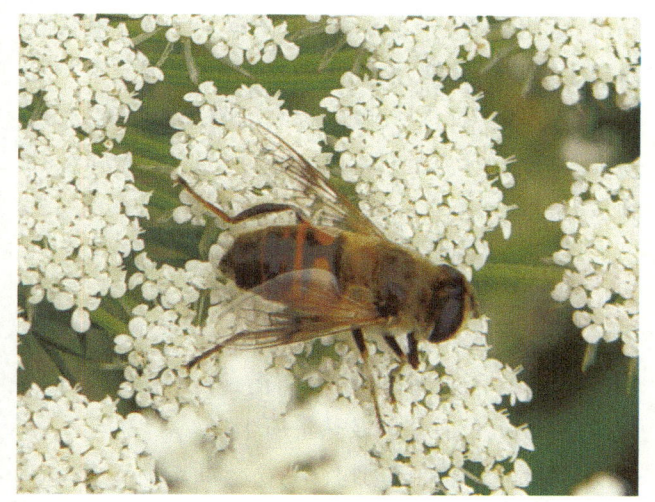

最大,翅短小,生殖器发达。雄蜂较工蜂稍大,头呈球状,复眼很大;尾端圆形,无毒腺和螯针。母蜂和雄蜂的口器均退化。

②意大利蜜蜂:体似中华蜜蜂,但较大。

【性味功效】味甘,性平。调补脾胃,缓急止痛,润肺止咳,润肠通便,润肤生肌,解毒。

【古方选录】《伤寒论》蜜煎导法:食蜜七合。用法:于铜器内,微火煎,当须凝如饴状,搅之勿令焦著,欲可丸,并手捻作铤,令头锐,大如指,长二寸许,当热时急作,冷则硬。以纳谷道中,以手急抱,欲大便时乃去之。主治:阳明病,自汗出,若发汗,小便自利者,此为津液内竭,虽硬不可攻之,当须自欲大便。

【用法用量】内服:冲服,15~30 g;或入丸剂、膏剂,或炮制用辅料。外用:适量,涂敷患处。

【使用注意】痰湿内蕴、中脘痞胀及便溏者禁服。

【现代研究】含葡萄糖、果糖,有机酸,蛋白质,挥发油,维生素 B_1、B_2、B_6、C、K、H,过氧化酶,乙酰胆碱,烟酸,胡萝卜素,钙、硫、磷、镁、钾、钠、碘等。有促进排便、解毒、促进创伤组织愈合、保肝、降血糖、降血脂、降血压等作用。

137 牡 蛎

【古籍原文】火上炙,令沸。去壳食之,甚美。令人细润肌肤,美颜色。

又,药家比来取左顾者,若食之,即不拣左右也。可长服之。海族之中,惟此物最贵。北人不识,不能表其味尔。

【药物来源】为牡蛎科动物长牡蛎 Ostrea gigas Thunberg 以及同属近缘多种动物的贝壳。

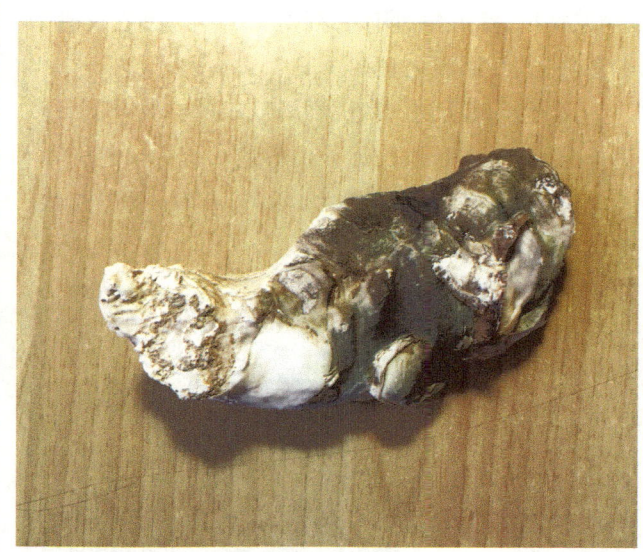

【形态特征】长牡蛎:动物贝壳呈长条形,坚厚,壳长 14~33 cm。左壳稍凹,壳顶附着面小;右壳较平如盖;背腹缘几乎平行,壳表面淡紫色、灰白色或黄褐色。壳顶向后缘环生排列稀疏的鳞片,略呈波状。壳内面瓷白色,韧带槽长而宽大,闭壳肌痕大,位于壳的后部背侧,呈棕黄色马蹄形。

【性味功效】味咸,性微寒。平肝潜阳,重镇安神,软坚散结,煅用收敛固涩。

【古方选录】《金匮要略》栝蒌牡蛎散:栝蒌根、牡蛎(熬)等分。用法:为细末,饮服方寸匕,日三服。主治:百合病,渴不瘥者。

【用法用量】煎服,9~30 g,宜打碎先煎;或入丸、散;或煅用。

【使用注意】多服、久服伤损脾胃,易引起便秘和消化不良。

【现代研究】含碳酸钙、磷酸钙、硫酸钙,铜、铁、锌、锰、锶、铬和多种氨基酸等。有镇静、抗惊厥、镇痛及增强免疫力等作用;煅牡蛎有抗实验性胃溃疡的作用。

138 龟甲(龟板)

【古籍原文】温。味酸。主除温瘴气,风痹,身肿,踒折。又,骨带入山林中,令人不迷路。其食之法,一如鳖法也。其中黑色者,常啖蛇,不中食之。其壳亦不堪用。

其甲：能主女人漏下赤白、崩中，小儿囟不合，破症瘕、痎疟，疗五痔，阴蚀、湿痹，女子阴隐疮及骨节中寒热，煮汁浴渍之良。

又，已前都用水中龟，不用啖蛇龟。五月五日取头干末服之，亦令人长远入山不迷。

又方，卜师处钻了者，涂酥炙，细罗，酒下二钱，疗风疾。

【药物来源】为龟科动物乌龟 Chinemys reevesii (Gray) 的背甲及腹甲。

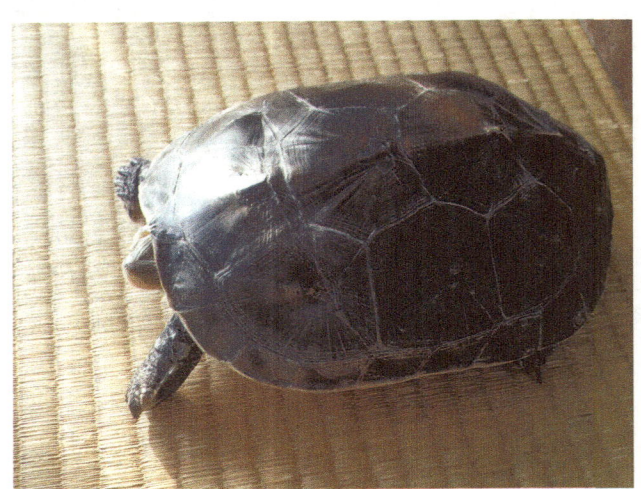

【形态特征】体呈扁圆形，腹背均有坚硬的甲。头形较粗略方，头顶前半部平滑，略呈三角形；鼓膜圆形明显。吻端尖圆，颌无齿而成角喙。背腹两甲等长。甲由骨板组成，骨板外被鳞甲，甲长约12 cm，宽8.6 cm。四肢扁平，指、趾间具蹼。尾短而细，头、四肢及尾均能缩入壳内。

【性味功效】味咸、甘，性微寒。滋阴潜阳，益肾强骨，养血补心，固经止血。

【古方选录】《丹溪心法·卷三》补肾丸：黄柏（炒）、龟板（酒炙）各一两半，干姜二钱，牛膝一两，陈皮半两。用法：上为末，姜汁和丸，或酒糊丸。每服七十丸，白汤下。主治：痿厥，筋骨软，气血俱虚甚者。

【用法用量】内服：煎汤，10~30 g，宜打碎先煎；或熬膏；或入丸、散。外用：适量烧灰存性，研末掺或油调敷。

【使用注意】脾胃虚寒者及孕妇忌服。

【现代研究】含天冬氨酸、谷氨酸、精氨酸等，锶、锌、铜、钙、磷、铁、钾等，角蛋白，骨胶原蛋白，胆固醇，胆甾醇，天门氨酸，苏氨酸，精氨酸等。有降低甲状腺及肾上腺皮质功能，增加生殖器官重量，促进生长发育，兴奋子宫，抗骨质疏松，提高细胞及体液免疫，抗凝血，增加冠脉流量，提高抗缺氧能力，以及解热、补血、镇静等作用。

139 魁蛤（海蛤壳）

【古籍原文】寒。润五脏，治消渴，开关节。服丹石人食之，使人免有疮肿及热毒所生也。

【药物来源】为帘蛤科动物青蛤 Cyclina sinensis (Gmelin) 的贝壳。

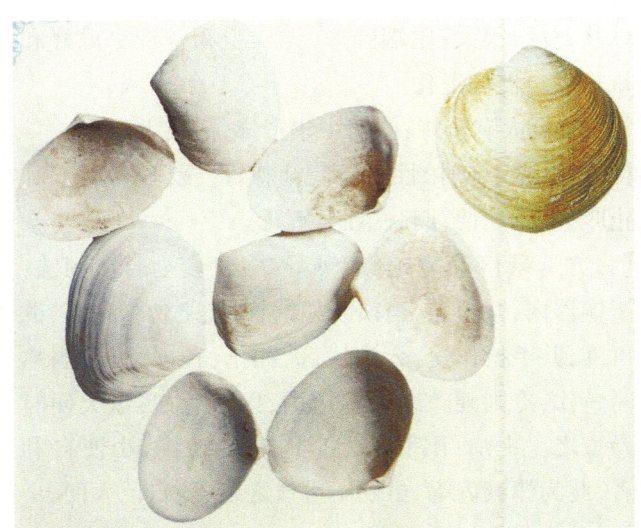

【形态特征】青蛤：贝壳2片，近圆形，高与长几相等，宽约为长的2/3。壳顶突出，位于背侧中央。韧带黄褐色。贝壳表面凸出，生长线在顶部细密，不甚明显。壳表面淡黄色或棕红色；壳内面白色，边缘具整齐小齿，小齿近背缘愈大。铰合部狭长而平，外套痕明显，外套窦深。前闭壳肌痕细长，呈半月形；后闭壳肌痕大，呈椭圆形。

【性味功效】苦、咸，寒。清热化痰，软坚散结，制酸止痛；外用收湿敛疮。

【古方选录】《种福堂方·卷二》青蛤丸（名见《卫生鸿宝·卷一》）：青黛（水飞净）、蛤粉（新瓦煅）各三钱。用法：蜜丸指头大。临卧，嚼化三丸。主治：痰火咳嗽、面鼻发红者。

【用法用量】内服：煎服，10~15 g，宜打碎先煎；或入丸、散。外用：适量，煅后研末调敷。

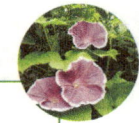

【使用注意】脾胃虚寒者慎服。

【现代研究】含碳酸钙,多种微量元素及氨基酸等。有利尿、消炎、止血等作用。

140 鳢鱼(乌鳢)

【古籍原文】下大小便壅塞气。

又,作鲙,与脚气风气人食之,效。

又,以大者洗去泥,开肚,以胡椒末半两,切大蒜三两颗,内鱼腹中缝合,并和小豆一升煮之。临熟下萝卜三五颗如指大,切葱一握,煮熟。空腹食之,并豆等强饱,尽食之。至夜即泄气无限,三五日更一顿。下一切恶气。

又,十二月作酱,良也。

【药物来源】为鲤科动物乌鳢 Ophicephalus argus Cantor的肉。

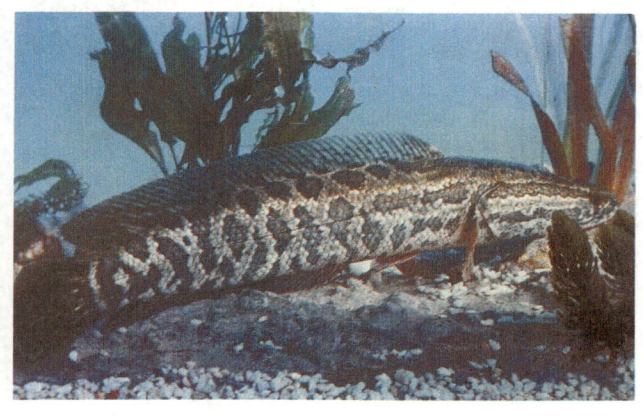

【形态特征】体圆呈棒状。体长为头长的3.2~3.7倍,为体高的4.5~4.8倍。头略扁平,其背部有许多小感觉孔。吻长圆形。口裂大。两颌、犁骨及腭骨均有细齿,有时还间杂大型牙齿。鳃裂大。背鳍47~52条,臀鳍31~33条,侧线鳞60~61片。尾鳍圆形。

【性味功效】味甘,性凉。补脾益胃,利水消肿。

【古方选录】《本经逢原》:活鳢鱼去腹垢,入独颗蒜令满,外涂湿黄泥,炭火炙食。主治:水肿腹大。

【用法用量】内服:去内脏,洗净煮食或火上烤熟食,250~500 g;研末,每次10~15 g。外用:适量捣敷。

【使用注意】《绍兴本草》:"有疮者不可食,令人瘢白。"

【现代研究】含蛋白质、脂肪、钙、磷、铁、烟酸,等等。

141 鲇、鳠

【古籍原文】鲇与鳠:大约相似,主诸补益,无鳞,有毒,勿多食。赤目、赤须者并杀人也。

【药物来源】为鲇科动物鲇鱼 Parasiurus asotus (Linnaeus)的全体或肉。

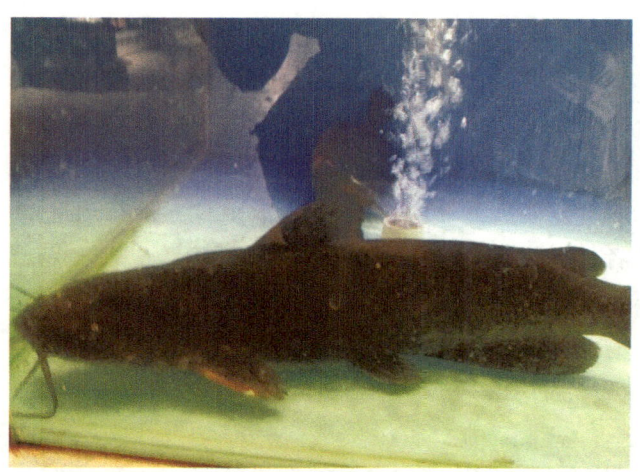

【形态特征】体长,前部平扁,后部侧扁。头宽;口阔,口裂向上倾斜,下颌突出,上下颌及锄骨上有许多绒状细齿。须2对,上颌须较长,下颌须短小。眼小,侧上位,位于头的前半部。体光滑无鳞,皮肤富黏液腺。背鳍4~6条,位于腹鳍之前。脑鳍圆,有一硬棘,雄体在棘前后缘有锯齿,雌体前缘有锯齿。臀鳍后端与尾鳍相连。尾鳍小,呈圆形。体灰色或褐色,具有黑色斑块。

【性味功效】味甘,性平。滋阴补虚,健脾开胃,下乳,利尿。

【现代用方】《吉林中草药》:鲇鱼1条,熬汤,沃鸡蛋,连续服用。主治:产妇乳汁不足。

【用法用量】内服:去内脏,洗净煮食,250 g。

【使用注意】《本草省常》:"同牛肉食生恶疮,同荆芥、犬肉食杀人,服何首乌者忌之。"

【现代研究】含三酰甘油、磷脂酰丝氨酸、磷脂酰胆碱、琥珀酸、丁酸、丙酸、草酸、延胡索酸、葡萄糖、果糖,以及钙、钾、钠、氯等。

142 鲫 鱼

【古籍原文】食之平胃气,调中,益五脏,和莼菜作羹食良。

作鲙食之，断暴下痢。和蒜食之，有少热；和姜酱食之，有少冷。

又，夏月热痢可食之，多益。冬月则不治也。

骨：烧为灰，敷恶疮上，三、五次瘥。

又，鲫鱼与鲂其状颇同，味则有殊。鲂是节化。鲫是稷米化之，其鱼肚上尚有米色。宽大者是鲫，背高肚狭小者是鲂，其功不及鲫鱼。

谨按：其子调中，益肝气。凡鱼生子，皆粘在草上及土中。寒冬月水过后，亦不腐坏。每到五月三伏时，雨中便化为鱼。

食鲫鱼不得食沙糖，令人成疳虫。丹石热毒发者，取荬苜和鲫鱼作羹，食一两顿即瘥。

【药物来源】为鲤科动物鲫鱼 Carassius auratus（L.）的肉或全体。

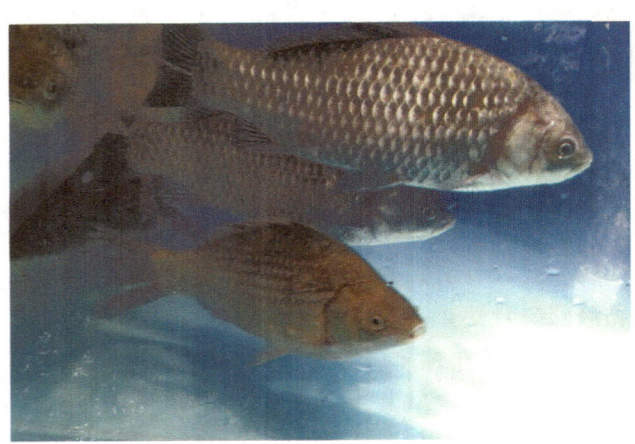

【形态特征】体侧扁，宽而高，腹部圆。体长可达 25 cm 以上。头小，吻钝，吻长等于吻宽。口端位，呈弧形。眼大。下咽齿单行，成侧扁，倾斜面有一沟纹。鳃耙细长，呈披针形。鳞大形圆。背鳍鳞Ⅲ 16～18 条，起点在吻端至尾基距离的中间。背、臀鳍均有硬刺，后缘呈锯齿状。体呈银灰色，背部较深，各鳍灰色。

【性味功效】味甘，性平。健脾和胃，利水消肿，通血脉。

【古方选录】《安老怀幼书》鲫鱼粥：鲫鱼肉七两，青粱米四两，橘皮末一分。用法：上相和煮作粥，下五味、椒、葱调和。空心食之，二服。主治：老人赤白痢，刺痛，不多食，瘦瘠。

【用法用量】内服：适量，去内脏，洗净煮食；或煅研入丸、散。外用：适量捣敷、煅存性研末撒或调敷。

【使用注意】《绍兴本草》："热疾者尤不宜食之。"

【现代研究】含蛋白质，脂肪，碳水化合物，钙、磷、铁，硫胺素，核黄素，烟酸，维生素 A、B_1、B_2、B_{12} 等。

143 鳝鱼（黄鳝）

【古籍原文】补五脏，逐十二风邪。患恶气人当作臛，空腹饱食，便以衣盖卧。少顷当汗出如白胶，汗从腰脚中出。候汗尽，暖五木汤浴，须慎风一日。更三五日一服，并治湿风。

【药物来源】为合鳃科动物黄鳝 Monopterus albus（Zuiew）的肉、皮、骨、血。

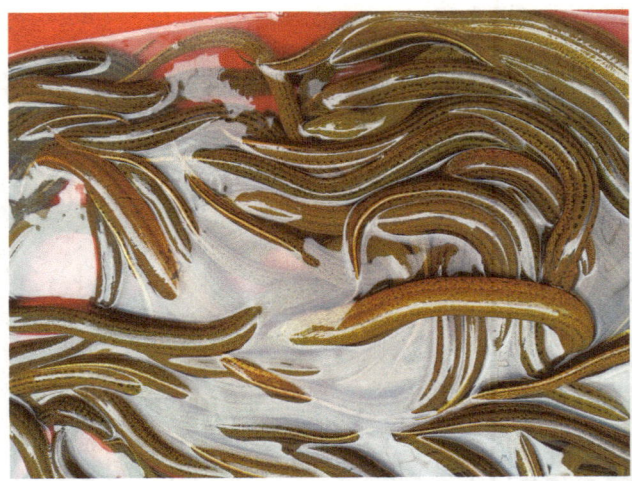

【形态特征】体细长，呈蛇形，向后渐侧扁，尾部尖细。头圆，吻端尖，唇发达，下唇尤其肥厚。上下颌及腭骨上部有细齿。眼小，为一薄膜所覆盖。两个鼻孔分离较远，后鼻孔在眼前缘的上方，前鼻孔在吻部。左右鳃孔在腹联合为一，呈"V"形。体无鳞。无胸腹鳍，背、臀鳍退化仅留低皮褶，无软刺，都与尾鳍相联合；体色微黄或橙黄，全体满布黑色小点，腹部灰白色。

【性味功效】鳝鱼肉：味甘，性温。益气血，补肝肾，强筋骨，祛风湿。鳝鱼皮：散结止痛。鳝鱼骨：清热解毒。鳝鱼血：味咸，性温。祛风通络，活血，壮阳，解毒，明目。

【古方选录】《本经逢原·卷四》大力丸：熊筋、虎骨、当归、人参等分。用法：为末，酒蒸大鳝鱼，取肉捣烂为丸，每日空腹酒下两许。主治：增气力。

【用法用量】鳝鱼肉：内服，去内脏，洗净煮食，100～

250 g;或捣肉为丸,或研末。外用适量,剖片敷贴。鳝鱼皮:内服,焙干研末,黄酒冲服,每日 3 g,每次 9 g。鳝鱼骨:外用适量,烧炭研末,麻油调涂或敷贴。鳝鱼血:外用适量,涂敷或滴耳、鼻;或研末敷。内服适量,和药为丸。

【使用注意】虚热及外感病患者慎服。

144 鲤鱼

【古籍原文】胆:主除目中赤及热毒痛,点之良。

肉:白煮食之,疗水肿脚满,下气。腹中有宿瘕不可食,害人。久服天门冬人,亦不可食。

刺在肉中,中风水肿痛者,烧鲤鱼眼睛作灰,内疮中,汁出即可。

谨按:鱼血主小儿丹毒,涂之即瘥。

鱼鳞:烧,烟绝,研。酒下方寸匕,破产妇滞血。

脂:主诸痫,食之良。

肠:主小儿腹中疮。

鲤鱼鲊:不得和豆藿叶食之,成瘦。

其鱼子,不得合猪肝食之。

又,凡修理,每断去脊上两筋及脊内黑血,此是毒故也。

炙鲤鱼切忌烟,不得令熏着眼,损人眼光。三两日内必见验也。

又,天行病后不可食,再发即死。

又,其在砂石中者,有毒,多在脑髓中,不可食其头。

【药物来源】为鲤科动物鲤鱼 *Cyprinus carpio* L. 的肉。

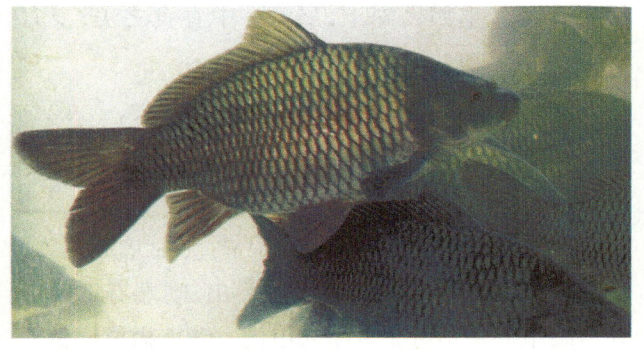

【形态特征】体呈纺锤形而侧扁,背部在背鳍前稍隆起。成鱼大者长达 60 cm。口端位,呈马蹄形;吻钝,唇厚。上颚两旁有短触须 1 对,口的后角有长触须 1 对。下咽齿 3 行,内侧齿呈白齿状。鳃孔阔。鳃耙 15～22 个。鳞大,圆形,紧着于皮肤,呈覆瓦状排列。背鳍起点在腹鳍起点之前;背鳍及臀鳍均有 1 根强大的硬刺,硬刺后缘呈锯齿状。体背部纯黑色,侧线的下方近金黄色,腹部淡白色,背、尾鳍基部微黑。雄鱼的尾鳍和臀鳍呈橙红色。

【性味功效】味甘,性平。健脾和胃,利水下气,通乳,安胎。

【古方选录】《鲟溪单方选》:金丝鲤鱼一尾,如常治净,用盐、酱、葱、胡椒末煮食。主治:久病噤口,病势欲绝。

【用法用量】内服:去内脏及鳞片,洗净蒸汤或煮食,100～240 g。外用:适量,烧灰,醋调敷。

【使用注意】风热外感者慎服。

【现代研究】含蛋白质、脂肪、钙、磷、铁等,以及组氨酸、胱氨酸、精氨酸、油酸、亚油酸等。有降血脂、抗血栓、降低血液黏度等作用。

145 鲟鱼

【古籍原文】有毒。主血淋。可煮汁食之。其味虽美,而发诸药毒。

鲊:世人虽重,尤不益人。服丹石人不可食,令人少气。发一切疮疥,动风气。不与干笋同食,发瘫痪风。小儿不与食,结症瘕及嗽。大人久食,令人卒心痛,并使人卒患腰痛。

【药物来源】为鲟科动物中华鲟 *Acipenser sinensis* Gray 的肉。

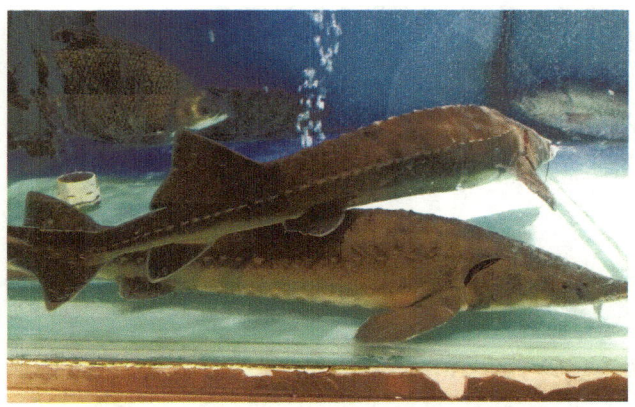

【形态特征】体长达 2 m 以上,背部狭而腹面平直。吻近犁形,略向上翘,头部被有光滑的骨板。口腹

位,成一横裂,吻须2对。眼小。鳃孔大。颌两侧各有1块骨板;体部具骨板5行,臀鳍前后各有1~2块;尾鳍上叶有棘状骨板一行,其他部分光滑无鳞。背鳍54~66条;胸鳍发达,着生于腹面;臀鳍32~41条;尾鳍歪形。体背和头部青灰色,腹部白色,鳍均为青灰色。

【性味功效】味甘,性平。益气补虚,活血通淋。

【现代用方】《中国药用海洋生物》:鲟鱼肉60 g,牡蛎30 g,夏枯草12 g。用法:煎服。主治:淋巴结肿大。

【用法用量】内服:去内脏,洗净煮食,50~100 g。

【使用注意】不宜久服。

【现代研究】含油酸、亚油酸、二十五碳烯酸、二十六碳烯酸、铁、铜、锌等。

146 猬

【古籍原文】肉:可食。以五味汁淹、炙食之,良。不得食其骨也。其骨能瘦人,使人缩小也。

谨按:主下焦弱,理胃气。令人能食。

其皮可烧灰,和酒服。及炙令黄,煮汁饮之,主胃逆。细锉,炒令黑,入丸中治肠风,鼠奶痔,效。

其脂:主肠风、痔瘘。可煮五金八石。与桔梗、麦门冬反恶。

又有一种,村人谓之豪猪,取其肚烧干,和肚屎用之。捣末细罗。每朝空心温酒调二钱匕。有患水病鼓胀者,服此豪猪肚一个便消,瘥。此猪多食苦参,不理冷胀,只理热风水胀。形状样似猬鼠。

【药物来源】为刺猬科动物刺猬 Erinaceus europaeus L. 或短刺猬 Hemiechinus dauuricus Sundevall 的皮或肉(刺猬肉)。

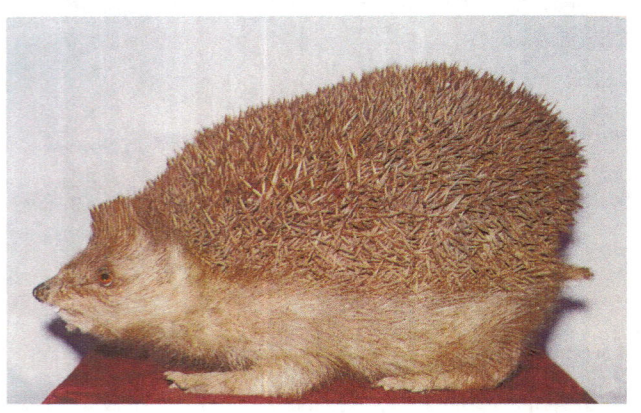

【形态特征】①刺猬:体形较大,体长约22 cm,尾长约2 cm。头宽,吻尖。耳短,不超过其周围之棘长。足及爪较长。身体背面被粗而硬的棘刺,头顶部之棘略向两分列。整个体背土棕色。脸部、体侧和腹面以及四肢的毛为灰白或浅黄色。四足浅棕色,头骨之关节窝后突甚小,显然低于颞乳突之高。

②短刺猬:外形同刺猬而略小。耳甚大,长于周围棘刺。棘由耳基前端稍后方起始,向后经背至尾部以上。头顶部棘不向两侧分裂。棘较细而短,由棕褐色与白色相间,整个背部呈浅褐色。全身无白色之棘。腹毛土黄色。

【性味功效】刺猬皮:味苦、涩,性平。化瘀止痛,收敛止血,涩精缩尿。刺猬肉:甘,平。降逆和胃,生肌敛疮。

【古方选录】《太平圣惠方·卷二十七》猬皮散:猬皮一两(烧灰),硫磺一分。用法:上药,都研令匀细。每服空心,以温酒调下一钱。主治:虚劳吐血。

【用法用量】刺猬皮:内服,煎汤,3~10 g;研末,1.5~3 g;或入丸剂。外用适量,研末调敷。刺猬肉:内服,洗净,取适量炙食或煮食。

【使用注意】孕妇慎服。

【现代研究】猬肉含角蛋白、胶原、弹性硬蛋白、脂肪等。刺主要由角蛋白组成,真皮层由胶原和其他蛋白质、脂肪组成。有收敛、止血等作用。

147 鳖(鳖甲)

【古籍原文】主妇人漏下,羸瘦。中春食之美,夏月有少腥气。

其甲:岳州、昌江者为上。赤足不可食,杀人。

【药物来源】为鳖科动物中华鳖 Trionychidae sinensis Wiegmann 的背甲。

【形态特征】体呈椭圆形,背面中央凸起,边缘凹入。腹背均有甲。头尖,颈粗长,吻突出,吻端有1对鼻孔。眼小。头颈可完全缩入甲内。背面橄榄绿色或黑棕色,边缘柔软。腹面黄白色有淡绿色斑。前肢5指,内侧3指和后趾有爪,指、趾间具蹼。

【性味功效】味咸,性微寒。滋阴清热,潜阳息风,软

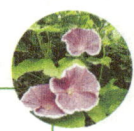

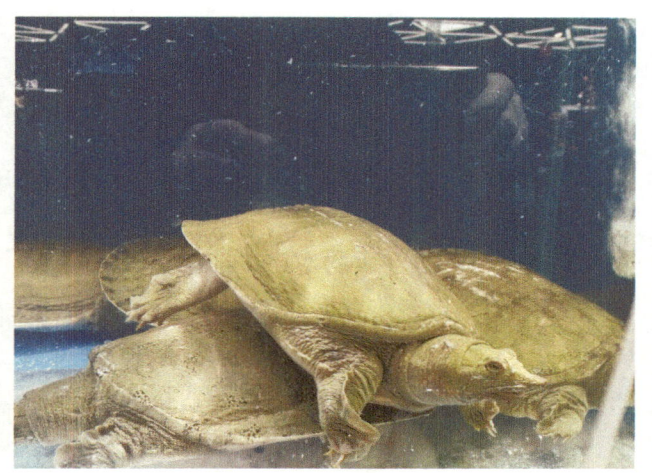

坚散结。

【古方选录】《太平圣惠方》：鳖甲三两。用法：酥炙令黄，为末。临发时温酒调下二钱。主治：久患劳疟瘴等。

【用法用量】内服：煎汤，10～30 g，入汤剂宜先煎；或熬膏，或入丸、散。外用适量，烧存性，研末掺或调敷。滋阴潜阳宜生用，软坚散结宜醋炙。

【使用注意】脾胃虚寒、食少便溏者及孕妇禁服。

【现代研究】含角蛋白、骨胶原蛋白、维生素、多糖、碳酸钙、磷酸钙、谷草、谷氨酸和铁、钙、铬等。有增强免疫力，防止细胞突变，抗肿瘤，抗四氯化碳致肝损伤，降低胆固醇、三酰甘油，保肝，增加骨密度和股骨钙含量，补血等作用。

148 蟹

【古籍原文】足斑、目赤不可食，杀人。主散诸热。

又，堪治胃气，理经脉，消食。

蟹脚中髓及脑，能续断筋骨。人取蟹脑、髓，微熬之，令内疮中，筋即连续。

又，八月前，每个蟹腹内有稻谷一颗，用输海神。待输芒后，过八月方食即好。未输时为长未成。经霜更美，未经霜时有毒。

又，盐淹之作蟹，有气味。和醋食之，利肢节，去五脏中烦闷气。其物虽恶形容，食之甚益人。

爪：能安胎。

【药物来源】为方蟹科动物中华绒螯蟹 Eriocheir sinensis H. Milne-Edwards 等多种淡水蟹的肉和内脏。

【形态特征】中华绒螯蟹：头胸甲呈圆方形，后半宽

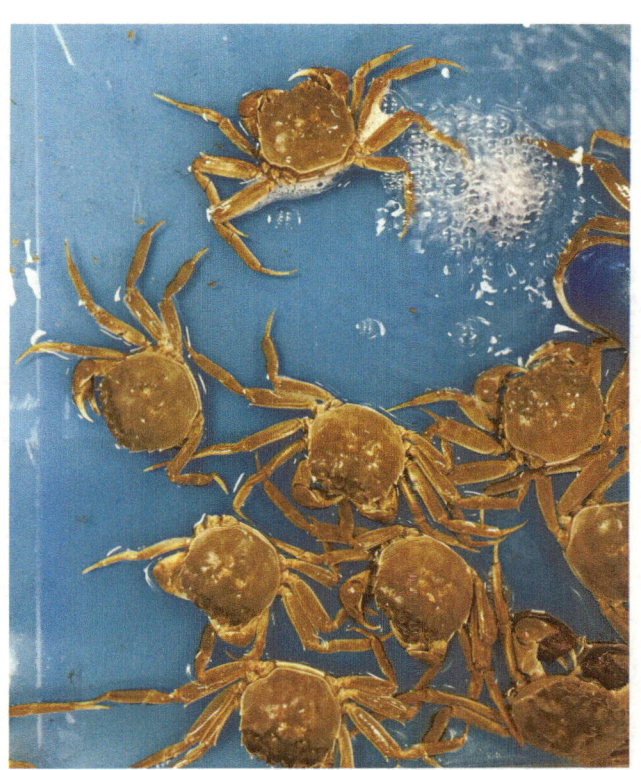

于前半。背面隆起，额及肝区凹陷。额宽，分4齿，眼1对，能活动。雄体螯足粗壮，较雌性为大，掌与指节基部内外密生绒毛，腕节内末端具1枚锐齿。雌体腹部近圆形；雄体略呈三角形，末端狭尖。背面青褐绿色，腹部色淡或灰白色。

【性味功效】味咸，性寒。清热，散瘀，消肿，解毒。

【古方选录】《肘后备急方》：治漆疮延及满身，疥疮湿癣之久不愈者，捣烂生蟹涂之。

【用法用量】内服：烧存性研末，或入丸剂，5～10 g。外用：适量，鲜品捣敷；或绞汁滴耳；或焙干研末调敷。

【使用注意】脾胃虚寒者慎服。

【现代研究】含蛋白质，脂肪，钙、磷、铁等，硫氨酸，核黄素，烟酸等。

149 乌贼鱼（乌贼干、海螵蛸）

【古籍原文】食之少有益髓。

骨：主小儿、大人下痢，炙令黄，去皮细研成粉，粥中调服之良。

其骨能销目中一切浮翳。细研和蜜点之妙。

又，骨末治眼中热泪。

又，点马眼热泪甚良。久食之，主绝嗣无子，益精。其鱼腹中有墨一片，堪用书字。

【药物来源】为乌贼科动物无针乌贼 Sepiella maindronide Rochebrune 或金乌贼 Sepia esculenta Hoyle 的肉（乌贼鱼）、内壳（海螵蛸）。

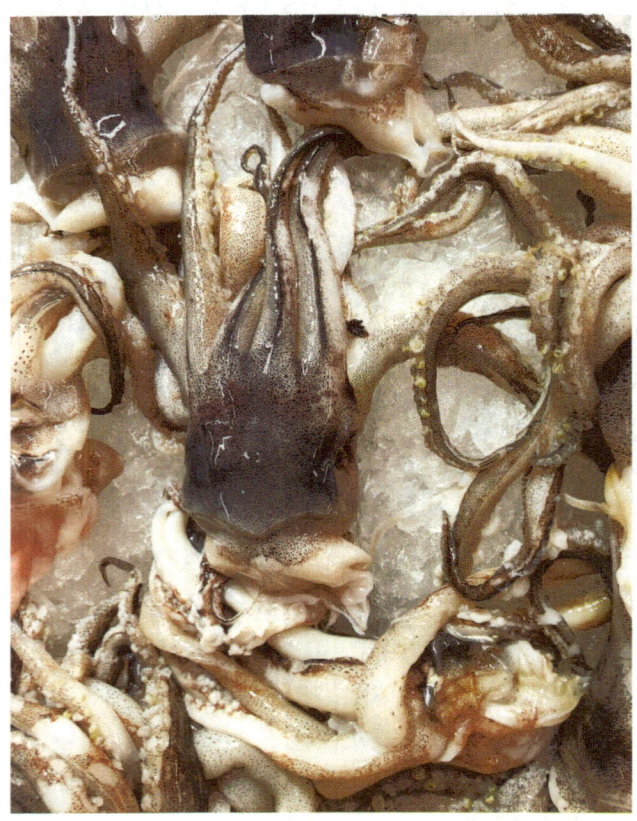

【形态特征】无针乌贼：动物体中等大，胴部椭圆形，长为宽的2倍。胴后端腹面有一腺孔，长流出红色腥臭浓汁。鳍前端略窄，向后端渐宽。内壳长椭圆形，长略为宽的3倍。末端无骨针，肛门附近有墨囊。

【性味功效】乌贼鱼肉：味咸，性平。养血滋阴。海螵蛸：味咸、涩，性温。收敛止血，涩精止带，制酸止痛，收湿敛疮。

【古方选录】《千金要方·卷四十一》鹿茸散：海螵蛸、当归各二两，鹿茸、阿胶各三两，蒲黄一两。用法：上五味治下筛。空心酒服方寸匕，日三，夜再服。主治：妇人漏下不止。

【现代用方】《海味营养与药用指南》：乌贼干1~2条，杜仲30 g。用法：炖熟，取肉及汤内服。主治：腰肌劳损。

《山东中草药手册》：海螵蛸15 g，白及18 g。

用法：共研细末。每次服4.5 g，日服3次。主治：胃出血。

【用法用量】乌贼鱼：内服，去内脏及内贝壳，洗净煮食，1~2条。海螵蛸：煎服，5~10 g。外用适量，研末敷患处。

【使用注意】乌贼鱼：《食物本草》"能动风气，不可久食。"海螵蛸：阴虚多热者不宜多服。

【现代研究】海螵蛸含碳酸钙，壳角质，黏液质，蛋氨酸、天冬氨酸、谷氨酸、镁、钾、锌等。有抗肿瘤、抗溃疡、抗辐射及接骨等作用。

150 鳗鲡鱼（鳗鱼）

【古籍原文】杀诸虫毒，干烧炙之令香。末，空腹食之。三五度即瘥。长服尤良。

又，熏下部痔，虫尽死。患诸疮瘘及疬疡风，长食之甚验。

腰肾间湿风痹，常如水洗者，可取五味、米煮，空腹食之，甚补益。湿脚气人服之良。

又，诸草石药毒，食之，诸毒不能为害。（又，压诸草石药毒，不能损伤人。）

又，五色者，其功最胜也。

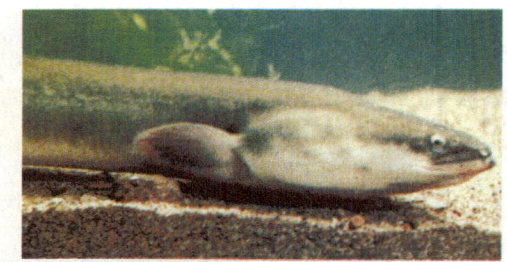
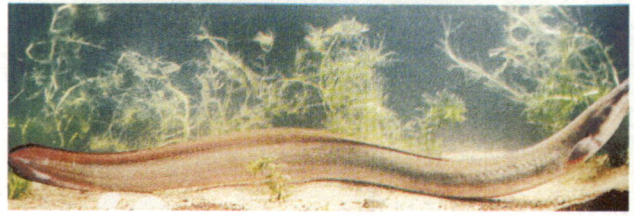

又，疗妇人带下百病，一切风瘙如虫行。其江海中难得五色者，出歙州溪泽潭中，头似蝮蛇，背有五色文者是也。

又，烧之熏毡中，断蛀虫。置其骨于箱衣中，断白鱼、诸虫咬衣服。

又，烧之熏舍屋，免竹木生蛀蚛。

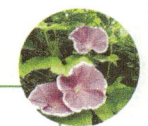

【药物来源】为鳗鲡科动物鳗鲡 Anguilla japonica Temminck et Schlegel 的全体。

【形态特征】体细长,长约 40 cm,全部呈圆筒形。头长而尖。吻部尖而平扁。眼小,位于头的前部。鼻孔每侧 2 个,后鼻孔接近眼的前方,前鼻孔呈小管状,位于吻端的两侧。口大而阔。鳃孔小,位于胸鳍基部的前方。侧线完全,鳞细小而长。体表多黏液体。背鳍长而低。臀鳍起点紧接于肛门后方。胸鳍近圆形,无腹鳍,尾鳍短和背鳍及臀鳍相连。体背部灰黑色,侧上缘微绿色,腹部白色。

【性味功效】味甘,性平。健脾补肺,益肾固冲,祛风除湿,解毒杀虫。

【古方选录】《经验广集》鳗鱼丸:大鳗鱼不拘几斤,水洗净,蒸笼铺荷叶,将鳗鱼放上,蒸一炷香取起,去头、尾、骨,捣烂,入炒熟山药末,丸如梧子大,晒干,加薄荷,磁器收固,勿走药气。用法:空心薄荷汤或酒下三四钱。主治:男妇一切虚弱证。

【用法用量】内服:去内脏,洗净煮食适量。

【使用注意】痰多泄泻者慎服。鳗鲡鱼血清有毒。禁食生鱼及饮鱼血,口腔黏膜、眼黏膜及受伤手指均需避免接触鱼血。

【现代研究】含蛋白质,维生素 A、B_1、B_2 及烟酸、钙、铁、磷、不饱和脂肪酸等。有降血脂、抗动脉硬化、抗血栓等作用。

151 鼍(扬子鳄)

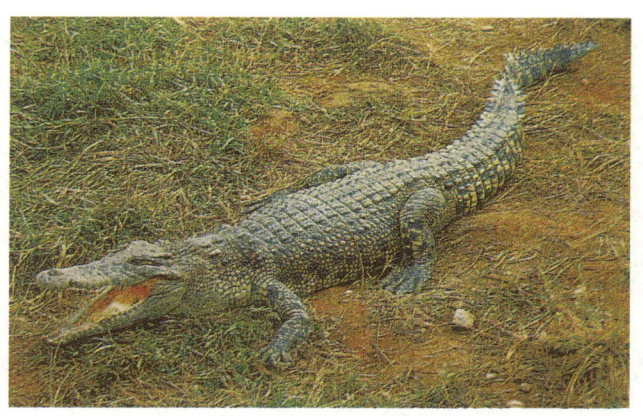

【古籍原文】疗惊恐及小腹气疼。

【药物来源】为鼍科动物扬子鳄 Alligator sinensis Fauvel 的肉。

【形态特征】形如蜥蜴而体极长大,大者全长达约 2 m。全体被有鳞甲。头部扁平;吻短而宽;上颌海侧有圆锥状齿 18 枚,下颌海侧齿为 19 枚。眼大,瞳孔垂直。耳孔呈裂缝状。鼻孔 1 对,开口于吻前端上方。颈部较细,有 2 对具纵棱的鳞片。躯干部较扁平。背面近黑绿色,散有黄色斑纹。腹面灰色。前肢 5 指,无蹼;后肢具 4 趾,趾间有蹼;指、趾端均有爪。尾长而侧扁,有灰黑色相间的环纹,近尾端甲片锋利。

【性味功效】味辛,性微寒;有小毒。化瘀,消积,杀虫。

【用法用量】内服:洗净煎汤,100～200 g;或焙干研末入丸、散。外用:适量,熬膏敷。

【现代研究】外壳表皮由 β-角蛋白组成,鳞甲含大量骨胶原。

152 鼋

【古籍原文】微温。主五脏邪气,杀百虫蛊毒,消百药毒,续人筋。

　　膏:摩风及恶疮。

　　又,膏涂铁,摩之便明。《淮南》方术中有用处。

【药物来源】为鳖科动物鼋 Pelochelys bibroni（Owen）的脂肪。

【形态特征】体长一般为 26～72 cm。吻端很短;背甲近圆形,散生小疣,暗绿色;腹面及前肢外缘和蹼,均呈白色。

【性味功效】味甘、咸,性平。滋阴潜阳,软坚散结,解毒杀虫。

【用法用量】内服:去内脏、鳞甲,取脂肪煎汤,10～20 g;或入丸、散。

153 鲛鱼(鲨鱼)

【古籍原文】平。补五脏。作鲙食之,亚于鲫鱼。作鲊鱐食之并同。

　　又,如有大患喉闭,取胆汁和白矾灰,丸之如豆颗,绵裹内喉中。良久吐恶涎沫,即喉咙开。腊月取之。

【药物来源】为皱唇鲨科动物白斑星鲨 Mustelus manazo Bleeker 或其他鲨鱼的肉。

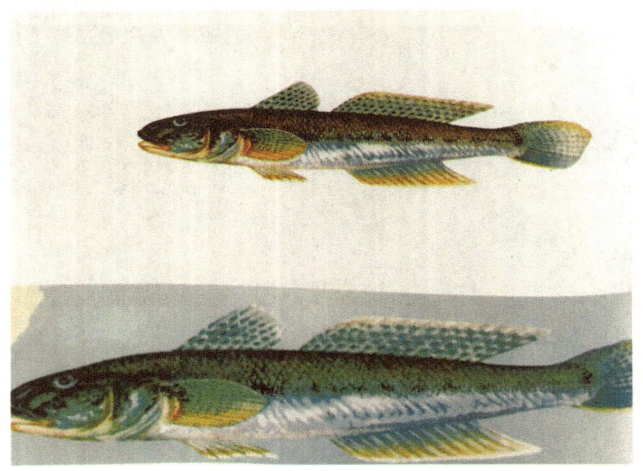

【形态特征】体细长形,长约60 cm。头宽。吻稍厚,前端钝。眼侧位,长圆形;眼后有小型喷水孔。鼻孔位于口至吻的1/3处,有鼻瓣3叶。口呈三角形,距吻端远,有唇褶。鳃孔5个。盾鳞细小。背鳍2条;第1背鳍较大;第2背鳍较小于第1背鳍;胸鳍始于第5鳃孔下方;腹鳍位于背鳍间隔前半部的下方;尾鳍的上叶直而略窄。背面和上侧面呈灰褐色。侧线显著。下侧面和腹面银白色。

【性味功效】味甘、咸,性平。补虚,健脾,利水,祛瘀消肿。

【现代用方】《中国药用海洋生物》:鲜鲨肉,绿豆,共煮1天,食用。主治:外痔。

【用法用量】内服:去内脏、鳞片,洗净煮食,100~200 g。

【使用注意】忌和甘草同用。

【现代研究】含L-乳酸脱氢酶、磷酸化酶激酶、谷草转氨酶、谷氨酰胺、腺苷二磷酸、丙氨酸、糖原、脂肪等。

154 白鱼(红鳍鲌)

【古籍原文】主肝家不足气,不堪多食,泥人心。虽不发病,终养置所食。

和豉作羹,一两顿而已。新鲜者好食。若经宿者不堪食。久食令人腹冷生诸疾。或淹,或糟脏,犹可食。

又可炙了,于葱、醋中重煮一两沸食之。调五脏,助脾气,能消食;理十二经络,舒展不相及气。

时人好作饼,炙食之。犹少动气,久亦不损人也。

【药物来源】为鲤科动物翘嘴红鲌 Erythroculter ilishaeformis (Bleeker) 及红鳍鲌 Culter erythropterus Basilewsky 的肉。

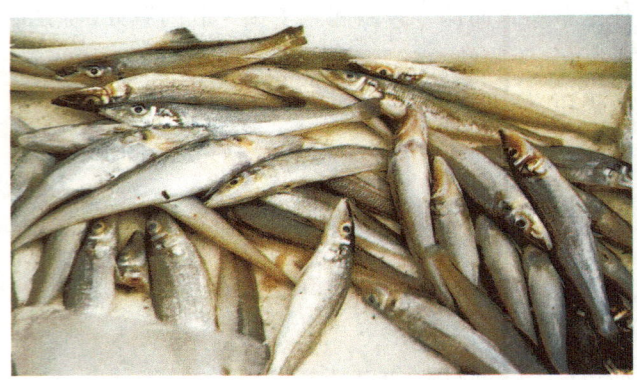

【形态特征】①翘嘴红鲌:体侧扁,延长,头背面平直,后部隆起。体长可至60 cm。口上位,下颌坚厚,急剧突出上翘。眼大,位于头的上侧方。下咽齿3行,齿顶端呈钩状。鳃耙细长。鳞小。侧线稍向腹方弯曲,后段横贯体侧正中。体背及体侧上部浅棕色,下部银灰腹面银白,背鳍和尾鳍呈灰黑色,胸、腹鳍及臀鳍均为灰白色。

②红鳍鲌:体稍长,侧扁,头后部明显突起,似驼背状。腹部自胸鳍基至肛门有腹棱。头中等大,口上位,下颌突出上翘。眼中等大,位于头侧上方。下咽齿3行,末端呈尖钩状。鳃耙25~29个。鳞小,侧线完全。背部青灰色,侧面和腹部银白色,背鳍和尾鳍的上叶呈青灰色,腹鳍、臀鳍及尾鳍下叶呈橙红色。

【性味功效】味甘,性平。开胃消食,健脾行水。

【现代用方】《常见药用动物》:红鳍鲌1条,煮食,每日服2次,连服数日。主治:产后抽筋。

【用法用量】内服:去内脏洗净,煮食,100~250 g。

【使用注意】患疥疮者慎服。

【现代研究】含水分,蛋白质,脂肪,钙、磷、铁、核黄酸、烟酸等。

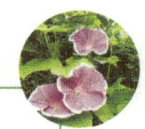

155 鳜鱼

【古籍原文】平。补劳,益脾胃。稍有毒。
【药物来源】为鮨科动物鳜鱼 Siniperca chuatsi (Basilewsky)的肉。

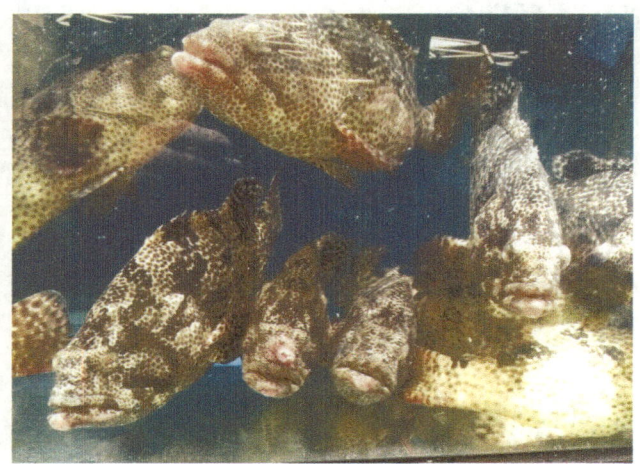

【形态特征】体侧扁,呈纺锤形,背部隆起。体长25 cm左右。头大,略倾斜。上下颌、锄骨、口盖骨上有大小不等的小齿。前鳃盖骨后缘成锯齿状,有4~5个大棘,鳃盖骨后部有2个棘。鳞细小,侧线弯曲;胸鳍、臀鳍、尾鳍均为圆形。体色棕黄,腹部灰白,自吻端通过眼部至背鳍前部,有一黑色条纹。
【性味功效】味甘,性平。补气血,益脾胃。
【古方选录】《调燮类编》:腊八日收鳜鱼烧存性,研细,用酒调服。主治:小儿斑痘不出。
【用法用量】内服:取适量,去内脏洗净,煮或蒸熟后食用;或烧存性,研末,酒调服。
【使用注意】寒湿证慎食。
【现代研究】含水分,蛋白质,脂肪,钙、磷、铁,核黄酸,烟酸等。

156 青鱼

【古籍原文】主脚气烦闷。又,和韭白煮食之,治脚气脚弱,烦闷,益心力也。
　　又,头中有枕,取之蒸,令气通,曝干,状如琥珀。此物疗卒心痛,平水气。以水研服之良。
　　又,胆、眼睛:益人眼。取汁注目中,主目暗。亦涂热疮,良。

【药物来源】为鲤科动物青鱼 Mylopharyngodon piceus (Richardson)的肉。

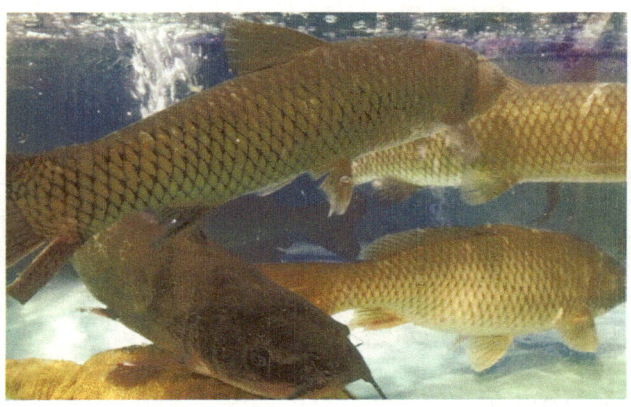

【形态特征】体略呈圆筒形,尾部侧扁,腹部圆,无腹棱。头部稍平扁。口端位,呈马蹄形。吻长大于眼径,上颌长于下颌。眼侧位,眼间距隆起,呈弧形。下咽齿1行,呈臼齿状,咀嚼面光滑,无槽纹。鳃耙19~21个。鳞圆形,背鳍Ⅲ7~8条,起点与腹鳍相对;臀鳍Ⅲ8~9条;背鳍和臀鳍均无硬刺。体背及体侧上半部青黑色,腹部乳白色,各鳍均为灰黑色。
【性味功效】味甘,性平。化湿除痹,益气和中。
【现代用方】《中国有毒鱼类和药用鱼类》:青鱼肉同韭白煮食。主治:脚气。
【用法用量】内服:去内脏,洗净煮食,100~200 g。
【使用注意】《日华子本草》:"不可同葵、蒜食之。"
【现代研究】含水分,蛋白质,脂肪,钙、磷、铁,核黄酸、烟酸等。

157 石首鱼(黄鱼)

【古籍原文】作干鲞,消宿食。主中恶,不堪鲜食。
【药物来源】为石首鱼科动物大黄鱼 Pseudosciaena crocea (Rich.)或小黄鱼 Pseudosciaena polyactis Bleeker的肉。
【形态特征】①大黄鱼:体近长方形而侧扁,背缘及腹缘的前方隆凸而后方为低。体长约30 cm。头大而侧扁,吻圆钝。眼中等大,侧上位。鼻孔每侧2个,较大,接近于眼。口前位,宽阔而斜。上、下颌相等,唇薄。鳃孔大,鳃耙较长。鳞片栉状;侧线前部较弯曲,后部较直。背鳍起点在胸鳍起点的上方,臀鳍起点约与背鳍鳍条的中部相对,胸鳍起点在鳃盖

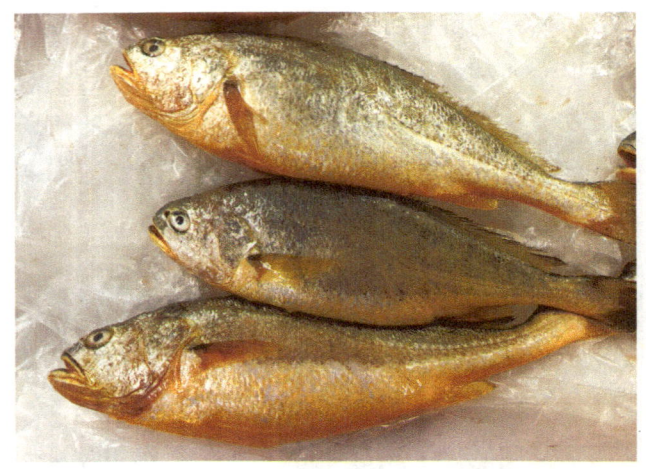
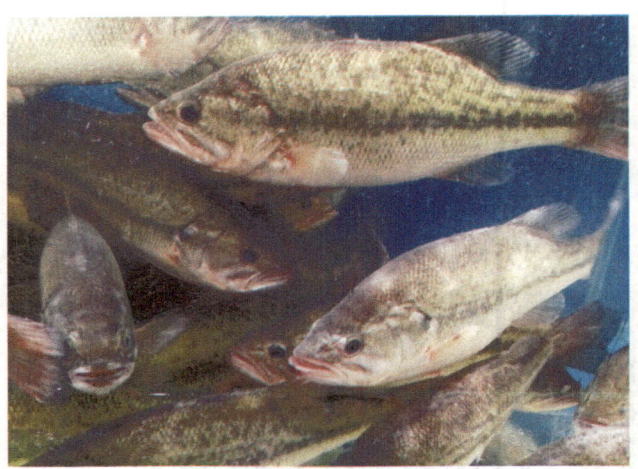

后,尾鳍楔形。体背侧灰黄色,下侧金黄色。

②小黄鱼:形状和大黄鱼相近。体长约 20 cm。背鳍起点与胸鳍的起点相对。臀鳍起点稍后于背鳍鳍条的中部,胸鳍长而尖,尾鳍楔形。体背侧灰褐色,两侧及腹侧为黄色,背鳍边缘灰褐色。

【性味功效】味甘,性平。益气健脾,补肾,明目,止痢。

【现代用方】《常见药用动物》:小黄鱼 1 条(除去内脏洗净),生葱 4 片。共炖熟食用。主治:胃痛。

【用法用量】内服:去内脏,洗净煮或炖熟后食用,100～250 g。

【使用注意】患风疾、痰疾及疮疡者慎服。

【现代研究】含蛋白质,脂肪,灰分,钙、磷、铁,硫胺素、核黄素等。

158 嘉 鱼

【古籍原文】微温。常于崖石下孔中吃乳石沫,甚补益。微有毒。其味甚珍美也。

【现代研究】目前尚无相关资料。

159 鲈 鱼

【古籍原文】平。主安胎,补中。作鲙尤佳。补五脏,益筋骨,和肠胃,治水气。多食宜人。作鲊犹良。

又,暴干甚香美。虽有小毒,不至发病。

【药物来源】为鮨科动物鲈鱼 Lateolabrax japonicus (Cuvier et Valenciennes) 的肉。

【形态特征】体长,侧扁,背腹面皆钝圆,背部在第 1 背鳍起点处隆起。体长约 40 cm,头略尖,中等大。吻尖,口大,稍倾斜。上下颌、锄骨、口盖骨上都有细齿。前鳃盖骨后缘有锯齿,鳃盖后缘具 1 棘。鳃孔大。鳞小,呈栉形;背鳍、臀鳍基部鳞片小。体色背部灰白,两侧及腹部银白,体侧上半部及背鳍上有黑色斑点,背鳍和尾鳍呈灰色,有黑色边缘,背鳍中有黑色条纹。

【性味功效】味甘,性平。益脾胃,补肝肾。

【现代用方】《中国药用海洋生物》:适量的鲈鱼肉,与葱、生姜煎汤服食。主治:小儿消化不良。

【用法用量】内服:去内脏,洗净,煮或蒸后食用,60～240 g;或作鲙食。

【使用注意】《嘉祐本草》:"多食发痃癖及疮肿,不可与乳酪同食。"

【现代研究】含水分,蛋白质,脂肪,钙、磷、铁,核黄素、烟酸等。

160 鲎

【古籍原文】平。微毒。治痔,杀虫。多食发嗽并疮癣。

壳:入香,发众香气。

尾:烧焦,治肠风泻血,并崩中带下及产后痢。

脂:烧,集鼠。

【药物来源】为鲎科动物东方鲎 Tachypleus tridentatus Leach 的肉。

【形态特征】体长约 70 cm,宽约 30 cm,全体深褐色。头胸及腹部各有 1 个坚硬的甲壳被覆。头胸部背甲广阔如马蹄形,背面有 3 条纵脊,中央 1 条的前端有

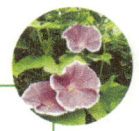

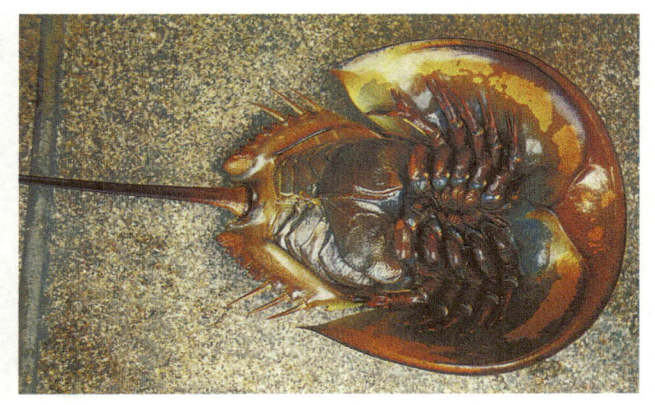

单眼1对,两侧纵脊上,各有复眼1对。腹面有口,口缘有附肢6对,均呈钳状。腹部背甲呈六角形,两侧有缺刻及短刺,腹面有板状的附肢6对;第1对附肢左右愈合呈盖板,下有生殖孔1对;其他5对的外肢后面各有1对叶状鳃。腹部下面有1条强直的剑状物,称为剑尾。

【性味功效】味辛、咸,性平;有毒。清热明目,解毒消肿。

【现代用方】《广西药用动物》:鲜鲎肉和卵适量,煮熟吃。主治:眼红,青光眼。

【用法用量】内服:去甲壳、内脏,洗净煮食,5~10 g。

【使用注意】《食疗本草》:"多食发嗽并疮癣。"

【现代研究】含胆甾醇、鲎肽、蛋白质、酸性黏多糖、凝集素等。

161 时鱼(鲥鱼)

【古籍原文】平。补虚劳,稍发疳痼。

【药物来源】为鲱科动物鲥鱼 *Macrura reevesii* (Richardson)的肉或全体。

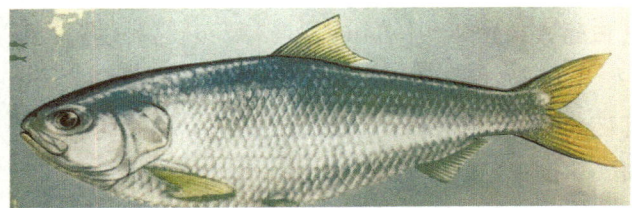

【形态特征】体长,椭圆形,侧扁。长约24 cm。头侧扁,前端钝尖,口大,颌稍长。鳞片大而薄,上有细纹;无侧线,体侧纵列鳞41~47片;横列鳞16~17片。腹部狭窄,腹面有大形而锐利的棱鳞。腹鳍极小,胸鳍、腹鳍基部有大而成长形的腋鳞。背鳍起点与腹鳍相对。尾鳍深分叉,被有小鳞。体背及头部灰黑色,上侧略带蓝绿色光泽,下侧和腹部银白色,腹鳍、臀鳍灰白色,尾鳍边缘和背鳍基部淡黑色。

【性味功效】味甘,性平。健脾补肺,行水消肿。

【现代用方】《中国动物药》:鲥鱼一条去内脏,酌加姜、葱、盐,蒸食。主治:阴虚体倦、四肢酸软无力。

【用法用量】内服:适量,去内脏,洗净煮或蒸后食用。外用:适量,蒸油涂。

【使用注意】不宜多食、久食。

【现代研究】含蛋白质,脂肪,碳水化合物,钙、磷、铁,烟酸等。

162 黄颡鱼

【古籍原文】一名鮠鮧。醒酒。亦无鳞,不益人也。

【药物来源】为鮠科动物黄颡鱼 *Peltcobagrus fulvidraco* (Richardson)的肉或全体。

【形态特征】动物体长20 cm以上,腹面平直,体后半部侧扁,尾柄较细长。头大且扁平,吻短。口大,下位,两颌及口盖骨上有绒毛状齿带。眼小,侧位。须4对,鼻须末端可伸至眼后;上颌须1对,末端可延至胸鳍基部;颐须2对。鳃孔大。全体裸露无鳞。侧线完全。背鳍位于胸鳍的后上方与腹鳍的前上方,有硬棘,棘后缘有锯齿。胸鳍17条。臀鳍21~25条。尾鳍分叉。体呈黄色。背部黑褐色,体侧有宽而长的黑色断纹;腹部为淡黄色,尾鳍上下叶各有黑色的纵纹。

【性味功效】味甘,性平。祛风利水,解毒敛疮。

【古方选录】《医林集要》:黄颡三尾,绿豆一合,大蒜三瓣。用法:水煮烂,去鱼食豆,以汁调商陆末一钱服。主治:水气浮肿。

【用法用量】内服:去内脏,洗净煮食,100~200 g。外用适量,烧存性研末调敷。

【使用注意】《饮食须知》:"反荆芥。"

163 比目鱼(牙鲆)

【古籍原文】平。补虚,益气力。多食稍动气。

【药物来源】为牙鲆科动物牙鲆 *Paralichthys olivaceus* (Temminck et Schlegel)及其近缘种的肉。

【形态特征】牙鲆：体长圆形，侧扁，一般长30～80 cm。头中大，高大于长。吻略长。两眼均位于头部左侧；眼间隔宽平。口大，前位，上下颌约等长，各有1行锥状牙。前腮盖骨边缘游离，腮孔狭长。胸鳍上方侧线呈弓状弯曲。背鳍起点在上眼前缘附近。臀鳍起点在胸鳍基底下方。有眼侧体色为灰褐色，在侧线上、下、后部有3个与瞳孔大小相似的明显黑斑。各鳍有暗色斑纹；胸鳍略带黄褐色。无眼侧白色，各鳍淡黄色。

【性味功效】味甘，性平。健脾益气，解毒。

【现代用方】《海味营养与药用指南》：牙鲆煮熟，常服。主治：虚劳。

【用法用量】内服：去内脏，洗净，煮食，100～200 g。

【使用注意】不宜多服。

【现代研究】含蛋白质、脯氨酸、苏氨酸、脂肪、钙、磷、铁等。

164 鲚 鱼

【古籍原文】发疥，不可多食。

【药物来源】为鳀科动物鲚鱼 *Coilia ectenes* Jordan et Seale 的肉。

【形态特征】体长，侧扁，背部平直，腹缘稍隆凸。体长15～30 cm。头小，吻短，顶端略圆钝。口大，下位，口裂倾斜，上下颌、口盖骨、锄骨上具有细齿。全体被薄而透明的圆鳞，无侧线；体侧纵列鳞74～84片，横列鳞11片。腹鳍前方为16～22条，腹鳍后方为29～36条。背鳍11～13条，起点距吻端较近。胸鳍前6根鳍条延长，游离成丝状，臀鳍长度超过体长的一半。腹鳍和尾鳍都很小，尾鳍下方与臀鳍后端相连。体背和头部稍带灰黑色，侧面和腹部银白色。

【性味功效】味甘，性平。健脾补气，泻火解毒。

【现代用方】《山东药用动物》：鲚鱼肉与冰片捣烂，外敷。主治：疮疖痈疽。

【用法用量】内服：去内脏，洗净煎汤或煮食，100～300 g。外用：适量，捣敷。

【使用注意】不宜多食。湿邪内阻及疮疥、败疽、痔瘘者慎服。

165 鯸鮧鱼（河豚）

【古籍原文】有毒，不可食之。其肝毒杀人。缘腹中无胆，头中无鳃，故知害人。若中此毒及鲈鱼毒者，便锉芦根煮汁饮，解之。

又，此鱼行水之次，或自触着物，即自怒气胀，浮于水上，为鸦鹞所食。

【药物来源】为鲀科动物弓斑东方鲀 *Fuga ocellatus* (Osbeck) 的肉。

【形态特征】体长约10 cm。吻短，圆钝。口小，端位，唇发达。上下颌各有1对板状门齿，中缝显著。眼小，位于头侧正中轴的上方。鳃孔小，为一弧形裂缝，位于胸鳍的前方。体表曲，并有分枝。背鳍呈圆刀状，位于肛门后上方；臀鳍12条；无腹鳍；胸鳍宽短，近方形；尾鳍后端平截。体背灰褐色，腹面白色，体侧稍带黄褐。有气囊。内脏及血液有剧毒。

【性味功效】味甘，性温；有毒。滋补肝肾，祛湿止痛。

【现代用方】《中国药用海洋生物》：鲜河豚鱼肉，煮熟食用。主治：腰腿酸软。

【用法用量】内服：去内脏、血液，洗净久煮（煮2 h以上），适量食用。

【使用注意】疮、疖、脚气患者慎服。

【现代研究】含河豚毒素、氨基酸、甜菜碱、有机酸等。有止血，镇痛等作用。

166 鳊 鱼

【古籍原文】平。补五脏，益筋骨，和脾胃。多食宜人。作鲊尤佳。曝干甚香美。不毒，亦不发病。

【药物来源】为鲤科动物鳊鱼 *Luciobrama macrocephalus* (Lacépède) 的肉。

【形态特征】体甚长，略侧扁，腹部圆。头前半部细长，稍成管状，吻端平扁似鸭嘴形。口上位，下颌向上倾斜，且长于上颌。眼中等大，距吻端较近，两颊很宽。下咽齿1行，细长。鳞细小，侧线向腹面微弯。背鳍无硬刺。臀鳍Ⅲ 9～11条。尾鳍分叉很深。背部深灰色，腹部及两侧下半部银白色。

【性味功效】味甘,性平。补五脏,益筋骨,和脾胃。
【现代用方】《中国动物药》:鲸鱼适量,姜3片,葱头2个,盐少许。久煎。食肉饮汁,连服1星期,停2天再服1星期。主治:久病体弱、筋骨痿软。
【用法用量】内服:去内脏,洗净煮食,100~200 g。

167 黄鱼（鳇鱼）

【古籍原文】平。有毒。发诸气病,不可多食。亦发疮疥,动风。不宜和荞麦同食,令人失音也。
【药物来源】为鲟科动物鳇鱼 *Huso dauricus*（Georgi）。的肉

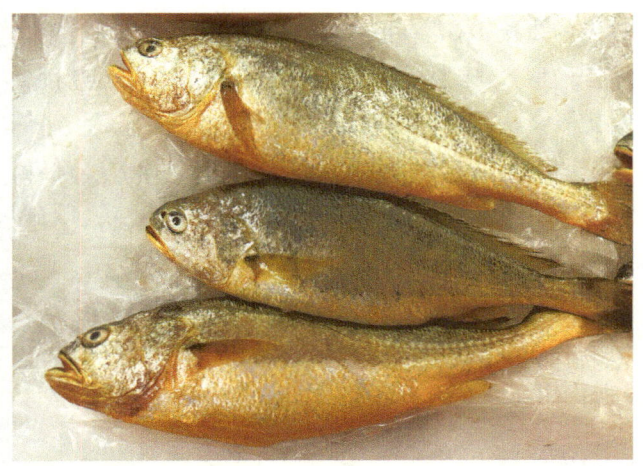

【形态特征】体长约2 m。头略呈三角形,吻长而较尖锐。头部表面被有多数骨板。口下位,宽大;口前方有吻须2对。眼小,距吻端较近。左右鳃膜向腹面伸展。全体被纵列的菱形骨板5行,骨板上有尖锐微弯的刺。背鳍43~57条;臀鳍26~36条,起点在背鳍的后部下方。体表黑青色,两侧黄色,腹面灰白色;背部骨板黄色,侧骨板黄褐色。
【性味功效】味甘,性平。益气补虚。
【现代用方】《中国药用海洋生物》:鳇鱼肉50 g,白术9 g,山药9 g,陈皮9 g。用法:水煎服,每日2次。主治:贫血,营养不良,脾虚泄泻。
【用法用量】内服:去内脏,洗净煮食,50~100 g。
【使用注意】不宜久服。
【现代研究】含油酸、亚油酸、二十五碳烯酸、铁、铜、锰、锌、镁等。

168 鲂鱼

【古籍原文】调胃气,利五脏。和芥子酱食之,助肺气,去胃家风。

消谷不化者,作鲙食,助脾气,令人能食。

患疳痢者,不得食。作羹臛食,宜人。其功与鲫鱼同。
【药物来源】为鲤科动物三角鲂 *Megalobrama terminalis*（Richardson）的肉。
【形态特征】体高,侧扁,全体呈菱形,体长约50 cm。头很细小。口小,口裂倾斜,上下颌等长,上盖有坚硬的角质。眼侧位,至吻端的距离较至鳃盖后缘的距离为近。下咽齿3行。鳃耙17~22个。背鳍3~7条,具有强大而光滑的硬刺;背鳍高度显著大于头长。胸鳍刚达到腹鳍的基部。腹鳍仅伸至肛门。臀鳍条多数为26~28条。尾鳍分叉深,下叶较上叶为长。体呈青灰色,头的背面及体的背部较深,侧面灰色带有浅绿色泽,腹部白色,各鳍均呈灰黑色。
【性味功效】味甘,性平。健脾益胃,消食和中。
【用法用量】内服:去内脏、鳞片,洗净煮食,100~200 g。
【使用注意】《食疗本草》:"患疳痢者,不得食。"

169 牡鼠

【古籍原文】主小儿痫疾、腹大贪食者:可以黄泥裹烧之。细拣去骨,取肉和五味汁作羹与食之。勿令食着骨,甚瘦人。

又,取腊月新死者一枚,油一大升,煎之使烂,绞去滓,重煎成膏。涂冻疮及折破疮。
【药物来源】为鼠科动物褐家鼠 *Rattus norvegicus* Berkenhout 的全体或肉。
【形态特征】动物体长15~22 cm,体重70~290 g。耳短而厚。尾长短于体长。后足较粗大。前足4趾,后足5趾,均具爪。雌性乳头6对。毛色背部棕褐色至灰褐色,毛基深灰色,毛尖棕色,头及背部杂有黑色毛,粗糙。腹面灰白色,毛的基部灰褐色。足背具白毛。尾毛两色,上面黑褐色,下面灰白色。

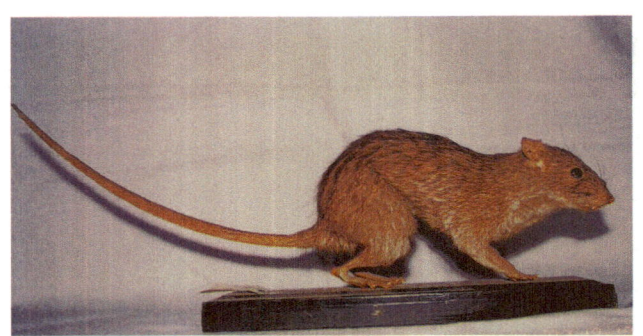

【性味功效】味甘，性平。补虚消痦，续筋接骨，解毒疗疮。

【古方选录】《食疗本草》：取腊月新死者一枚。用法：油一大升，煎之使烂，绞去滓，重煎成膏。涂搽患处。主治：冻疮及折破疮。

【用法用量】内服：去内脏、皮毛，洗净煮食或炙食，1～2只；或入散剂。外用：1只，熬膏涂；或烧存性研末敷。

【使用注意】误食，令人目黄成疸。

170 蚌

【古籍原文】大寒。主大热，解酒毒，止渴，去眼赤。动冷热气。

【药物来源】为蚌科动物背角无齿蚌 Anodonta woodiana Lea. 或褶纹冠蚌 Cristaria plicata Lea.、三角帆蚌 Hyriopsis cumingii Lea. 等蚌类的肉。

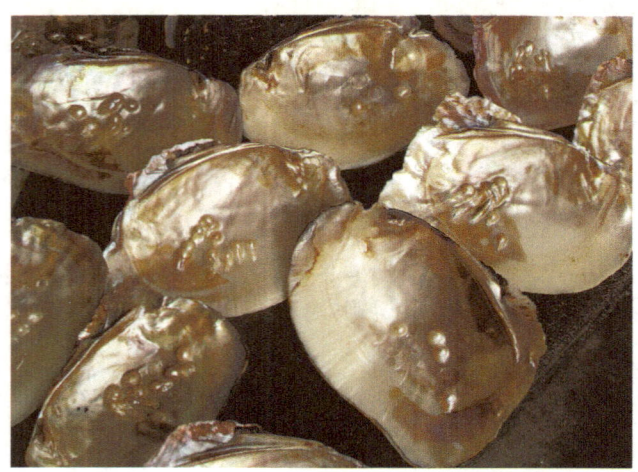

【形态特征】①背角无齿蚌：贝壳2片，呈具有角突的卵圆形，壳长约为壳高的1.5倍。前端稍圆，后部略呈斜切形，末部钝尖，腹缘弧形。壳顶部位于背缘中央稍偏前方。壳前背缘短于后背缘背部形成一钝角突起。后背部有自壳顶射出的3条粗肋脉。铰合部无齿；韧带坚固。闭壳肌痕长椭圆形，大而浅；外套肌痕显明。壳内面珍珠层乳白色，有光泽，边缘部为青灰色。

②褶纹冠蚌：贝壳略似不等边三角形。前部短而低，前背缘冠突不明显。后部长而高，后背缘向上斜出，伸展成为大型的冠。壳面深黄绿色至黑褐色。铰合部强大，左右两壳各有1高大的后侧齿，前侧齿细弱。

③三角帆蚌：贝壳略呈四角形。左右两壳顶紧接在一起，后背缘长，向上突起形成大的三角形帆状后翼，帆状部弱易断。铰合齿发达，左壳有拟主齿和侧齿各2枚；右壳有拟主齿2枚，侧齿1枚。

【性味功效】味甘、咸，性寒。清热，滋阴，明目，解毒。

【现代用方】《广西药用动物》：鲜蚌肉60 g，蝉花9 g。用法：炖汤服。孕妇用时要慎重。主治：眼睛红赤。

【用法用量】内服：去壳，洗净煮食，90～150 g。

【使用注意】脾胃虚寒者慎服。

【现代研究】含蛋白质，锰、铁、镁、锌、铜等微量元素。

171 车螯

【古籍原文】车螯、蝤蛑类，并不可多食之。

【药物来源】为砗磲科动物砗蚝 Hippopus hippopus (Linnaeus) 的壳。

【形态特征】贝壳呈不等四边形或菱形，壳质重而坚厚，一般壳长153 mm，高117 mm，宽113 mm。两壳大小相等。壳顶位于背缘稍靠前方，壳顶前方中凹，足丝孔狭窄，足丝孔边缘有排列整齐、紧锁的齿状突起。壳前端凸圆，后端稍尖，腹缘呈波状屈曲。壳白色或黄白色，粗糙不平，具有粗细不等的放射肋多条。壳内面白色，有光泽。铰合部狭长，左、右壳各具主齿和侧齿1枚。外套痕不清晰。闭壳肌痕卵圆形。足大，足丝不发达。

【性味功效】味甘、咸，性寒。清热解毒，消积解酒。

【古方选录】《圣济总录·卷一二八》车螯散：车螯壳（烧灰）十两，黄连（去须）一两，蚬壳（多年白烂者，

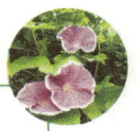

以黄泥裹烧)五两。用法：上三味，捣罗为散。每服二钱匕，空心，用甘草酒调下，日晚再服。主治：乳痈及一切肿毒。

《日华子诸家本草》：车螯壳烧赤，醋淬二度为末，同甘草等分酒服。并以醋调敷之。主治：疮疥肿毒。

【用法用量】内服：煎汤，10～15 g；或入散剂。外用：适量，研末调敷。

【使用注意】《食疗本草》："车螯、蜻蛸类，并不可多食之。"

【现代研究】含砗磲凝集素等。

172 蚶（瓦楞子）

【古籍原文】温。主心腹冷气，腰脊冷风；利五脏，健胃，令人能食。每食了，以饭压之。不尔令人口干。

又云，温中，消食，起阳。味最重。出海中，壳如瓦屋。

又云，蚶：主心腹腰肾冷风，可火上暖之，令沸，空腹食十数个，以饮压之，大妙。

又云，无毒，益血色。

壳：烧，以米醋三度淬后埋，令坏。醋膏丸，治一切血气、冷气、症癖。

【药物来源】为蚶科动物魁蚶 Arca inflate Reeve、毛蚶 Arca subcrenata Lischke 或泥蚶 Arca granosa Linnaeus 等的贝壳和肉。

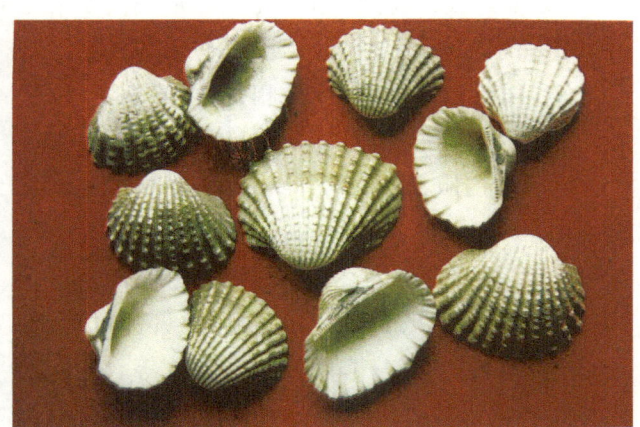

【形态特征】①魁蚶：贝壳2片，坚厚，呈斜卵圆形，极膨胀，合抱近于球形。壳顶稍接近，背部两侧略呈钝角；腹缘圆，前端短，后端延伸。放射肋宽，平滑整齐，42～48条。壳面白色，被棕色外皮及细毛；壳内面白色，近顶部略灰色。边缘厚，有与放射肋沟相当的突齿。铰合齿约70枚。外套痕与闭壳肌痕均明显。外套边缘厚，有褶襞，外侧具有与边齿相当的刻纹。

②毛蚶：贝壳长卵圆形，质坚厚，壳长 54 mm 左右，高 46 mm 左右，两壳极膨胀，右壳比左壳稍小，两壳顶间的距离中等。壳表放射肋30～35条，肋凸较密，方形小结节在左壳上较明显。壳表面被有棕褐色绒毛状壳皮，外壳内面白色或灰黄色。铰合部直，铰合齿约50枚。前闭壳肌痕呈马蹄形，后闭壳肌痕为卵圆形。

③泥蚶：贝壳卵圆形，极坚厚，壳长 43 mm 左右，高 36 mm 左右，两壳相当膨胀，宽度略小于高度。两壳顶间的距离较远，壳表放射肋发达，共18～21条，肋上具有极显著的断续颗粒状结节。壳内面灰白色，边缘具有与壳面放射肋相应的深沟。铰合齿约40枚。前闭壳肌痕呈三角形；后闭壳肌痕大近方形。

【性味功效】瓦楞子：味咸，性平。消痰化瘀，软坚散结，制酸止痛。蚶肉：味甘，性温。补气养血，温中健胃。

【古方选录】《经验方》：瓦楞子（醋煅七次）九两，乌贼骨六两，广皮三两（炒）。用法：研极细末，每日三次，每次服二钱，食后开水送下。主治：胃痛吐酸水，噫气，甚则吐血者。

【用法用量】瓦楞子：煎服，9～15 g，宜打碎先煎；研末，每次1～3 g；或入丸、散。外用适量，煅后研末调敷。蚶肉：内服去壳，洗净煮食，100～300 g。

【使用注意】瓦楞子：《本草用法研究》"无瘀血痰积者勿用。"蚶肉：不可多食；内有湿热者慎服。

【现代研究】瓦楞子含碳酸钙，磷酸钙，硅酸盐，磷酸盐，镁、铁等。有抗消化性溃疡，抑制幽门螺杆菌等作用。毛蚶水解液有保肝、降血糖、降血脂等作用。

173 蛏

【古籍原文】味甘，温，无毒。补虚，主冷利。煮食之，主妇人产后虚损。生海泥中，长二三寸，大如指，两头开。

主胸中邪热、烦闷气。与服丹石人相宜。天行病后不可食,切忌之。

又云,蛏:寒,主胸中烦闷邪气,止渴。须在饭食后,食之佳。

【药物来源】为竹蛏科动物缢蛏 Sinonovacula constricta（Lamarck）的肉。

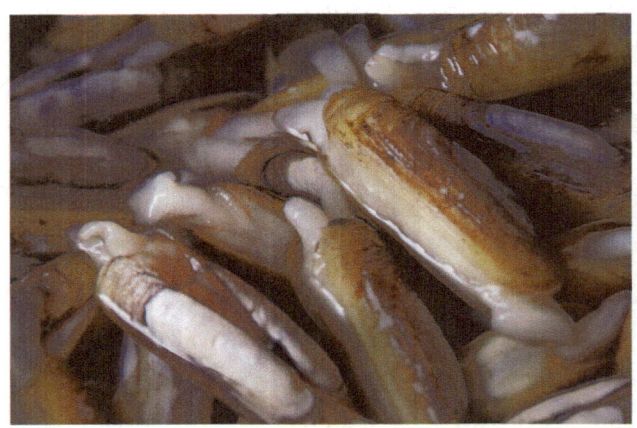

【形态特征】贝壳2片,薄而脆,长圆柱形。壳长4～8 cm。壳顶位于背缘略靠前端。背腹缘近于平行,前缘稍圆,后缘略呈截形。外韧带黑褐色,略近三角形。壳面平滑,有一条微凹的斜沟;壳面顶部带脱落而呈白色。壳内面白色,壳顶下面有与壳表凹沟相对的突起。铰合部小,外套痕显著,外套窦宽大,前端呈圆形。

【性味功效】味咸,性寒。补阴,清热,除烦。

【现代用方】《泉州本草》:蛏干60 g,炖蒜头梗服。主治:湿热水肿。

【用法用量】内服:洗净,晾干煮食,50～100 g(鲜品可用至250 g)。

【使用注意】不宜生食。

【现代研究】含水分,蛋白质,碳水化合物,钙、磷、铁、糖原等。

174 淡 菜

【古籍原文】温。补五脏,理腰脚气,益阳事。能消食,除腹中冷气,消痃癖气。亦可烧,令汁沸出食之。多食令头闷、目暗,可微利即止。北人多不识,虽形状不典,而甚益人。

又云:温,无毒。补虚劳损,产后血结,腹内冷痛。治症瘕,腰痛,润毛发,崩中带下。烧一顿令饱,

大效。又名"壳菜",常时频烧食即苦,不宜人。与少米先煮熟后,除肉内两边锁及毛了,再入萝卜,或紫苏,或冬瓜皮同煮,即更妙。

【药物来源】为贻贝科动物厚壳贻贝 Mytilus crassitesta Lischke 和其他贻贝类的肉。

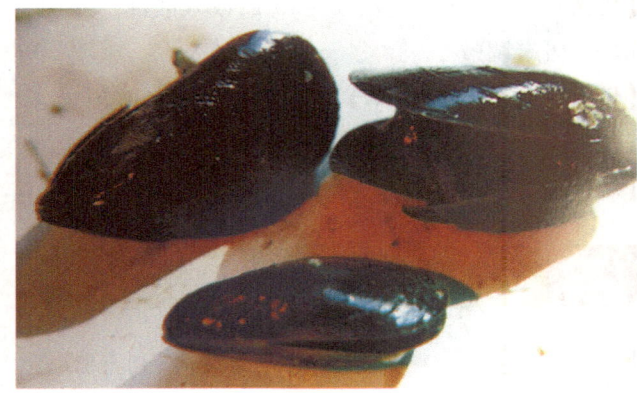

【形态特征】厚壳贻贝:贝壳2片,呈楔形。壳顶尖小,位于壳之最前端。壳后缘圆,下部小而弯向腹缘。生长纹明显。壳表面棕黑色,壳顶常磨损而显白色。壳内面灰蓝色,具珍珠光泽。外套痕及闭壳肌痕明显,前闭壳肌痕小,位于壳顶内方,后闭壳肌痕大,卵圆形,位于后端背缘。足后端成片状,前端呈棒状。足丝粗,淡黄色。

【性味功效】味甘、咸,性温。补肝肾,益精血,消瘿瘤。

【古方选录】《温病条辨·卷三》小定风珠:鸡子黄(生用)一枚,真阿胶二钱,生龟板六钱,童便一杯,淡菜三钱。用法:水五杯,先煮龟板、淡菜得两杯,去滓,入阿胶,上火烊化,内鸡子黄,搅令相得,再冲童便,顿服之。主治:既厥且哕,脉细而劲。

【用法用量】内服:去壳,晾干,洗净煎汤,15～30 g;或入丸、散。

【使用注意】《日华子诸家本草》:"多食令头闷目暗。"

【现代研究】含扇贝醇酮,硅藻黄质,贻贝黄质,脂肪酸,氨基酸,蛋白质,三丁基锡、二丁基锡等。有延缓衰老的作用。

175 虾

【古籍原文】平。无须及煮色白者,不可食。

谨按:小者生水田及沟渠中,有小毒。小儿患赤

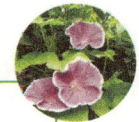

白游肿,捣碎敷之。

动风发疮疥。(勿作鲊食之),鲊内者甚有毒尔。

【药物来源】为长臂虾科动物青虾 Macrobrachium nipponense (de Haan)等多种淡水虾的全体或肉。

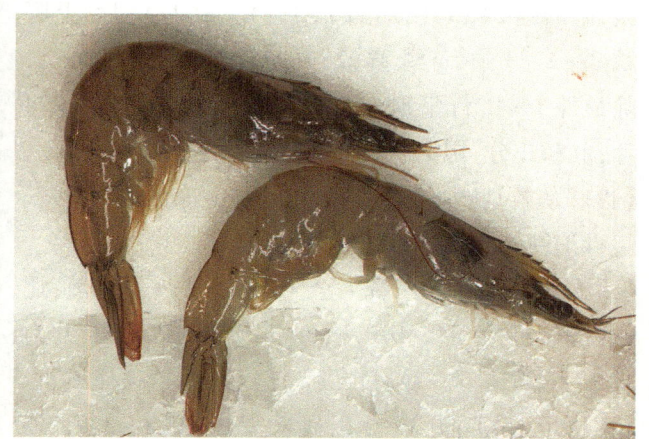

【形态特征】动物体形粗短。头胸部较粗大,头胸甲前缘向前延伸呈三角形突出的剑额,上缘平直。剑额两侧具有柄的眼1对。头部附肢5对,第1、2对成细长鞭状的触角,余3对为口器的部分。胸部有附肢8对,前3对成颚足,其他5对为步足,第1对及第2对步足,钳状。腹部7节,分节明显,腹甲在分节处柔软而薄,能弯曲自如。腹部附肢6对,第6对为尾肢,甚宽大,与尾节组成尾鳍。尾节短于尾肢,尾节背面有2对短小的活动刺。

【性味功效】味甘,性微温。补肾壮阳,通乳,托毒。

【古方选录】《本草纲目拾遗》虾米酒:鲜虾米一斤,取净肉捣烂,黄酒热服,少时乳至,再用猪蹄汤饮之,一日几次,其乳如泉。主治:无乳及乳病。

【用法用量】内服:鲜虾洗净,取适量,煮食或炒食。外用适量,生品捣敷。

【使用注意】湿热泻痢、痈肿热痛、疥癞瘙痒者慎服。

【现代研究】含水分、蛋白质、脂肪、钙、磷、铁、核黄素、烟酸、淀粉酶、蛋白酶、游离氨基酸、精氨酸和丙氨酸等。

176 蚺 蛇

【古籍原文】膏:主皮肤间毒气。

肉:主温疫气。可作脍食之。如无此疾及四月勿食之。

胆:主蛊疮瘘,目肿痛,痔蛊。

小儿疳痢,以胆灌鼻中及下部。

除疳疮,小儿脑热,水渍注鼻中。齿根宣露,和麝香缚之。其胆难识,多将诸胆代之。可细切于水中,走者真也。又,猪及大虫胆亦走,迟于此胆。

【药物来源】为蟒科动物蟒蛇 Python molurus bivittatus Schlegel 除去内脏及皮的全体、脂肪和胆。

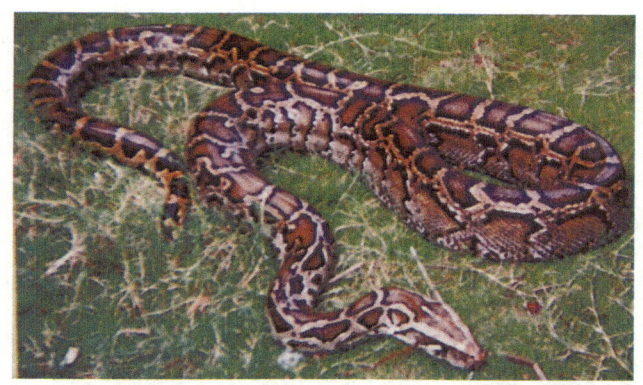

【形态特征】全长6~7 m。头小,吻端扁平。背面灰棕色或黄色,背脊具有1行红棕色、镶黑边略呈方形的大斑块,两侧各有1行较小而中央色较浅的斑块。头颈部背面有一矛形斑,头部腹面黄白色,躯干及尾腹面黄白色杂有少数黑褐色斑。眶前鳞2片,眶后鳞3片或4片;上唇鳞10~12片,吻鳞及前2片上唇鳞有唇窝,前后若干下唇鳞有较浅的唇窝。背鳞平滑无棱,中段65~72行;腹鳞较窄小,255~263片;尾下鳞65~69对。

【性味功效】蚺蛇肉:味甘,性温。祛风活络,杀虫止痒。蚺蛇膏:味甘,性平。祛风,解毒,清热润肤。蚺蛇胆:味甘、苦,性寒。杀虫除疳,明目退翳,消肿止痛。

【古方选录】《濒湖集简方》蚺蛇酒:蚺蛇肉一斤,羌活一两(绢袋盛之)。用法:用糯米二斗,蒸熟,安曲于缸底,置蛇于曲上,乃下饭,密盖。待熟取酒,以蛇焙研和药,其酒每随量温饮数杯,忌风及欲事,亦可袋盛酒饮。主治:诸风瘫痪,筋挛骨痛,痹木瘙痒,杀虫辟瘴及疠风疥癣恶疮。

《普济方·卷六十九》蚺蛇膏:用蚺蛇膏和麝香末敷之。主治:牙露。

《太平圣惠方·卷八十七》吹鼻通脑散:蚺蛇胆一分研入,犀角屑一分,谷精草一分。用法:上件药捣细罗为散，每日三两吹绿豆大于鼻中，每吹药后，以新汲水调半钱服之。三岁以下，即服一字。主治：小儿一切疳，头发干竖作穗，眼睛有膜，鼻头生疮。

【用法用量】蚺蛇肉：内服，去内脏及鳞片，洗净，取适量，煮食；或浸酒；或焙干研末。蚺蛇膏：外用适量，熔化涂敷。蚺蛇胆：内服，研末1～1.5g，酒化或水化服。外用适量，研末调敷或吹鼻。

177 蛇蜕皮

【古籍原文】主去邪，明目。治小儿一百二十种惊痫，寒热，肠痔，蛊毒，诸蛊恶疮，安胎。熬用之。

【药物来源】为游蛇科动物王锦蛇 *Elaphe carinata* (Guenther)、红点锦蛇 *Elaphe rufodorsata* (Cantor)、黑眉锦蛇 *Elaphe taeniurus* Cope 等蜕下的皮膜。

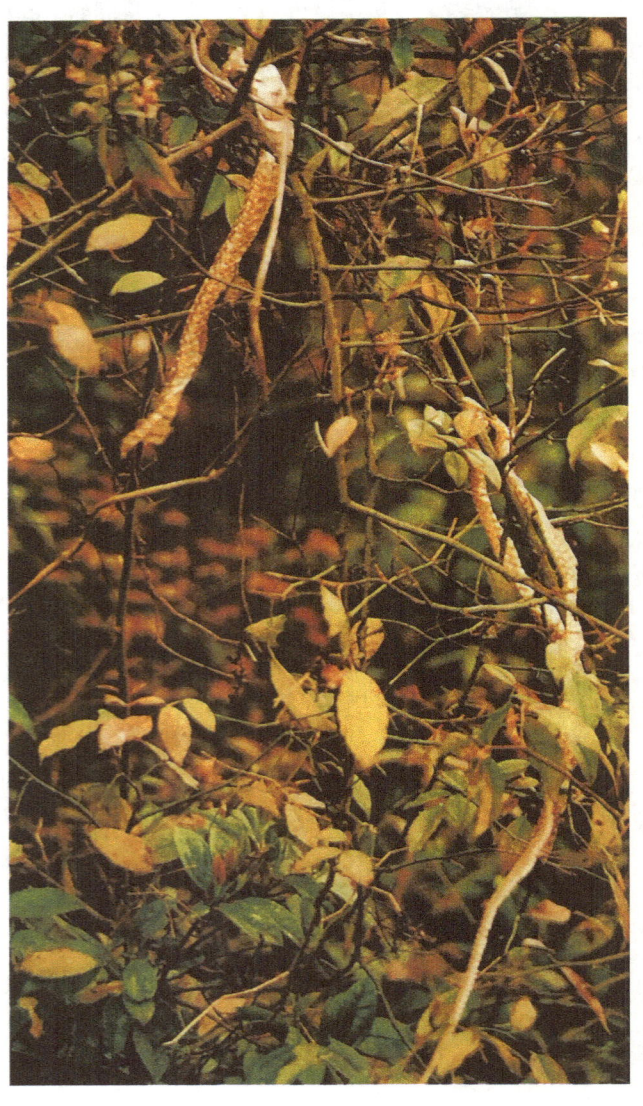

【形态特征】王锦蛇：体粗壮，全长2m左右。全身黑色，杂以黄色花斑，形似菜花，体前部有若干黄色横纹，头背棕黄色，鳞缘黑色，散以黑色斑，在尾下形成黑色纵纹。眶前鳞1片，其下方常有1～2片小鳞，眶后鳞2(3)片；颞鳞2(3、1)+3(2、4)片，上唇鳞3-2-3式，背鳞23(25)-23(21)-19(17)行，除最外1～2行平滑，余均具强棱；腹鳞203～224片；肛鳞2分，尾下鳞69～102对。

【性味功效】味甘、咸，性平。祛风，定惊，退翳，止痒，解毒消肿。

【古方选录】《古今医统大全·卷八十二》蛇蜕散：蛇蜕（洗，炙焦）、露蜂房（洗，过蜜，炙焦）。用法：共为细末，温酒调下一钱，日二服。主治：风疹瘙痒不止。

【用法用量】煎服，3～6g；研末，每次1.5～3g。外用适量，煎汤洗；研末撒或调敷。

【使用注意】孕妇禁用。

【现代研究】含骨胶原、酸性蛋白质、氨基酸、糖原、核酸等。有消炎、抑制红细胞溶血等作用。

178 蝮蛇

【古籍原文】主诸蛊。

肉：疗癞，诸瘘。下结气，除蛊毒。如无此疾者，即不假食也。

【药物来源】为蝰科动物蝮蛇 *Agkistrodon halys* (Pallas) 的肉。

【形态特征】体长54～80cm。头部呈三角形，背面浅褐色到红褐色，正脊有2行深棕色圆斑，彼此交错排列略并列，背鳞外侧及腹鳞间有1行黑褐色不规则粗点，略呈星状；腹面灰白，眶后鳞2(3)片，眶下鳞新月形，颞鳞2+4(3)枚；上唇鳞2-1-4(2-1-3、3-1-4)式。背鳞21(23)-21-17(15)行，中段最外行平滑或均具棱；腹鳞138～168片；肛鳞完整；尾下鳞28～56对，少数为单行。

【性味功效】味甘，性温；有毒。祛风，通络，止痛，解毒。

【古方选录】《肘后备急方》：大蝮蛇一枚，切勿令伤，以酒渍之，大者一斗，小者五升，以糠火温，令下，寻取蛇一寸许，以腊月猪膏和，敷疮。主治：白癞。

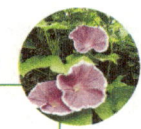

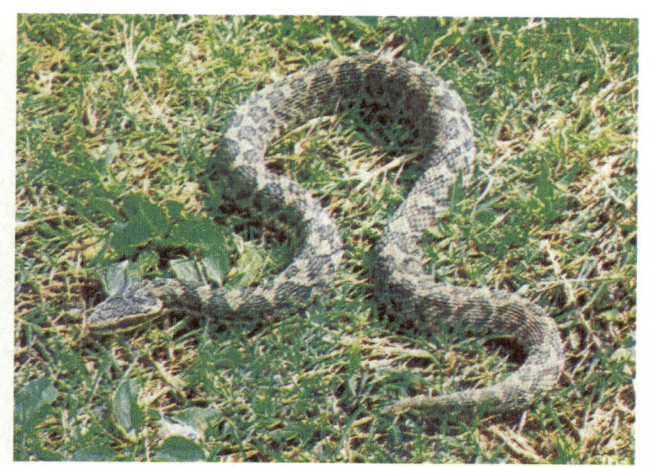

【用法用量】内服:浸酒,每条蝮蛇用60度白酒1000 mL浸3个月,每次饮5~10 mL,日饮1~2次;或烧存性研成细粉,每次0.5~1.5 g,日服2次。外用:适量,油浸、酒渍或烧存性研末调敷。

【使用注意】阴虚血亏者慎服,孕妇禁服。

【现代研究】含牛磺酸,脂肪,脂质,挥发油,磷酸胆碱、磷酸肌醇等。有消炎作用。

179 田 螺

【古籍原文】大寒。汁饮疗热,醒酒、压丹石。不可常食。

【药物来源】为田螺科动物中国圆田螺 Cipangopaludina chinensis (Gray)的全体。

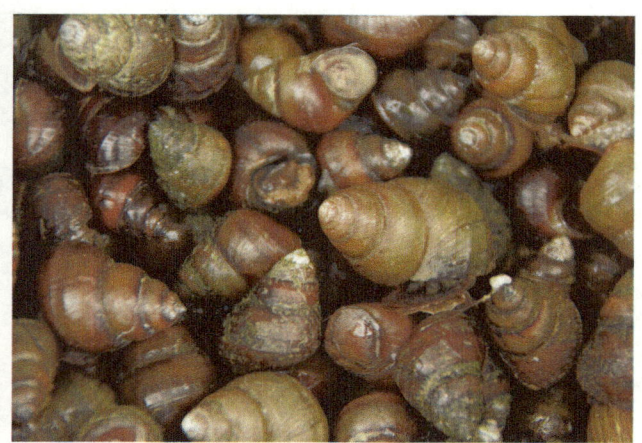

【形态特征】螺壳圆锥形,高达5~7 cm。壳顶略尖,螺层6~7层,缝合线深,体螺层很大;壳口卵圆形,边缘整齐;厣角质上有同心环状排列的生长纹。体柔软,头部呈圆柱形,前端有突出的吻;吻前端腹面有口,其基部有触角1对,雄性的右触角较左侧的粗而短,顶端有生殖孔开口,成为交接器。足位于头部下方,形大,跖面广阔,前端略呈截状,后端圆,足背面中央隆起呈圆柱状,与头、壳轴肌和内脏囊相连。头和足能缩入螺壳,缩入后其厣即将螺壳封闭。

【性味功效】味甘、咸,性寒。清热,利水,止渴,解毒。

【古方选录】《医钞类编》:田螺二枚,盐半匙。生捣敷脐下一寸三分。主治:小便不通,腹胀如鼓。

【用法用量】内服:洗净,取适量,煎汤,或煅存性研末。外用:适量,取涎涂或捣敷。

【使用注意】《本草经疏》:"目病非关风热者不宜用。"

180 海 月

【古籍原文】平。主消痰,辟邪鬼毒。

以生椒酱调和食之良,能消诸食,使人易饥。

又,其物是水沫化之,煮时犹是水。入腹中之后,便令人不小便。故知益人也。

又,有食之人,亦不见所损。此看之,将是有益耳。亦名"以下鱼"。

【药物来源】为不等蛤科动物海月 Placuna placenta (L.)的肉。

【形态特征】贝壳2片,圆形而扁平,壳质薄,透明,边缘很易破碎。左右两壳不等。壳面放射肋及同心的生长纹都极细密,近腹缘的生长纹略呈片状。壳表面白色,顶部微紫色。壳内面亦白色,具云母样光泽。铰合部大,右壳具有2枚长度不等的齿尖,作"八"字形排列,左壳相应的部位,形成2条凹陷,上有紫黑色的韧带。闭壳肌1个,闭壳肌痕圆形,位于壳的中央。足部退化成指状。

【性味功效】味甘,性平。消食化痰,调中利膈。

【现代用方】《中国药用海洋生物》:海月壳煅后研粉,外敷。主治:湿烂疮。

【用法用量】内服:去壳,洗净煎汤,15~30 g。

【现代研究】海月壳含碳酸钙、角壳硬蛋白。

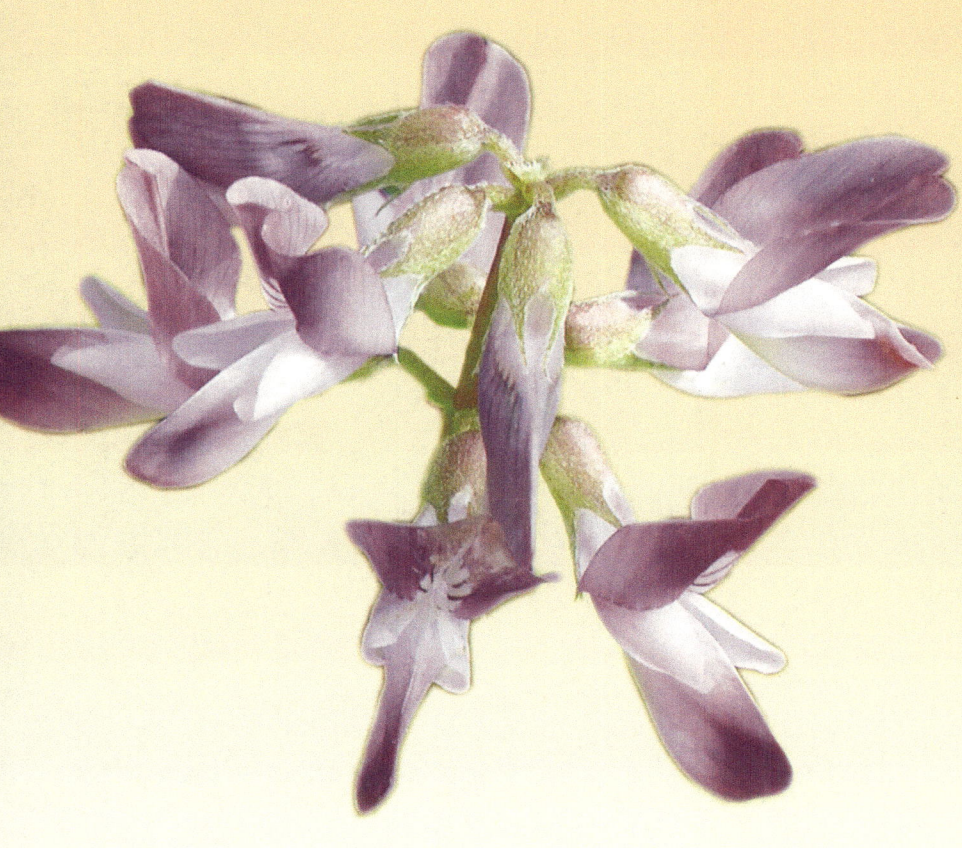

卷下

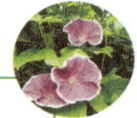

181 胡 麻

【古籍原文】润五脏,主火灼。山田种,为四棱。土地有异,功力同。休粮人重之。填骨髓,补虚气。

（青蘘）：生杵汁,沐头发良。牛伤热亦灌之,立愈。

（胡麻油）：主暗痣,涂之生毛发。

【药物来源】为胡麻科植物芝麻 *Sesamum indicum* L. 的干燥成熟种子。

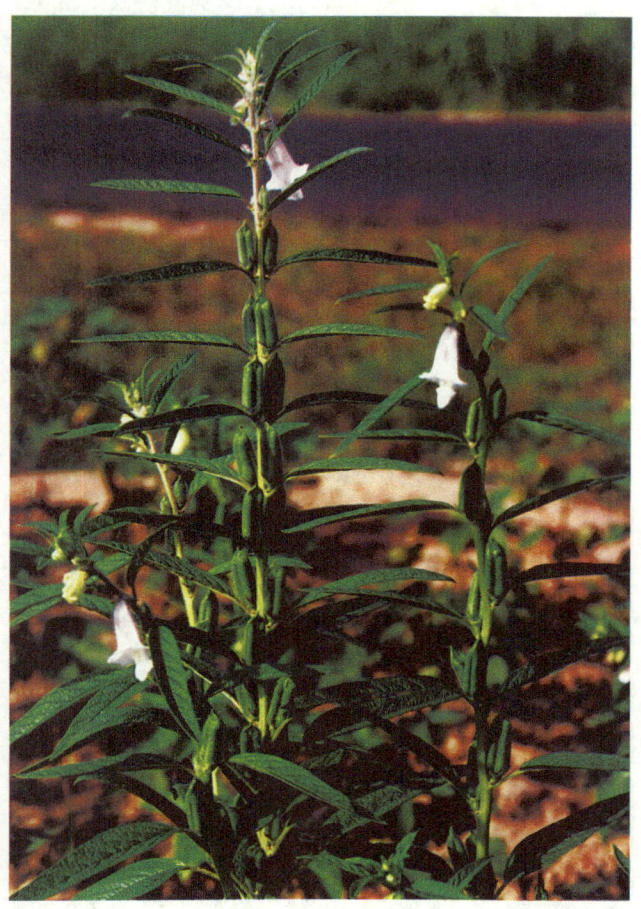

【形态特征】一年生直立草本,高 60～150 cm。茎中空或具有白色髓部。叶矩圆形或卵形,下部叶常掌状 3 裂,中部叶有齿缺,上部叶近全缘。花单生或 2～3 朵簇生；花萼裂片披针形,被柔毛；花冠筒状,白色而常有紫红色或黄色的彩晕。蒴果矩圆形,具纵棱,被毛；种子有黑白之分。

【性味功效】味甘,性平。补益肝肾,养血益精,润肠通便。

【古方选录】《圣济总录》胡麻散：胡麻子、白茯苓(去黑皮)、生干地黄(焙)、天门冬(去心、焙)各八两。上四味捣罗为细散。每服方寸匕,食后温水调下。主治：益寿延年,去客热。

【用法用量】煎服,9～15 g；或入丸、散。外用适量,煎水洗浴或捣敷。

【使用注意】便溏者忌用。

【现代研究】含脂肪油、蛋白质、车前糖及芝麻糖等。有降血糖,延缓衰老等作用。

182 白油麻

【古籍原文】大寒,无毒。治虚劳,滑肠胃,行风气,通血脉,去头浮风,润肌。食后生啖一合,终身不辍。与乳母食,其孩子永不病生。若客热,可作饮汁服之。停久者,发霍乱。

又,生嚼敷小儿头上诸疮良。久食抽人肌肉。生则寒,炒则热。

又,叶捣和浆水,绞去滓,沐发,去风润发。

其油：冷。常食所用也。无毒,发冷疾,滑骨髓,发脏腑渴,困脾脏,杀五黄,下三焦热毒瓦斯,通大小肠,治蛔心痛,敷一切疮疥癣,杀一切虫。取油一合,

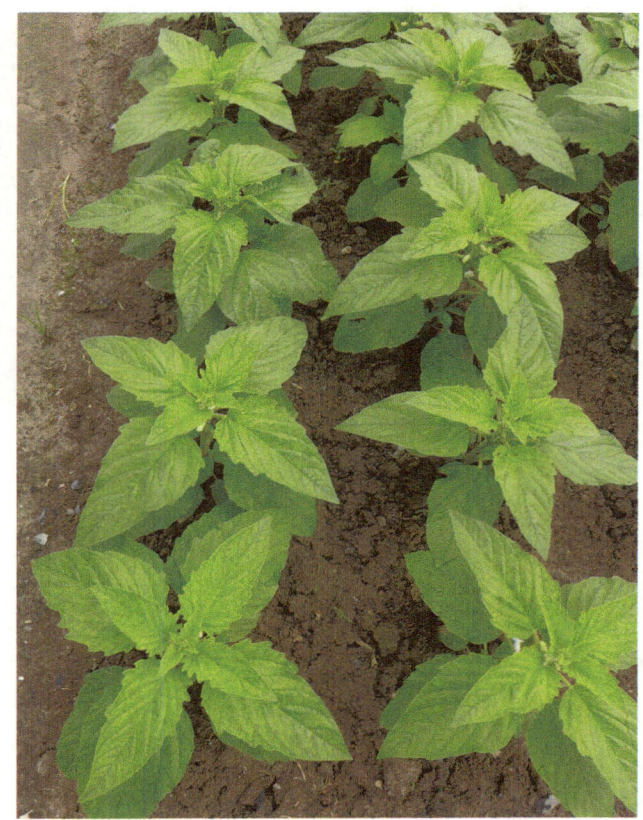

鸡子两颗,芒硝一两,搅服之,少时即泻,治热毒甚良。治饮食物,须逐日熬熟用,经宿即动气。有牙齿并脾胃疾人,切不可吃。陈者煎膏,生肌长肉,止痛,消痈肿,补皮裂。

【药物来源】为胡麻科植物芝麻 Sesamum indicum L. 的干燥成熟种子。

【形态特征】同"胡麻"。

【性味功效】味甘,性寒。补益肝肾,生津通乳,润肠通便。

【古方选录】《备急千金要方》:白油麻三升。用法:杵末,以东流水二升浸一宿,平旦绞汁,顿热服。主治:小便尿血。

【用法用量】煎服,9～15 g;或入丸、散。外用适量,煎水洗浴或捣敷。

【使用注意】便溏者忌用。

【现代研究】含脂肪,维生素,卵磷脂,钙、铁等。有调节胆固醇等作用。

183 麻蕡(麻子仁、火麻仁)

【古籍原文】微寒。治大小便不通,发落,破血,不饥,能寒。取汁煮粥,去五脏风,润肺,治关节不通,发落,通血脉,治气。

青叶:甚长发。研麻子汁,沐发即生长。

(消渴):麻子一升捣,水三升,煮三四沸,去滓冷服半升,日三,五日即愈。

麻子一升,白羊脂七两,蜡五两,白蜜一合,和杵,蒸食之,不饥。

《洞神经》又取大麻,日中服子末三升。东行茱萸根锉八升,渍之。平旦服之二升,至夜虫下。

要见鬼者,取生麻子,菖蒲,鬼白等分,杵为丸,弹子大。每朝向日服一丸。服满百日即见鬼也。

【药物来源】为桑科植物大麻 Cannabis sativa L. 的干燥成熟种子。

【形态特征】一年生直立草本,高1～3 m。枝具纵沟槽,密生灰白色贴伏毛。叶掌状全裂,裂片披针形或线状披针形,表面微被糙毛,边缘具向内弯的粗锯齿。雄花黄绿色,花被片5片,膜质,外面被细伏贴毛;雌花绿色;花被片1片,略被小毛。瘦果为宿存黄褐色苞片包被,果皮坚脆,表面具细网纹。

【性味功效】味甘,性平。润燥滑肠,利水道淋,活血。

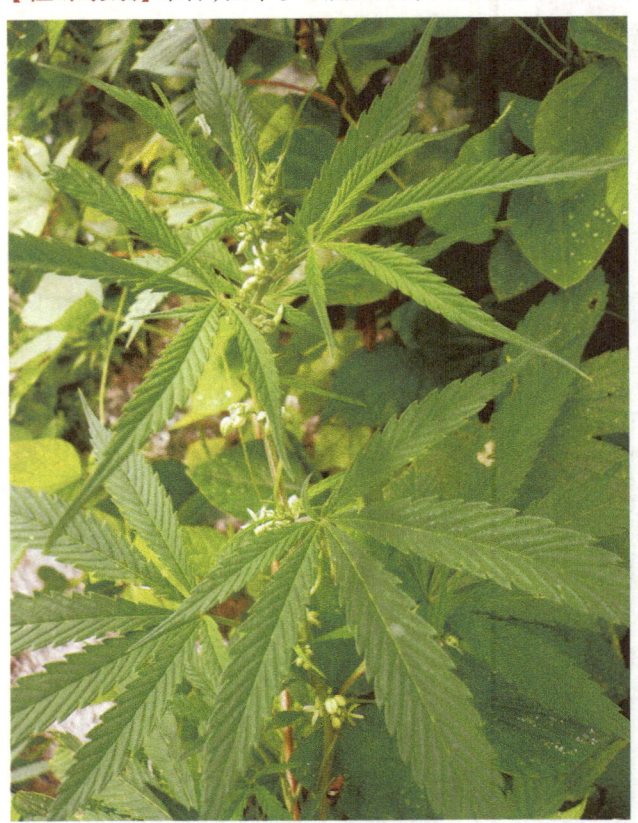

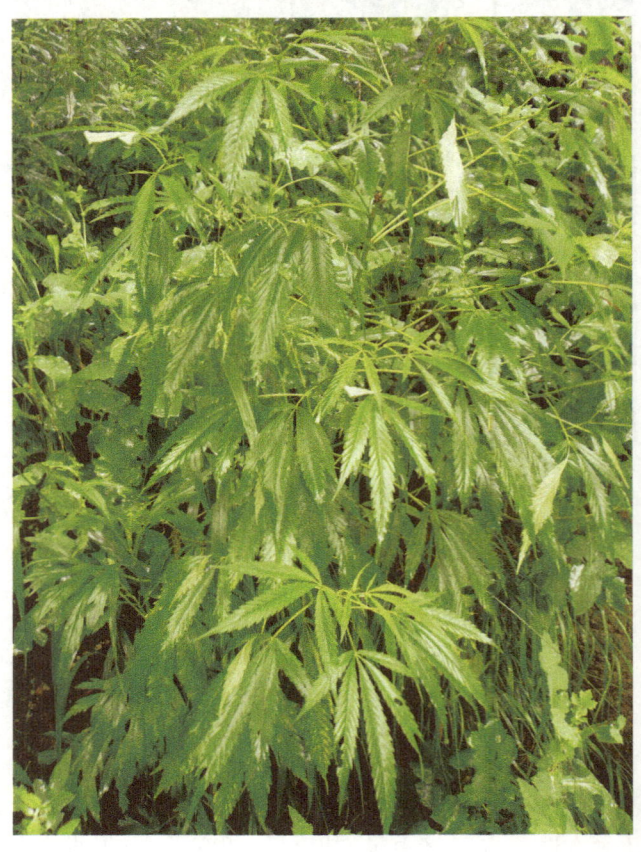

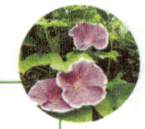

【古方选录】《伤寒论》麻子仁丸：麻子仁二升，芍药半斤，枳实半斤（炙），大黄一斤（去皮），厚朴一尺（炙，去皮），杏仁一升（去皮、尖，熬，别作脂）。上六味，蜜和丸，如梧桐子大。饮服十丸，日三服，渐加，以知为度。主治：伤寒趺阳脉浮而涩，浮则胃气强，涩则小便数，浮涩相搏，大便则硬，其脾为约。

【用法用量】煎服，10～15 g；或入丸、散。外用适量，捣敷；或煎水洗。

【使用注意】脾肾不足之便溏、阳痿、遗精、带下者慎服。

【现代研究】含葫芦巴碱、L-右旋异亮氨酸、甲铵乙内酯、脂肪油、植酸等。有刺激肠壁使肠蠕动增强，阻止血清胆固醇升高等作用。

184 饴糖（饧糖、胶饴）

【古籍原文】补虚，止渴，健脾胃气，去留血，补中。白者，以蔓菁汁煮，顿服之。

主吐血，健脾。凝强者为良。主打损瘀血，熬令焦，和酒服之，能下恶血。

又，伤寒大毒嗽，于蔓菁、薤汁中煮一沸，顿服之。

【药物来源】为用高粱、米、大麦、粟、玉米等含淀粉质的粮食为原料，经发酵糖化制成的食品。

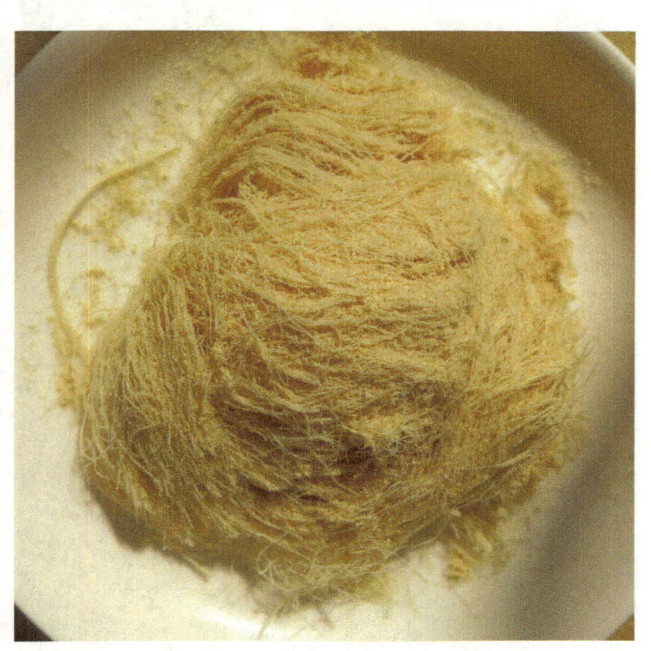

【形态特征】饴糖有软、硬之分，软者为黄褐色浓稠液体，黏性很强。硬者系软饴糖经搅拌，混入空气后凝固而成，为多孔之黄白色糖饼。

【性味功效】味甘，性温。缓中，补虚，生津，润燥。

【古方选录】《金匮要略》小建中汤：桂枝三两（去皮），甘草三两（炙），大枣十二枚，芍药六两，生姜三两，胶饴一升。上六味，以水七升，煮取三升，去滓，内胶饴，更上微火消解，温服一升，日三服。主治：虚劳里急，悸衄，腹中痛，梦失精，四肢酸疼，手足烦热，咽干口燥。

【用法用量】内服，烊化冲入汤药中，30～60 g；熬膏，或入丸剂。

【使用注意】湿热内郁、中满吐逆者忌用。

【现代研究】含麦芽糖、蛋白质、脂肪及多种维生素等。

185 大豆

【古籍原文】平。主霍乱吐逆。

微寒。主中风脚弱，产后诸疾。若和甘草煮汤饮之，去一切热毒气。

善治风毒脚气，煮食之，主心痛，筋挛，膝痛，胀满。杀乌头、附子毒。

大豆黄屑：忌猪肉。小儿不得与炒豆食之。若食了，忽食猪肉，必壅气致死，十有八九。十岁以上者不畏也。

（大豆）卷：蘖长五分者，破妇人恶血，良。

大豆：寒。和饭捣涂一切毒肿。疗男女阴肿，以绵裹内之。杀诸药毒。

又，生捣和饮，疗一切毒，服、涂之。

谨按：煮饮服之，去一切毒气，除胃中热痹，伤中，淋露，下淋血，散五脏结积内寒。和桑柴灰汁煮服，下水鼓腹胀。

其豆黄：主湿痹，膝痛，五脏不足气，胃气结积，益气润肌肤。末之，收成炼猪膏为丸，服之能肥健人。

又，卒失音，生大豆一升，青竹算子四十九枚，长四寸，阔一分，和水煮熟，日夜二服，瘥。

又，每食后，净磨拭，吞鸡子大，令人长生。初服时似身重，一年以后，便觉身轻。又益阳道。

【药物来源】为豆科植物大豆 Glycine max（Linn.）Merr. 的成熟种子。

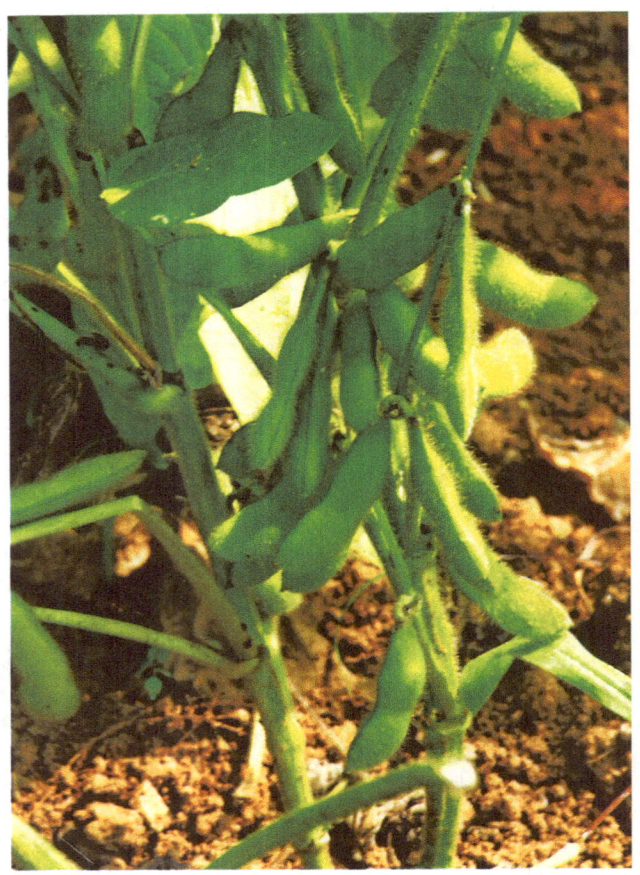

【形态特征】一年生草本，高 30～90 cm。茎粗壮，密被褐色长硬毛。多为 3 出复叶，小叶纸质，宽卵形、近圆形或椭圆状披针形。总状花序；花紫色、淡紫色或白色。荚果肥大，密被褐黄色长毛；种子椭圆形、卵圆形至长圆形；种皮光滑，有淡绿、黄、褐和黑色等多种颜色。

【性味功效】味甘，性平。活血利水，祛风解毒，健脾益肾。

【古方选录】《备急千金要方·卷二十二》：浓煮大豆汁涂之良，瘥，亦无瘢痕。主治：小儿丹毒。

【用法用量】煎服，9～30 g；或入丸、散。外用适量，研末掺；或煮汁。

【使用注意】脾虚腹胀、肠滑泄泻者慎服。

【现代研究】含丰富的蛋白质，脂肪，碳水化合物，胡萝卜素，维生素 B_1、B_2，烟酸等。有降血脂、抗动脉粥样硬化、抗脂肪肝、保护肝脏、抗肿瘤、抗氧化及抗衰老等作用。

186 薏苡仁（苡米、苡仁）

【古籍原文】性平。去干湿脚气，大验。

【药物来源】为禾本科植物薏苡 Coix lacryma-jobi L. var. ma-yuen（Roman.）Stapf 的干燥成熟种仁。

【形态特征】一年生粗壮草本，高 1～2 m。须根黄白色，海绵质。秆直立丛生，具 10 多节，节多分枝。叶片扁平宽大，开展，基部圆形或近心形，中脉粗厚。总状花序；雌小穗位于花序下部，总苞骨质念珠状卵圆形，第一颖卵圆形，第二外稃短于颖；雄小穗 2～3 对；外稃与内稃膜质。颖果小，含淀粉少。

【性味功效】味甘、淡，性微寒。健脾利湿，舒筋除痹，清热排脓。

【古方选录】《金匮要略》麻黄杏仁薏苡甘草汤：麻黄（去节）半两（汤泡），甘草一两（炙），薏苡仁半两，杏仁十个（去皮、尖，炒）。上锉麻豆大。每服四钱匕，水一盏半，煮八分，去滓温服，有微汗避风。主治：病者一身尽疼，发热，日晡所剧者，名风湿。

【用法用量】煎服，10～30 g；或入丸、散；浸酒，煮粥，作羹。

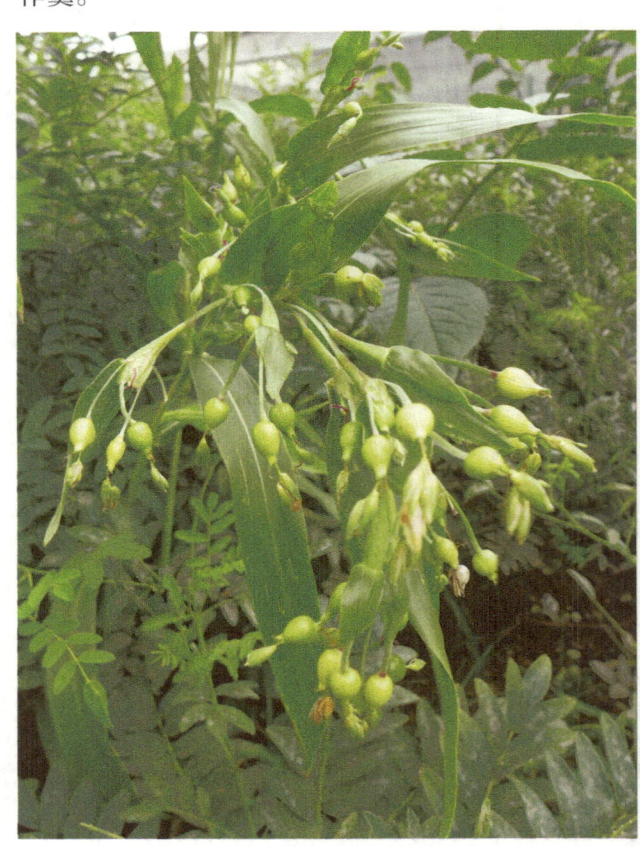

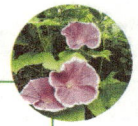

【使用注意】本品力缓，宜多服久服。脾虚无湿、大便燥结者及孕妇慎服。

【现代研究】含脂肪油，薏苡仁酯，薏苡仁内脂，薏苡多糖 A、B、C，粗蛋白，氨基酸，维生素 B_1 及脂类等。有镇痛、解热、消炎、抗肿瘤和降血糖等作用。

187 赤小豆

【古籍原文】和鲤鱼烂煮食之，甚治脚气及大腹水肿。别有诸治，具在鱼条中。散气，去关节烦热。令人心孔开，止小便数。绿、赤者并可食。

止痢。暴痢后，气满不能食。煮一顿服之即愈。

（毒肿）：末赤小豆和鸡子白，薄之，立差瘥。

（风瘙瘾疹）：煮赤小豆，取汁停冷洗之，不过三、四。

【药物来源】为豆科植物赤小豆 Vigna umbellata (Thunb.) Ohwi et Ohashi 的干燥成熟种子。

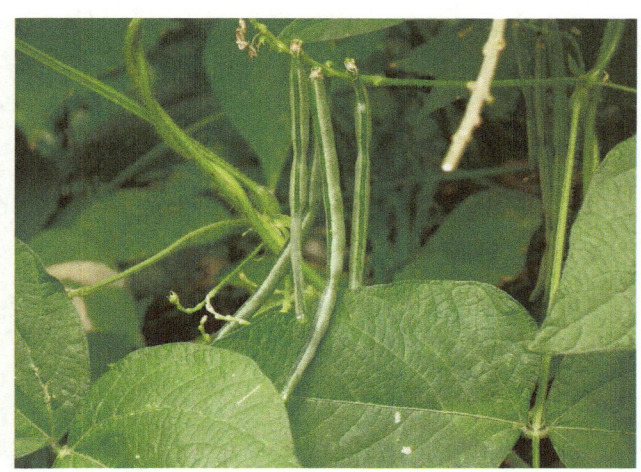

【形态特征】一年生草本。茎纤细，长达 1 m。羽状复叶具 3 小叶，小叶纸质，卵形或披针形，先端急尖。总状花序腋生；花黄色，龙骨瓣右侧具长角状附属体。荚果线状圆柱形；种子长椭圆形，通常暗红色，有时为褐色、黑色或草黄色，直径 3～3.5 mm，种脐凹陷。

【性味功效】味甘、酸，性平。利湿消肿，清热退黄，解毒排脓。

【古方选录】《圣济总录·卷八十三》赤小豆汤：赤小豆半升，桑根白皮（炙，锉）二两，紫苏茎叶一握（锉，焙）。上三味除小豆外，捣罗为末。每服先以豆一合，用水五盏煮熟，去豆，取汁二盏半，入药末四钱匕，生姜一分，拍碎，煎至一盏半，空心温服，然后择取豆任意食，日再。主治：脚气气急，大小便涩，通身肿，两脚气胀，变成水者。

【用法用量】煎服，10～30 g；或入丸、散；浸酒，煮粥，作羹。

【使用注意】脾胃虚寒者慎服。

【现代研究】含蛋白质，脂肪，碳水化合物，粗纤维，钙、磷、铁及维生素，皂苷等。有降血压、降血脂、调节血糖、预防结石等作用。

188 青小豆

【古籍原文】寒。疗热中，消渴，止痢，下胀满。

【药物来源】为豆科植物绿豆 Vigna radiata (Linn.) Wilczek 的干燥成熟种子。

【形态特征】一年生直立草本，高 20～60 cm。茎被褐色长硬毛。羽状复叶具 3 小叶；小叶卵形，侧生的多少偏斜，先端渐尖。总状花序腋生；旗瓣近方形，外面黄绿色；翼瓣卵形，黄色；龙骨瓣镰刀状，绿色而染粉红。荚果线状圆柱形，散生淡褐色长硬毛。种子淡绿色或黄褐色，短圆柱形，种脐白色。

【性味功效】味甘，性寒。清热，消暑，利水，解毒。

【古方选录】《寿世青编》豆麦汤：绿豆、橘皮、小麦各一升。炒熟为末。每用末一身，滚水调服。主治：饮食不住口，仍易饥饿近似中消。

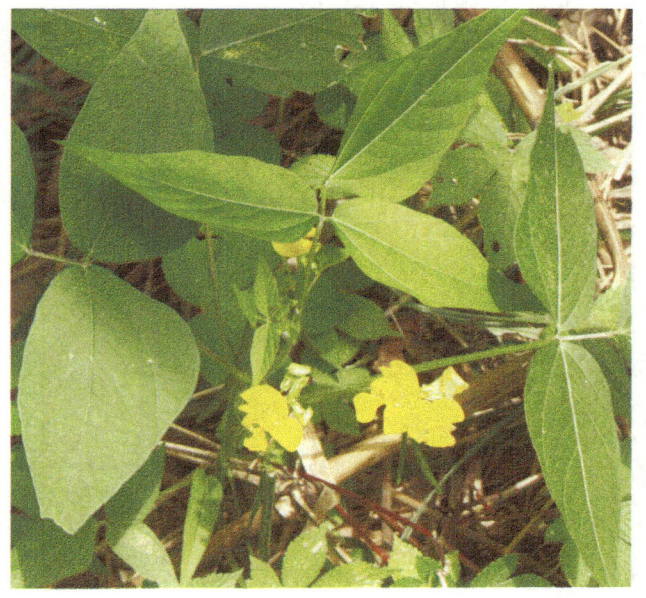

【用法用量】煎服，15～30 g，大剂量可用至120 g；或研末；或生研绞汁饮服。外用适量，研末调敷。

【使用注意】药用不可去皮。脾胃虚寒滑泄者慎服。

【现代研究】含胡萝卜素、核黄素、蛋白质及糖类等。有降血脂、抗动脉粥样硬化、抗肿瘤和保护肝肾等作用。

189 酒

【古籍原文】味苦。主百邪毒，行百药。当酒卧，以扇扇，或中恶风。久饮伤神损寿。

谨按：中恶疰忤，热暖姜酒一碗，服即止。

又，通脉，养脾气，扶肝。陶隐居云："大寒凝海，惟酒不冰"。量其热性故也。久服之，浓肠胃，化筋。初服之时，甚动气痢。与百药相宜。只服丹砂人饮之，即头痛吐热。

又，服丹石人胸背急闷热者，可以大豆一升，熬令汗出，簸去灰尘，投二升酒中。久时顿服之，少顷即汗出瘥。朝朝服之，甚去一切风。妇人产后诸风，亦可服之。

又，熬鸡屎如豆淋酒法作，名曰紫酒。卒不语、口偏者，服之甚效。

昔有人常服春酒，令人肥白矣。

紫酒：治角弓风。

姜酒：主偏风中恶。

桑椹酒：补五脏，明耳目。

葱豉酒：解烦热，补虚劳。

蜜酒：疗风疹。

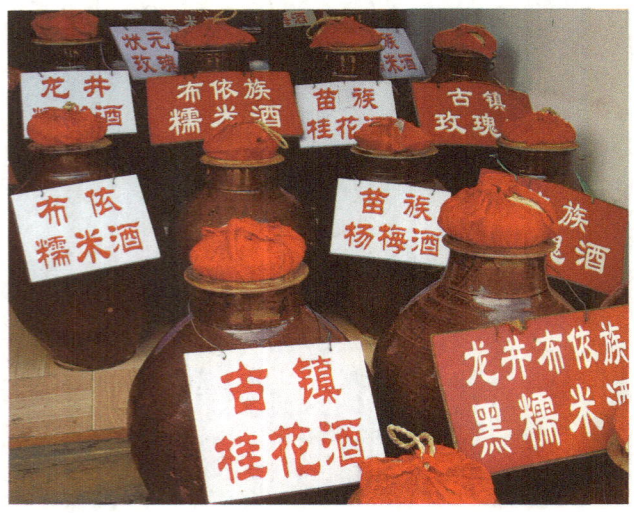

地黄，牛膝，虎骨，仙灵脾，通草，大豆，牛蒡，枸杞等，皆可和酿作酒，在别方。

蒲桃子酿酒，益气调中，耐饥强志，取藤汁酿酒亦佳。

狗肉汁酿酒，大补。

【药物来源】为米、麦、玉米、高粱、蜂蜜等和酒曲酿成的一种饮料。因原料、酿造加工、贮藏等条件的不同而有很多种类，药用多为白酒、黄酒或米酒。

【形态特征】白酒：酒质无色（或微黄）透明，气味芳香纯正，入口绵甜爽净，酒精含量较高，经贮存老熟后，具有以酯类为主体的复合香味，酒精含量在45%～60%。

黄酒：米色、黄褐色或红棕色，以稻米为原料酿制而成，没有经过蒸馏，酒精含量低于20%。

米酒：是以大米、糯米为原料，加麦曲、酒母边糖化边发酵的一种发酵酒，各地品种浓淡不一，含酒精量多在10%～20%。

【性味功效】味甘、苦、辛，性温；有毒。清通血脉，助行药势。

【古方选录】《金匮要略》瓜蒌薤白白酒汤：栝楼实一枚（捣），薤白半升，白酒七升。上三味同煮取二升，分温再服。主治：胸痹。

【用法用量】内服，适量，温饮；或和药同煎；或浸药。外用，适量，单用或制成酒剂涂搽；或湿敷；或漱口。

【使用注意】阴虚、失血及湿热者禁服。

【现代研究】含乙醇、酸类、葡萄糖、矿物质等。有兴奋中枢神经系统、扩张皮肤血管、增加胃酸分泌、皮肤散热等作用。

190 粟米（小米）

【古籍原文】陈者止痢，甚压丹石热。颗粒小者是。今人间多不识耳。其粱米粒粗大，随色别之。南方多畲田种之。极易舂，粒细，香美，少虚怯。只为灰中种之，又不锄治故也。得北田种之，若不锄之，即草翳死。若锄之，即难舂。都由土地使然耳。但取好地，肥瘦得所由，熟犁。又细锄，即得滑实。

【药物来源】为禾本科植物粱 Setaria italica（L.）Beauv. 或粟 Setaria italica（L.）Beauv. var. germanica（Mill.）Schred. 的干燥成熟种仁。

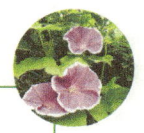

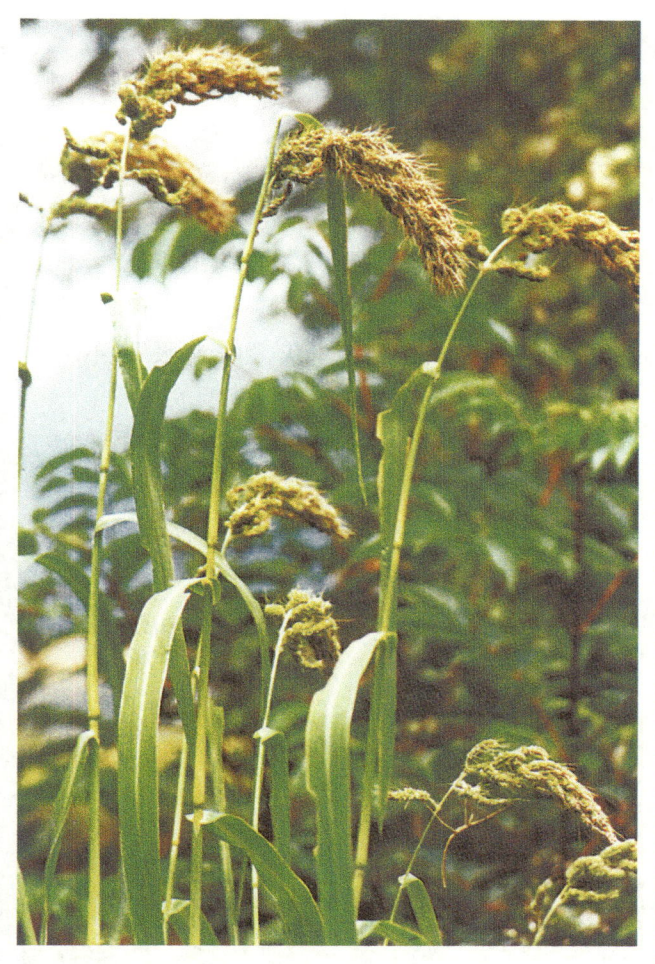

【形态特征】①粱：一年生植物，高0.1～1 m。须根粗大。秆粗壮，直立。叶鞘松裹茎秆，边缘密具纤毛；叶舌为一圈纤毛；叶片长披针形或线状披针形。圆锥花序呈圆柱状或近纺锤状，主轴密生柔毛；小穗椭圆形或近圆球形，黄色、橘红色或紫色；鳞被先端不平，呈微波状。

②粟：植物体细弱矮小，高20～70 cm。圆锥花序呈圆柱形，紧密；小穗卵形或卵状披针形，长2～2.5 mm，黄色，刚毛长为小穗的1～3倍，小枝不延伸。

【性味功效】味甘、咸，性凉。和中，益肾，除热，解毒。

【古方选录】《圣济总录·卷九十八》通神散：粟米（炒）一合，故笔头（烧灰）二枚，马兰花（烧灰）七枚。上三味，捣罗为散，温酒调下二钱匕，痛不可忍者，并三服。主治：砂石淋。

【用法用量】煎服，15～30 g；或煮粥。外用适量，研末撒；或熬汁涂。

【使用注意】《日用本草》："与杏仁同食，令人吐泻"。

【现代研究】含脂肪、氮质、蛋白质、淀粉、还原糖等。有抗菌的作用。

191 秫 米

【古籍原文】其性平。能杀疮疥毒热。拥五脏气，动风，不可常食。北人往往有种者，代米作酒耳。

又，生捣和鸡子白，敷毒肿良。

根：煮作汤，洗风。

又，米一石，曲三升，和地黄一斤，茵陈蒿一斤，炙令黄，一依酿酒法。服之治筋骨挛急。

【药物来源】为禾本科植物高粱 Sorghum bicolor (L.) Moench 的干燥成熟种仁。

【形态特征】一年生草本，高1～3 m。秆较粗壮，直立，基部节上具支撑根。叶片线形至线状披针形，边缘软骨质，具微细小刺毛。圆锥花序疏松；无柄小穗倒卵形或倒卵状椭圆形，第一颖背部圆凸，第二颖7～9脉；有柄小穗线形至披针形。颖果两面平凸，淡红色至红棕色，顶端微外露。

【性味功效】味甘，性微寒。祛风除湿，和胃安神，解毒敛疮。

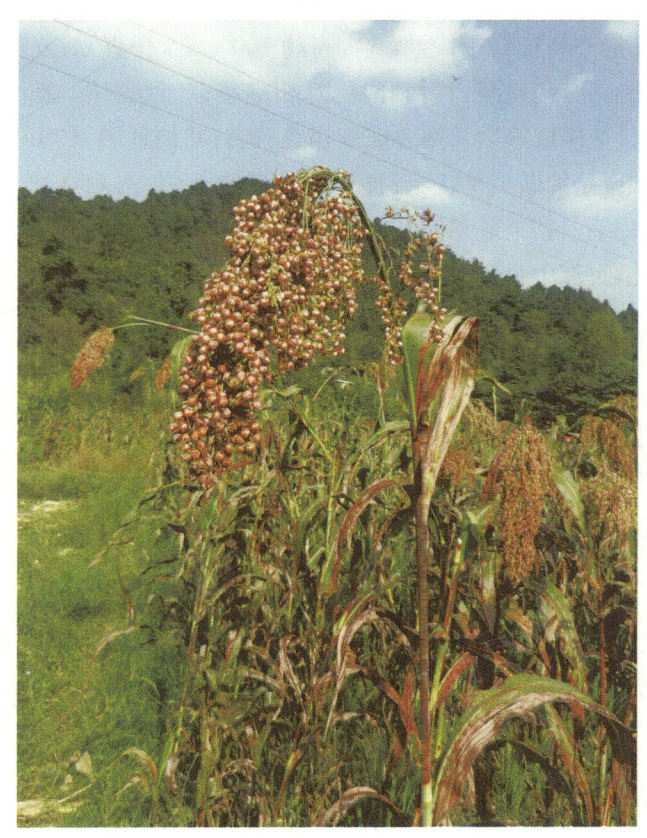

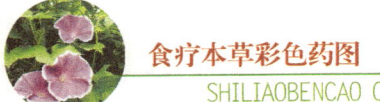

【古方选录】《肘后备急方》：秫米熬令黄黑，杵末敷之。主治：浸淫恶疮，有汁，多发于心。

【用法用量】煎服，9～30 g；包煎；或煮粥；或酿酒。外用适量，研末撒；或捣敷。

【使用注意】小儿不宜多食。

192 秫麦（秫麦蘖）

【古籍原文】主轻身，补中。不动疾。

【药物来源】为禾本科植物裸麦 Hordeum vulgare var. nudum Hook. f. 的干燥发芽颖果。

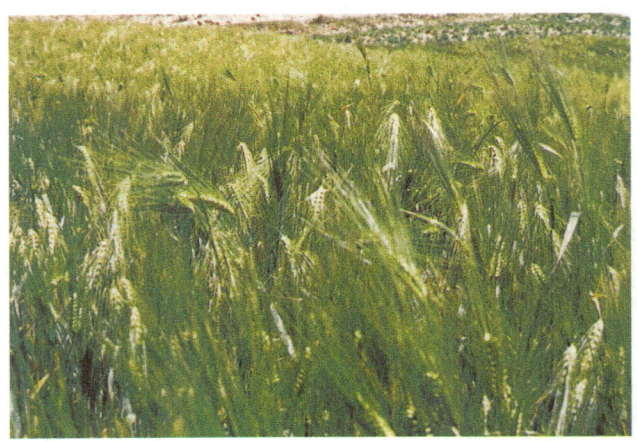

【形态特征】一年生草本，高约 100 cm。秆直立，光滑。叶鞘光滑，具两叶耳，互相抱茎；叶舌膜质。穗状花序成熟后黄褐色或紫褐色；颖线状披针形，被短毛，先端渐尖呈芒状；外稃先端延伸为芒，两侧具细刺毛。颖果成熟时易于脱出稃体，长圆形或椭圆形，沿腹部中央具 1 条裂缝。

【性味功效】味咸，性温。消食和中。

【用法用量】煎服，9～15 g；或入丸、散。

193 粳米

【古籍原文】平。主益气，止烦、泄。其赤则粒大而香，不禁水停。其黄绿即实中。

又，水渍有味，益人。都大新熟者，动气。经再年者，亦发病。江南贮仓人皆多收火稻。其火稻宜人，温中益气，补下元。烧之去芒。春舂米食之，即不发病耳。

仓粳米：炊作干饭食之，止痢。又补中益气，坚筋骨，通血脉，起阳道。

北人炊之于瓮中，水浸令酸，食之暖五脏六腑之气。

久陈者，蒸作饭，和醋封毒肿，立瘥。又，研服之，去卒心痛。

白粳米汁：主心痛，止渴，断热毒痢。

若常食干饭，令人热中，唇口干。不可和苍耳食之，令人卒心痛，即急烧仓米灰，和蜜浆服之，不尔即死。不可与马肉同食之，发痼疾。

淮泗之间米多。京都、襄州土粳米亦香、坚实。又，诸处虽多，但充饥而已。

性寒。拥诸经络气，使人四肢不收，昏昏饶睡。发风动气，不可多食。

【药物来源】为禾本科植物稻 Oryza sativa L. 的干燥成熟种仁。

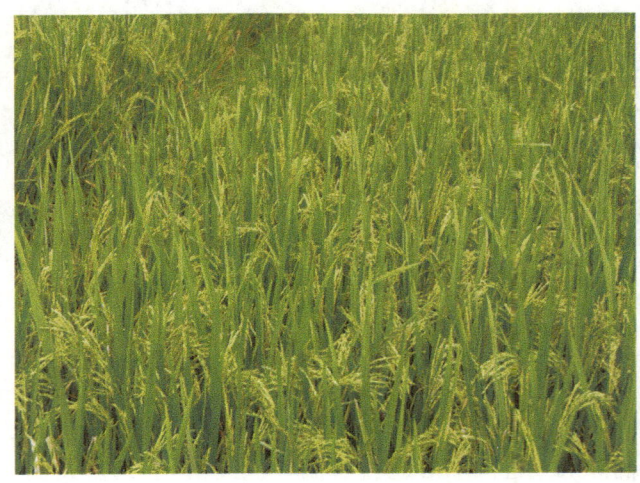

【形态特征】一年生水生草本。秆直立，植株较矮。叶鞘松弛，无毛；叶舌披针形；叶耳镰形；叶片线状披针形，无毛，粗糙。圆锥花序大型疏展；小穗数增多，密集，穗重，稃毛较长而密。颖果长约 5 mm，宽约 2 mm；种仁短宽卵圆形。

【性味功效】味甘、苦，性平。补气健脾，除烦热，止泻痢。

【古方选录】《太平圣惠方·卷九十六》粳米桃仁粥：粳米二合，桃仁一两（汤浸去皮尖、双仁，研）。用法：以上桃仁和米煮粥，空腹食之。主治：上气咳嗽，胸膈伤痛，气喘。

【用法用量】煎服，9～30 g；或水研取汁；或煮粥、研粉做膏。

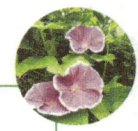

【使用注意】《食疗本草》："都大新熟者，动气。""若常食干饭，令人热中，唇口干。不可和苍耳食之，令人卒心痛……不可与马肉同食之，发痼疾。"
【现代研究】含淀粉、蛋白质、脂肪及少量的B族维生素等。

194 青粱米

【古籍原文】以纯苦酒一斗渍之，三日出，百蒸百暴，好裹脏之。远行一餐，十日不饥。重餐，四百九十日不饥。

又方，以米一斗，赤石脂三斤，合以水渍之，令足相淹。置于暖处二三日。上青白衣，捣为丸，如李大。日服三丸，不饥。

谨按：《灵宝五符经》中，白鲜米九蒸九暴，作辟谷粮。此文用青粱米，未见有别出处。其米微寒，常作饭食之。涩于黄，如白米，体性相似。
【药物来源】为禾本科植物粱 Setaria italica（L.）Beauv. 或粟 Setaria italica（L.）Beauv. var. germanica（Mill.）Schred. 的干燥成熟种仁。

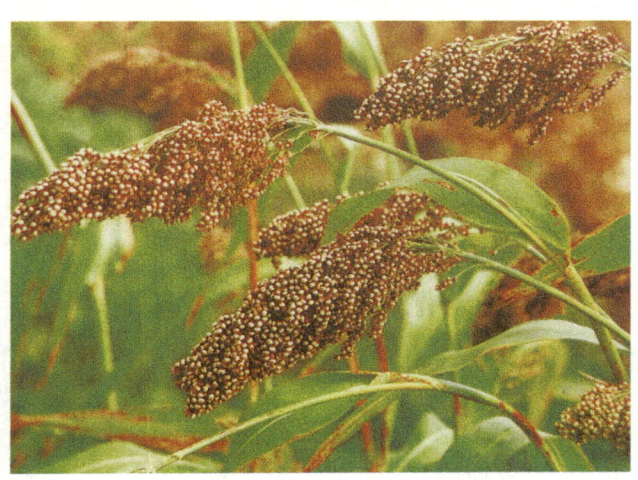

【形态特征】同"粟米"。
【性味功效】味甘，性微寒。健脾益气，涩精止泻，利尿通淋。
【古方选录】《寿亲养老书》浆水饮：浆水三升（酸美者），青粱米三合（研）。上煮作饮，空心渐饮之，日二三服。主治：老人五淋病，身体烦热，小便痛不利。
【用法用量】煎服，30~90 g；或煮粥。

195 白粱米

【古籍原文】患胃虚并呕吐食及水者，用米汁二合，生姜汁一合，和服之。

性微寒。除胸膈中客热，移易五脏气，续筋骨。此北人长食者是，亦堪作粉。
【药物来源】为禾本科植物粱 Setaria italica（L.）Beauv. 或粟 Setaria italica（L.）Beauv. var. germanica（Mill.）Schred. 的成熟种仁。

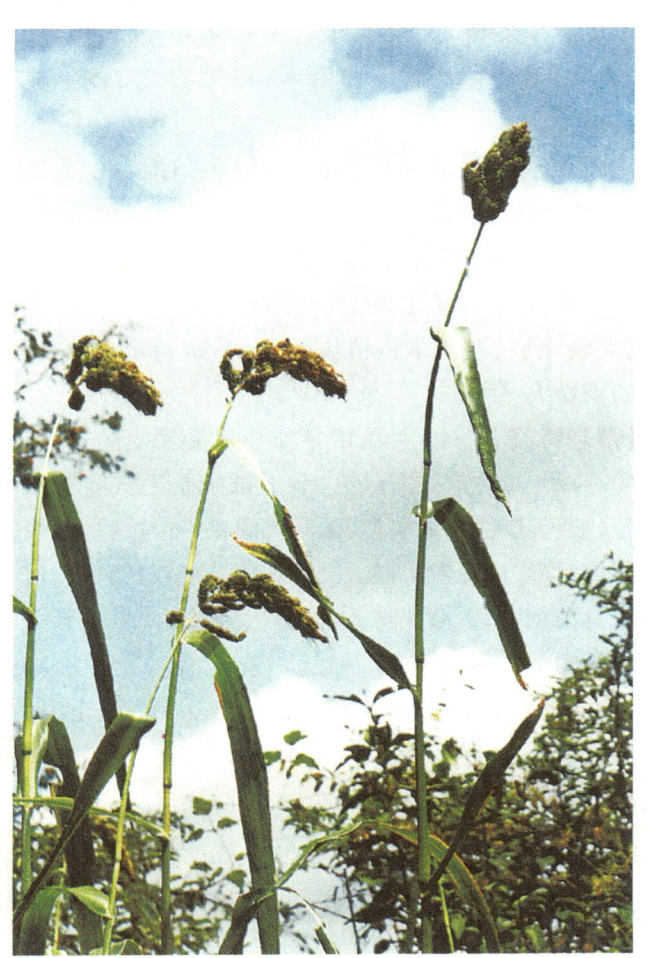

【形态特征】同"粟米"。
【性味功效】味甘，性微寒。益气和中，除烦止渴。
【古方选录】《普济方·卷三四九》粱豉汤：猪肾一具（切，去筋），淡豆豉五合（绵裹），白粱米三合，葱白（切）一升，人参、当归各一两。水三升，煎八合，分二服。主治：蓐劳。
【用法用量】煎服，30~90 g；或煮粥。

196 黍米

【古籍原文】性寒。患鳖瘕者,以新熟赤黍米,淘取泔汁,生服一升,不过三两度愈。

谨按:性寒,有少毒。不堪久服,昏五脏,令人好睡。仙家重此。作酒最胜余米。

又,烧为灰,和油涂杖疮,不作瘢,止痛。

不得与小儿食之,令儿不能行。若与小猫、犬食之,其脚便踠曲,行不正。缓人筋骨,绝血脉。

合葵菜食之,成痼疾。于黍米中脏干脯通。《食禁》云:牛肉不得和黍米、白酒食之,必生寸白虫。

黍之茎穗:人家用作提拂,以将扫地。食苦瓠毒,煮汁饮之即止。

又,破提扫煮取汁,浴之去浮肿。

又,和小豆煮汁,服之下小便。

【药物来源】为禾本科植物稷 Panicum miliaceum L. 的干燥成熟种仁。

【形态特征】一年生栽培草本。秆粗壮,直立,高40~120 cm,节密被髭毛,节下被疣基毛。叶鞘松弛,被疣基毛;叶舌膜质,顶端具睫毛;叶片线形或线状披针形,边缘常粗糙。圆锥花序开展或较紧密,边缘具糙刺毛,下部裸露;小穗卵状椭圆形。胚乳长为谷粒的1/2,种脐点状,黑色。

【性味功效】味甘,性微寒。益气和中,除烦止渴,解毒。

【古方选录】《圣济总录·卷三十九》黍米饮:黍米二合(水淘净)。用法:水研澄取白汁,呷尽即瘥。主治:干霍乱。

【用法用量】煎服,30~90 g;或煮粥或淘取泔汁。外用适量,研末调敷。

【使用注意】不宜多食。

【现代研究】含粗纤维、粗蛋白、淀粉及脂肪酸等。

197 稷

【古籍原文】益气,治诸热,补不足。山东多食。

服丹石人发热,食之热消也。发三十六种冷病气。八谷之中,最为下苗。黍乃作酒,此乃作饭,用之殊途。

不与瓠子同食,令冷病发。发即黍酿汁,饮之即瘥。

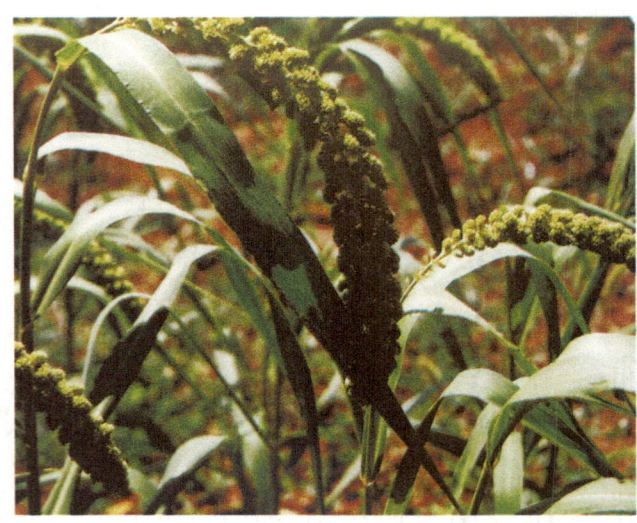

【药物来源】为禾本科植物稷 Panicum miliaceum L. 的干燥成熟种仁。

198 小麦

【古籍原文】平。养肝气,煮饮服之良。服之止渴。

又云:面有热毒者,为多是陈黦之色。

又,为磨中石末在内,所以有毒,但杵食之即良。

又,宜作粉食之,补中益气,和五脏,调经络,续气脉。

又,炒粉一合,和服断下痢。

又,性主伤折,和醋蒸之,裹所伤处便定。重者,再蒸裹之,甚良。

【药物来源】为禾本科植物小麦 Triticum aestivum L. 的干燥成熟种仁。

【形态特征】一年或两年生植物,秆直立,丛生,高60~100 cm。叶鞘松弛包茎;叶舌膜质;叶片长披针形。穗状花序直立;小穗含3~9朵小花,上部者不发育;颖卵圆形,主脉于背面上部具脊;外稃长圆状披针形,顶端具芒或无芒;内稃与外稃几等长。果实为颖果,长椭圆形,背部饱满,沿腹部中央具1条深裂缝。

【性味功效】味甘,性微寒。养心,益肾,除热,止渴。

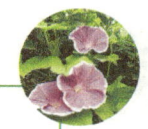

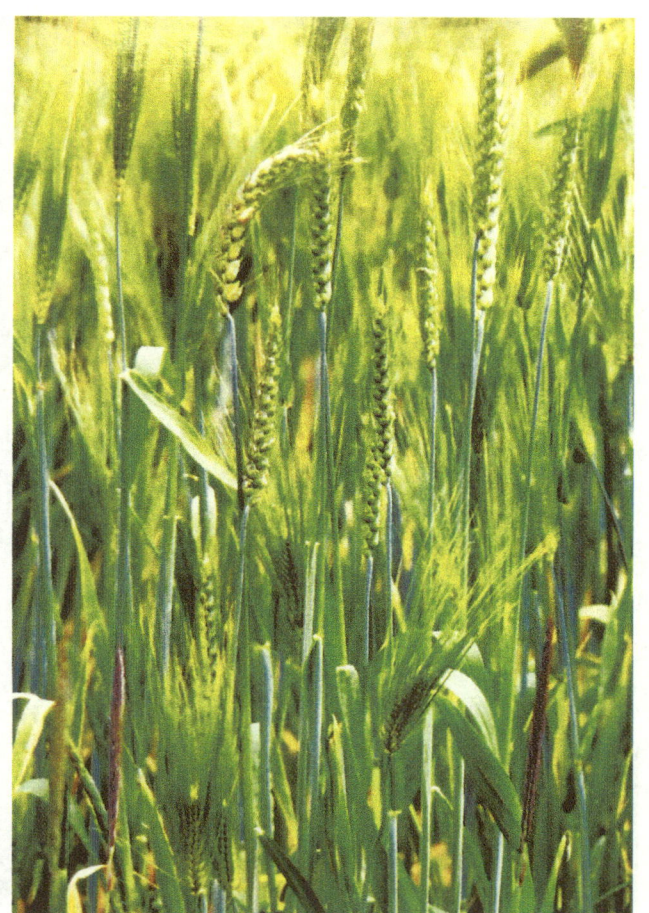

【古方选录】《金匮要略》甘麦大枣汤：甘草三两，小麦一升，大枣十枚。上三味，以水六升，煮取三升，温分三服。亦补脾气。主治：妇人脏躁，喜悲伤欲哭，数欠伸。

【用法用量】煎服，50～100 g；或煮粥。小麦面炒黄温水调服。外用适量，小麦炒黑研末调敷。小麦面干撒或炒黄调敷。

【使用注意】《本草纲目》："小麦面畏汉椒、萝菔"。《随息居饮食谱》："南方地卑，麦性黏滞，能助湿热。时感及疟、痢、疳、疸、肿胀、脚气、痞满、痧胀、肝胃痛诸病，并忌之。"

【现代研究】含淀粉、蛋白质、糖类、脂肪、粗纤维和维生素类等。有镇痛、抗病毒等作用。

199 大　麦

【古籍原文】久食之，头发不白。和针沙、没石子等染发黑色。

　　暴食之，亦稍似令脚弱，为下气及腰肾间气故也。久服即好，甚宜人。熟即益人，带生即冷，损人。

【药物来源】为禾本科植物大麦 Hordeum vulgare L. 的干燥成熟种仁。

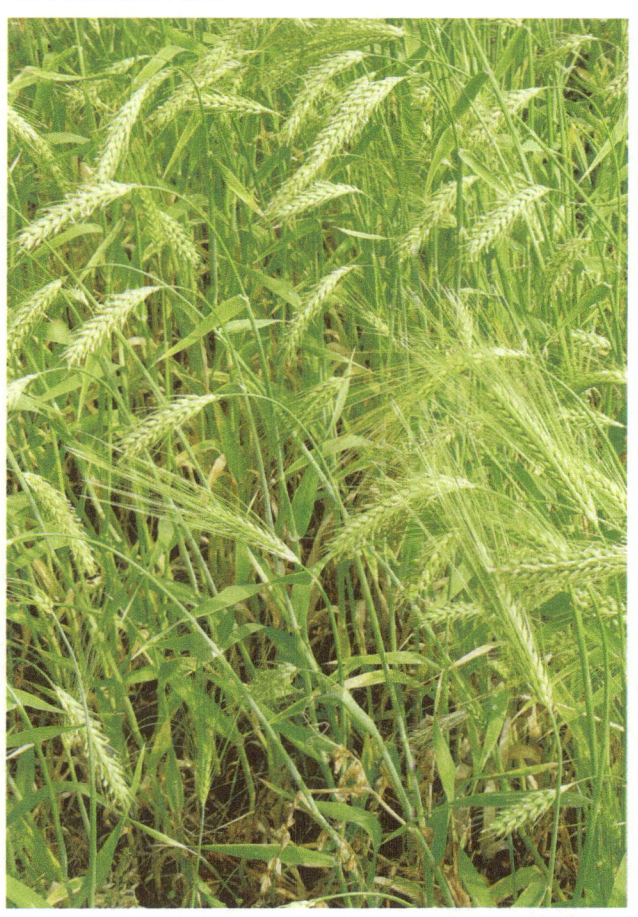

【形态特征】一年生植物，秆粗壮直立，高50～100 cm，光滑无毛。叶鞘松弛抱茎；叶耳两披针形；叶舌膜质；叶片扁平。穗状花序，小穗稠密；颖线状披针形，外被短柔毛，先端常延伸为8～14 mm 的芒；外稃具5脉，先端延伸成芒，芒长8～15 cm，边棱具细刺；内稃与外稃几等长。颖果熟时黏着于稃内，不脱出。

【性味功效】味甘，性凉。健脾和胃，宽肠，利水。

【古方选录】《肘后备急方》：大麦面熬微香，每白汤服方寸匕。主治：食饱烦胀，但欲卧者。

【用法用量】煎服，30～60 g；或研末。外用适量，炒研调敷；或煎水洗。

【使用注意】朱丹溪："大麦初熟，人多炒食，此物有火，能生热病。"

【现代研究】含淀粉、蛋白质、糖类、脂肪、粗纤维和维生素等。

200 曲（神曲）

【古籍原文】 味甘，大暖。疗脏腑中风气，调中下气，开胃消宿食。主霍乱，心膈气，痰逆。除烦，破症结及补虚，去冷气，除肠胃中塞、不下食。令人有颜色。六月作者良。陈久者入药。用之当炒令香。

六畜食米胀欲死者，煮曲汁灌之，立消。落胎，并下鬼胎。

又，神曲，使，无毒。能化水谷，宿食，症气。健脾暖胃。

【药物来源】 为辣蓼、青蒿、杏仁泥、赤小豆、鲜苍耳子等加入面粉或麸皮后发酵而制成的曲剂。

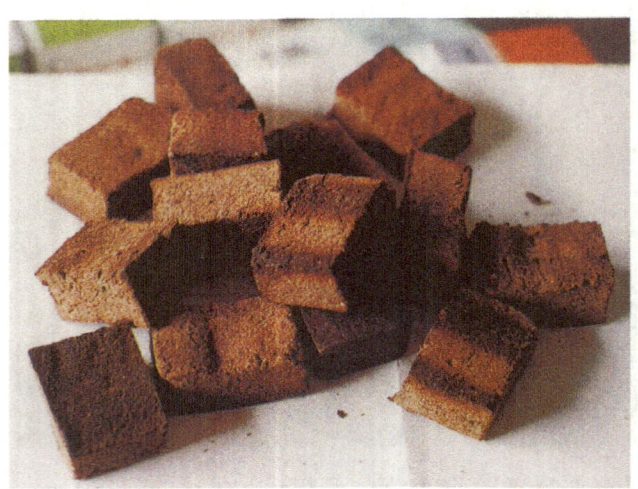

【形态特征】 药材呈方形或长方形的块状，宽约 3 cm，厚约 1 cm，外表土黄色，粗糙；质硬脆，易断，断面不平整，类白色，可见未被粉碎的褐色残渣及发酵后的空洞。有陈腐气，味苦。

【性味功效】 味甘、辛，性温。消食化积，健脾和胃。

【古方选录】《太平圣惠方·卷七十九》神曲散：神曲三两（炒令黄），熟干地黄二两，白术一两半。上为细。每服二钱，粥饮调下，日服三四次。主治：产后冷痢，脐下疼痛。

【用法用量】 煎服，10～15 g；或入丸、散。

【使用注意】 脾阴不足、胃火盛者及孕妇慎服。

【现代研究】 含酵母菌、淀粉酶、B族维生素、麦角甾醇、蛋白质、脂肪、挥发油等。有增进食欲、维持正常消化机能等作用。

201 荞麦

【古籍原文】 寒。难消，动热风。不宜多食。

虽动诸病，犹压丹石。能练五脏滓秽，续精神。其叶可煮作菜食，甚利耳目，下气。其茎为灰，洗六畜疮疥及马扫蹄至神。

荞麦味甘平，寒，无毒。实肠胃，益气力，久食动风，令人头眩。和猪肉食之，患热风，脱人眉须。虽动诸病，犹挫丹石。能练五脏滓秽，续精神。作饭与丹石人食之，良。其饭法：可蒸使气馏，于烈日中曝，令口开。使舂取人作饭。叶作茹食之，下气，利耳目。多食即微泄。烧其穰作灰，淋洗六畜疮，并驴马躁蹄。

【药物来源】 为蓼科植物荞麦 *Fagopyrum esculentum* Moench 的干燥成熟种子。

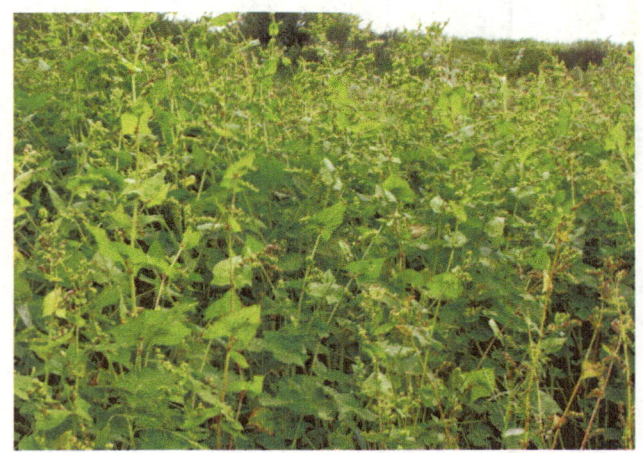

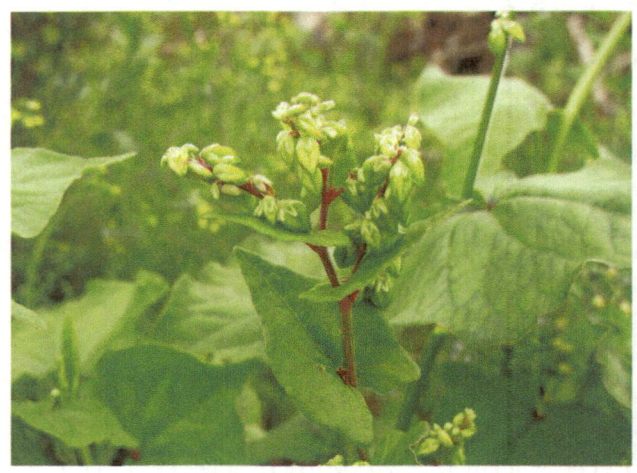

【形态特征】 一年生草本，高 30～90 cm。茎直立，上部分枝，绿色或红色，具纵棱。叶三角形或卵状三角

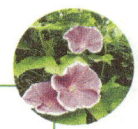

形,基部心形,两面沿叶脉具乳头状突起;托叶鞘膜质,短筒状。花序总状或伞房状;花被5深裂,白色或淡红色,花被片椭圆形。瘦果卵形,具3条锐棱,顶端渐尖,暗褐色。种子卵形,具3条锐棱,顶端渐尖。

【性味功效】味甘、微酸,性寒。健脾消积,下气宽肠,解毒敛疮。

【古方选录】《本草纲目·卷二十二》引《多能鄙事》通仙散:荞麦面三钱,大黄二钱半,为末。卧时酒调服之。主治:男子败积,女人败血,不动真气。

【用法用量】内服适量,入丸、散,或制面食服。外用适量,研末积滞,与芦菔同食良。

【使用注意】不宜久服。脾胃虚寒者禁服。

【现代研究】含水杨酸、亚麻酸、类胡萝卜素和叶绿素等。有降血压、降血脂和降血糖等作用。

202 藊豆(扁豆)

【古籍原文】微寒。主呕逆,久食头不白。患冷气人勿食。

疗霍乱吐痢不止,末和醋服之,下气。

其叶治瘕,和醋煮。理转筋,叶汁醋服效。

又,吐痢后转筋,生捣叶一把,以少酢浸,取汁服之,立瘥。

其豆如绿豆,饼食亦可。

【药物来源】为豆科植物扁豆 Lablab purpureus (Linn.) Sweet 的干燥成熟种子。

【形态特征】多年生缠绕藤本。茎长可达6 m,常呈

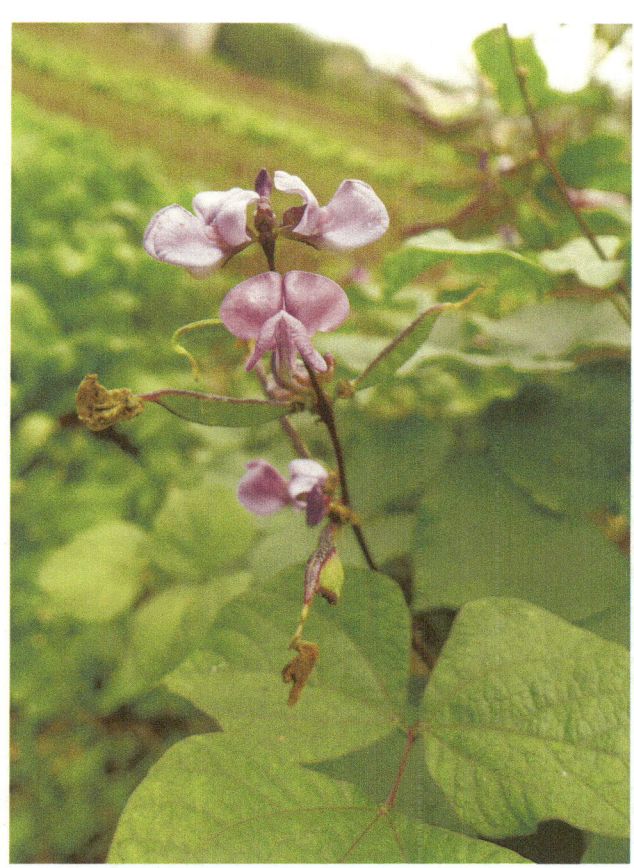

淡紫色。羽状三出复叶;小叶宽三角状卵形,侧生小叶两边不等大,偏斜。总状花序直立;花冠白色或紫色,旗瓣圆形,翼瓣宽倒卵形,龙骨瓣呈直角弯曲。荚果长圆状镰形;种子扁平,长椭圆形,在白花品种中为白色,在紫花品种中为紫黑色,种脐线形。

【性味功效】味甘、淡,性微温。健脾,化湿,消暑。

【古方选录】《圣济总录》扁豆汤:扁豆(炒)、蒺藜子(炒)各二两。上二味,粗捣筛。每服五钱匕,水一盏半,煎至一盏,去滓,日三服,不拘时。主治:心脾肠热,口舌干燥生疮。

【用法用量】煎服,10~15 g;或生品捣研水绞汁,或入丸、散。外用适量,捣敷患处。

【使用注意】不宜多食,以免壅气伤脾。

【现代研究】含亚油酸、棕榈酸、反油酸、胡萝卜素、麦芽糖及多种氨基酸等。有增强免疫力、抗菌、抗病毒等作用。

203 豉(豆豉)

【古籍原文】能治久盗汗患者,以二升微炒令香,清

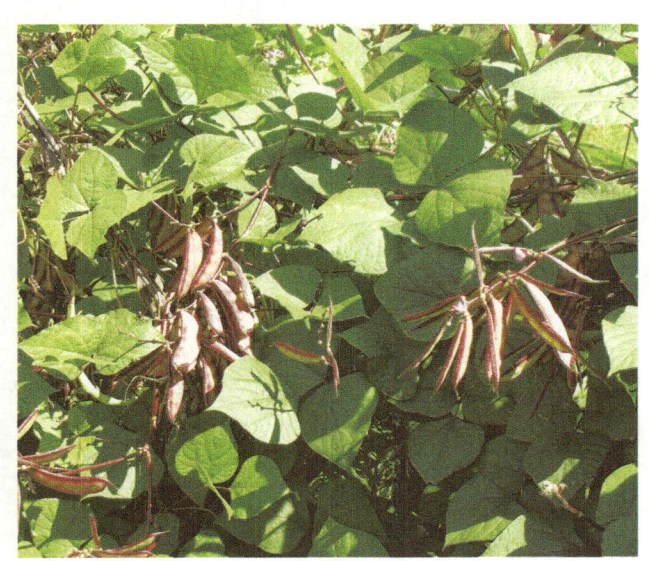

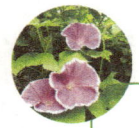

酒三升渍。满三日取汁,冷暖任人服之,不差,更作三两剂即止。

陕府豉汁甚胜于常豉。以大豆为黄蒸,每一斗加盐四升,椒四两,春三日,夏二日,冬五日即成。半熟,加生姜五两,既洁且精,胜埋于马粪中。黄蒸,以好豉心代之。

【药物来源】为豆科植物大豆 Glycine max (Linn.) Merr. 的成熟种子的发酵加工品。

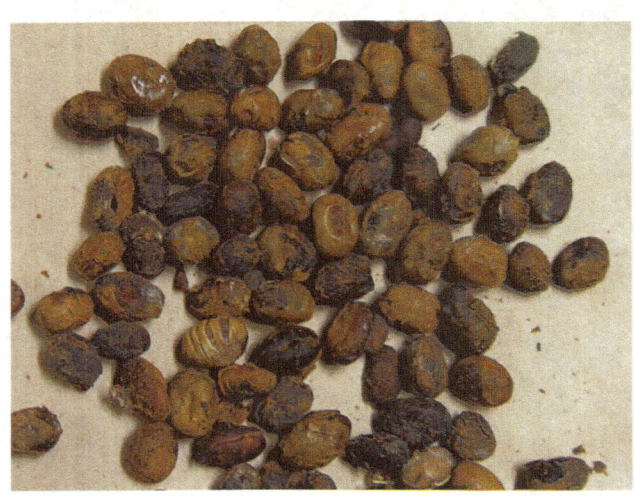

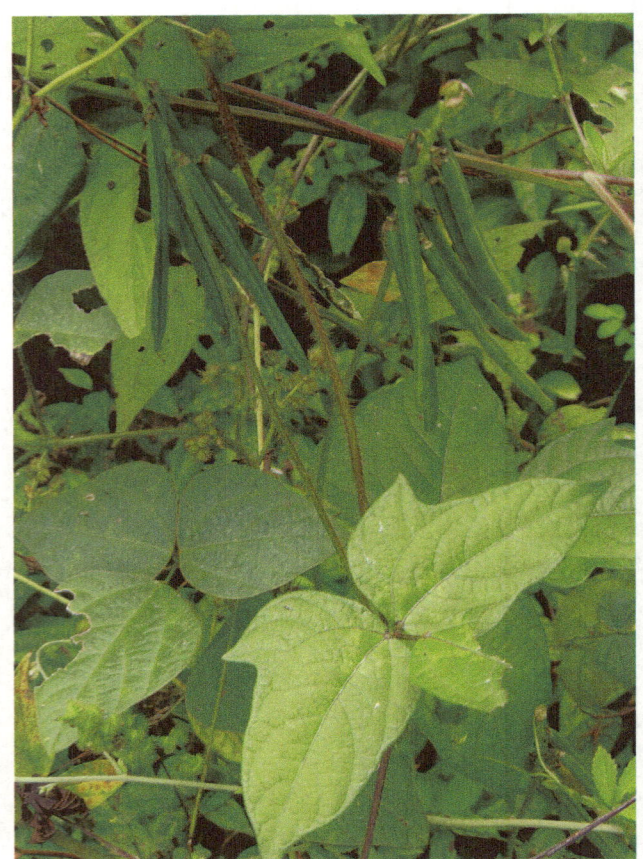

【形态特征】药材椭圆形,略扁。表面黑色,皱缩不平。质柔软,断面棕黑色。气香,味微甘。

【性味功效】味苦、辛,性平。解肌发表,宣郁除烦。

【古方选录】《太平圣惠方·卷九十六》豉粥:豉二合,青竹茹一两,米二合。上以水三大盏,煎豉、竹茹,取汁一盏半,去滓,下米煮粥。温温食之。主治:风热攻心,烦闷不已。

【用法用量】煎服,5~15 g;或入丸剂。外用适量,捣敷;或炒焦研末调敷。

【使用注意】胃虚易泛恶者慎服。

【现代研究】含大豆苷、黄豆苷、大豆素、黄豆素、维生素、淡豆豉多糖及微量元素等。有微弱的发汗、健胃、助消化等作用。

204 绿豆

【古籍原文】平。诸食法,作饼炙食之佳。

谨按:补益,和五脏,安精神,行十二经脉。此最为良。今人食,皆挞去皮,即有少拥气。若愈病,须和皮,故不可去。

又,研汁煮饮服之,治消渴。

又,去浮风,益气力,润皮肉。可长食之。

【药物来源】为豆科植物绿豆 Vigna radiata (Linn.) Wilczek 的干燥成熟种子。

【形态特征】同"青小豆"。

【性味功效】味甘,性寒。清热,消暑,利水,解毒。

【古方选录】《寿世青编》豆麦汤:绿豆、橘皮、小麦各一升。炒熟为末。每用末一身,滚水调服。主治:饮食不住口,仍易饥饿近似中消。

【用法用量】煎服,15~30 g,大剂量可用至120 g;或研末;或生研绞汁、炖汤饮服。外用适量,研末调敷。

【使用注意】药用不可去皮。脾胃虚寒滑泄者慎服。

【现代研究】含胡萝卜素、核黄素、蛋白质、糖类、磷脂等。有降血脂、抗动脉粥样硬化、抗肿瘤和保护肝肾等作用。

205 白豆(豇豆)

【古籍原文】平,无毒。补五脏,益中,助十二经脉,调中,暖肠胃。

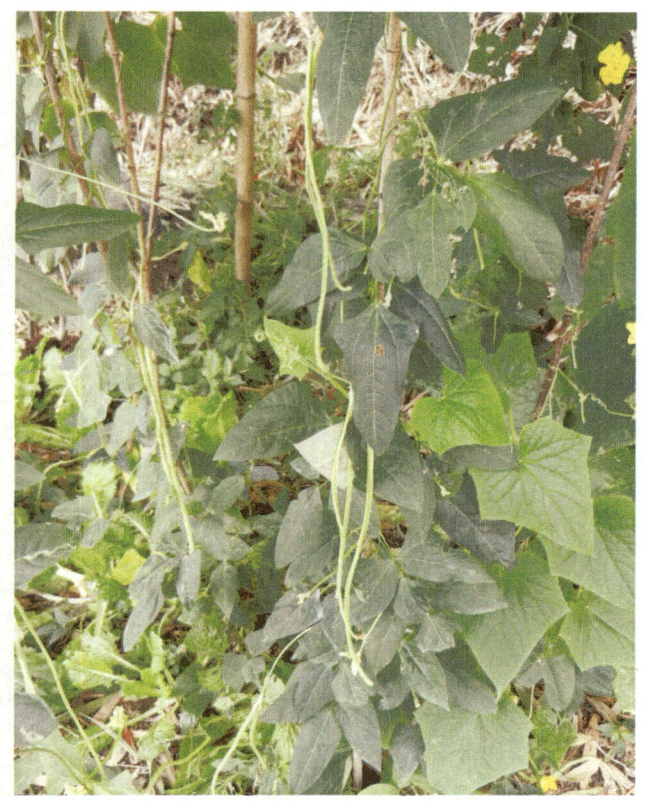

叶：利五脏，下气。嫩者可作菜食。生食之亦妙，可常食。

【药物来源】为豆科植物豇豆 Vigna unguiculata（L.）Walp. 的成熟种子。

【形态特征】一年生缠绕草本，茎无毛或近无毛。三出复叶，互生，顶生小叶片菱状卵形，先端急尖，基部近圆形或宽楔形，托叶菱形。总状花序腋生，小苞片匙形，萼钟状，三角状卵形，花冠蝶形，雄蕊10枚，子房无柄，花柱顶部里侧有淡黄色髯毛。荚果条形，稍肉质而柔软。种子多颗，肾形或球形，褐色。

【性味功效】味甘、咸，性平。调中益气，健脾益肾。

【用法用量】内服，煮食，90～150 g；或新鲜豆荚作蔬菜食用，取适量煮或炒。

206 醋（酢酒）

【古籍原文】多食损人胃。消诸毒气，煞邪毒。能治妇人产后血气运：取美清醋，热煎，稍稍含之即愈。

又，人口有疮，以黄蘗皮醋渍，含之即愈。

又，牛马疫病，和灌之。服诸药，不可多食。不可与蛤肉同食，相反。

又，江外人多为米醋，北人多为糟醋。发诸药，不可同食。酢研青木香服之，止卒心痛、血气等。

又，大黄涂肿，米醋飞丹用之。

治疬癖，醋煎大黄，生者甚效。

用米醋佳，小麦醋不及。糟多妨忌。大麦醋，微寒。余如小麦也。

气滞风壅，手臂、脚膝痛：炒醋糟裹之，三两易，瘥。人食多，损腰肌脏。

【药物来源】为糯米、高粱、大米、三米、小麦以及酒类发酵制成的酸味液体。因发酵工艺、原料等的不同而有很多种类，药用多为米醋和陈醋。

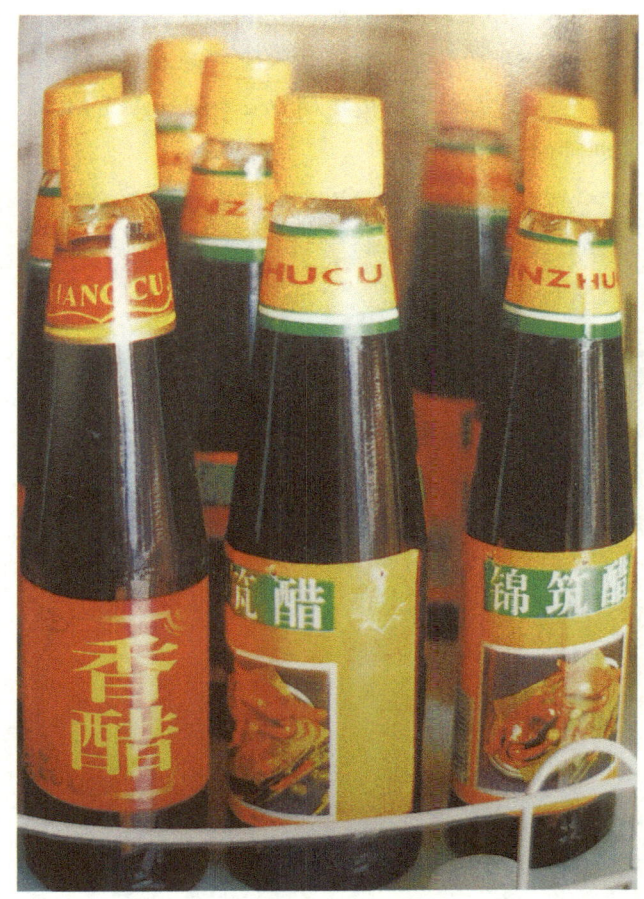

【形态特征】米醋：澄明、不浑浊，元悬浮物及沉淀物，色泽玫瑰红色，具醋特异酸味，主要成分为醋酸，占4%～6%。陈醋：为长时间存放的米醋。

【性味功效】味酸、甘，性温。散瘀消积，止血，安蛔，解毒。

【古方选录】《卫生宝鉴·卷十四》醋煮三棱丸：京三棱四两（醋煮，切片，晒干），川芎二两（醋煮微软，切片），大黄半两（醋湿纸裹，火煨过）。上三味，同为末,水煮和为丸,如桐子大。每服三十丸,温水送下,不拘时候。主治:一切积聚。

【用法用量】煎服,10～30 mL;或浸渍;或作为加工辅料拌制其他药物。外用适量,含漱;或调药敷;或熏蒸;或浸洗。

【使用注意】脾胃湿重、痿痹、筋脉拘挛者慎服。

【现代研究】含乙酸、乙醛、甲醛、草酸及高级醇类等。有抗菌、抗病毒及杀虫等作用。

207 糯米

【古籍原文】寒。使人多睡。发风,动气,不可多食。

又,霍乱后吐逆不止。清水研一碗,饮之即止。

【药物来源】为禾本科植物稻 Oryza sativa L. 的干燥成熟种仁。

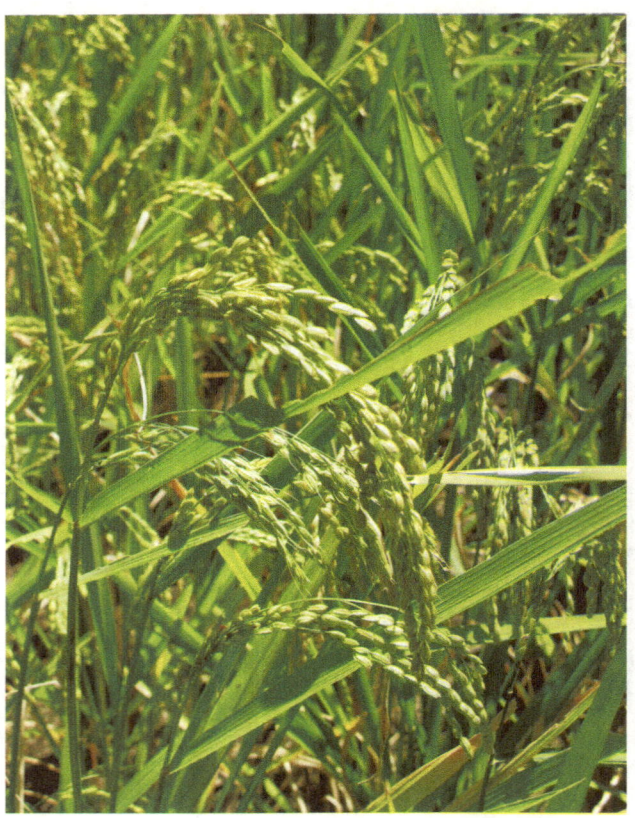

【形态特征】一年生水生草本。秆直立,植株较矮。叶鞘松弛,无毛;叶舌披针形;叶耳镰形;叶片线状披针形,无毛,粗糙。圆锥花序大型疏展;小穗数增多,密集,穗重,稃毛较长而密。颖果长约 5 mm。种仁短宽卵圆形。

【性味功效】味甘,性温。补中益气,健脾止泻,缩尿,敛汗,解毒。

【古方选录】《太平圣惠方·卷九十七》糯米阿胶粥:糯米三合,阿胶一两(捣碎,炒令黄燥,捣为末)。先煎糯米作粥,临熟下胶末,搅匀食之。主治:妊娠胎动不安。

【用法用量】煎服,30～60 g;或入丸、散;或煮粥食用。外用适量,研末调敷。

【使用注意】湿热痰火及脾滞者禁服,小儿不宜多食。

【现代研究】含碳水化合物、蛋白质、脂肪及维生素等。有抗肿瘤的作用。

208 酱

【古籍原文】主火毒,杀百药。发小儿无辜。

小麦酱:不如豆。

又,榆仁酱亦辛美,杀诸虫,利大小便,心腹恶气。不宜多食。

又,芜荑酱,功力强于榆仁酱。多食落发。

獐、雉、兔,及鳢鱼酱,皆不可多食。为陈久故也。

【药物来源】为豆类、小麦粉等加工而成的糊状物质。因加工原料的不同而有很多种类,药用多为豆酱、小麦酱。

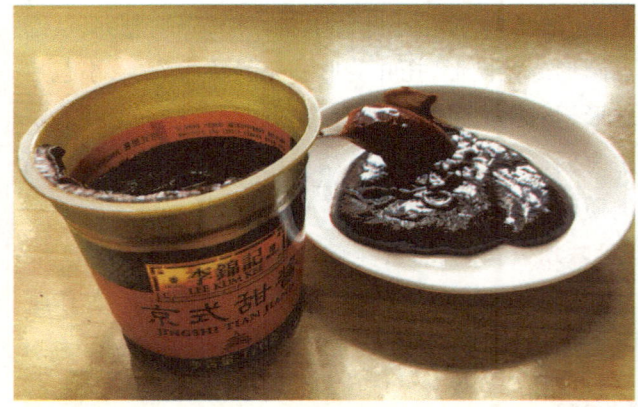

【形态特征】豆酱:主要原料是蚕豆、食盐,呈红褐色,味咸鲜,稍辣。

小麦酱:以面粉为主要原料,味甜中带咸,伴有酱香和酯香。

【性味功效】味咸、甘,性平。清热解毒。

【古方选录】《肘后备急方》:豆酱汁敷之。主治:汤火烧灼未成疮。

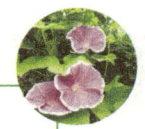

【用法用量】外用适量，调敷；或化汁涂。内服适量，汤饮化服；或作为食品调料，烹调使用或蘸吃。

【使用注意】不宜多食。

【现代研究】含蛋白质、脂肪、碳水化合物、钙、磷等。

209 葵（冬葵）

【古籍原文】冷。主疳疮生身面上、汁黄者，可取根作灰，和猪脂涂之。

其性冷，若热食之，亦令人热闷。甚动风气。久服丹石人时吃一顿，佳也。

冬月，葵齑汁。服丹石人发动，舌干咳嗽，每食后饮一盏，便卧少时。

其子，患疮者吞一粒，便作头。

主患肿未得头破者，三日后，取葵子二百粒，吞之，当日疮头开。

女人产时，可煮，顿服之佳。若生时困闷，以子一合，水二升，煮取半升，去滓顿服之，少时便产。

又，凡有难产，若生未得者，取一合捣破，以水二升，煮取一升以下，只可半升，去滓顿服之，则小便与儿便出。切须在意，勿上厕。昔有人如此，立扑儿入厕中。

又，（葵苗与叶）细锉，以水煎服一盏食之，能滑小肠。

女人产时，煮一顿食，令儿易生。

（根）：天行病后，食一顿，便失目。

吞钱不出，（根）煮汁，冷饮之，即出。

无蒜勿食。四季月食生葵，令饮食不消化，发宿疾。

又，霜葵生食，动五种留饮。黄葵尤忌。

【药物来源】为锦葵科植物冬葵 Malva crispa Linn. 的干燥成熟果实。

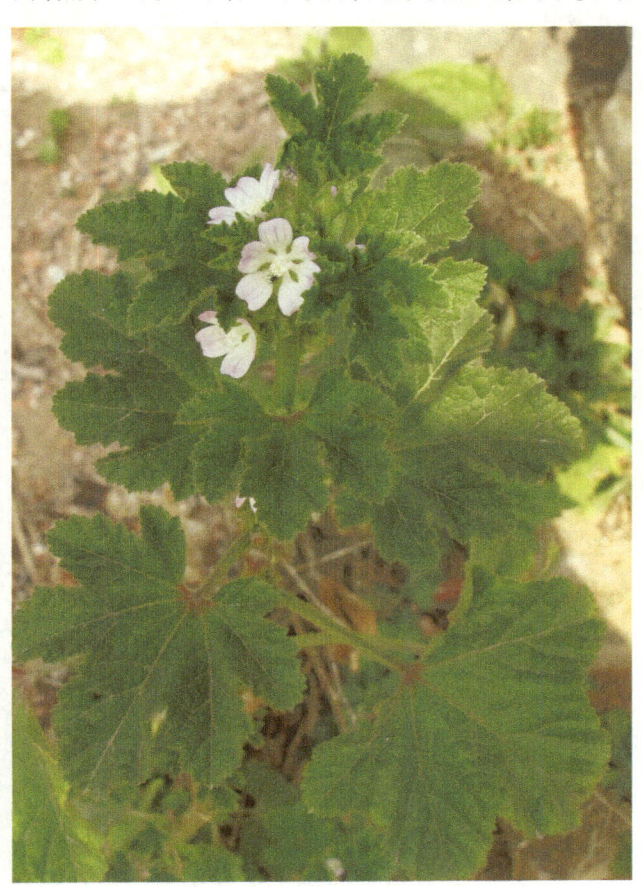

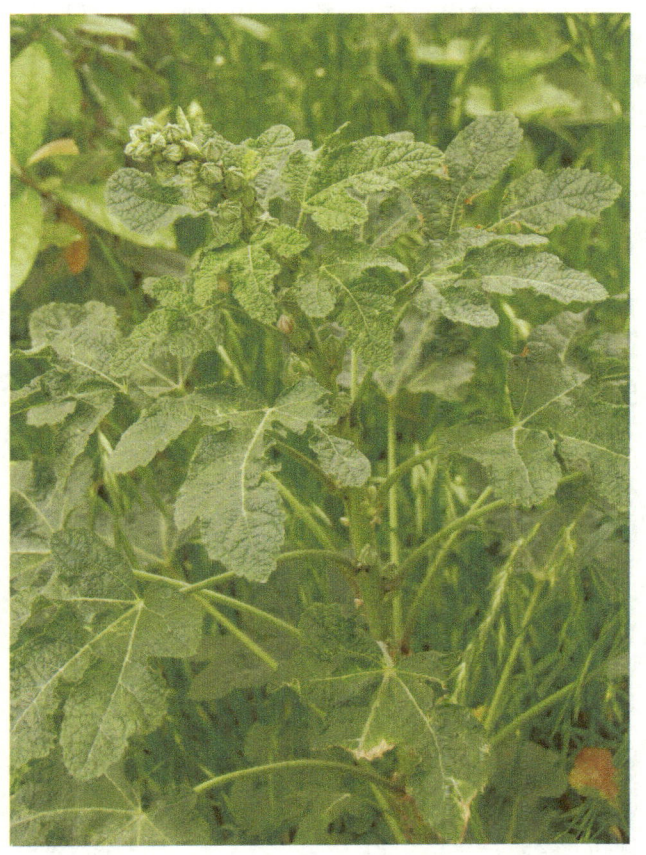

【形态特征】一年生草本，高1 m；不分枝，茎被柔毛。叶圆形，常5~7裂或角裂，边缘具细锯齿，并极皱缩扭曲。花小，白色，单生或几个簇生于叶腋；花瓣5片，较萼片略长。果扁球形。种子肾形，暗黑色。

【性味功效】味甘，性寒。利水通淋，滑肠通便，下乳。

【古方选录】《金匮要略》葵子茯苓散：葵子一斤，茯苓三两。上二味，杵为散，饮服方寸匕，日三服，小便则愈。主治：妊娠有水气，身重，小便不利。

【用法用量】煎服，6～15 g；或入散剂。

【使用注意】脾虚肠滑者禁服，孕妇慎服。

【现代研究】含冬葵子中性多糖，酸性多糖，肽聚糖，脂肪油，蛋白质，锌、铁、锰、磷等。有明显增强网状内皮系统功能的作用。

210 苋（苋菜）

【古籍原文】补气，除热。其子明目。九月霜后采之。

叶：食亦动气，令人烦闷，冷中损腹。

不可与鳖肉同食，生鳖症。又取鳖甲如豆片大者，以苋菜封裹之，置于土坑内，上以土盖之，一宿尽变成鳖儿也。

又，五月五日采苋菜和马齿苋为末，等分。调与妊娠，服之易产。

【药物来源】为苋科植物苋 Amaranthus tricolor L.。

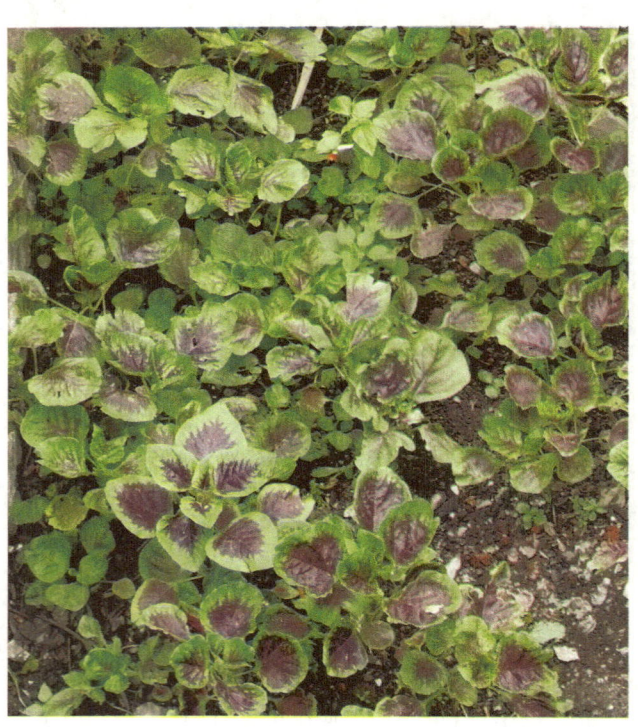

【形态特征】一年生草本。分枝较多。叶对生，叶片卵状椭圆形至披针形，长 4～10 cm，宽 2～7 cm，叶有红色、紫色或绿紫杂色等。花单性或杂性，密集成簇，花簇球形，腋生或顶生；花被片 3 片，矩圆形，具芒尖；雄蕊 3 枚；雌花柱 2～3 裂。胞果矩圆形。种

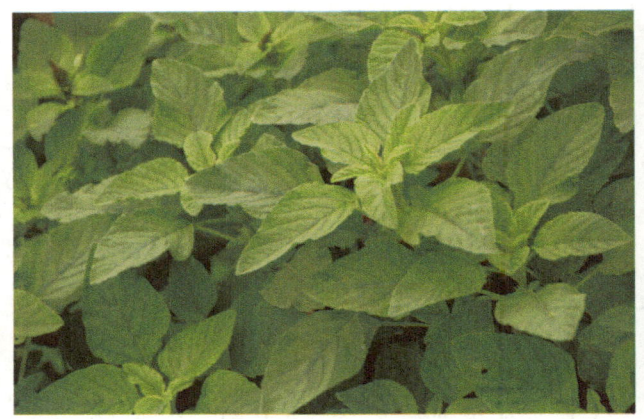

子黑褐色。花期 5—7 月。

【性味功效】味甘，性微寒。清热解毒，通利二便。

【古方选录】《太平圣惠方·卷九十》：赤苋捣汁洗之。主治：小儿紧唇。

【用法用量】煎服，30～60 g；或煮粥、炒或做汤食用。外用适量，捣敷或煎液熏洗。

【使用注意】脾虚便溏者慎服。

【现代研究】含棕榈酸、亚麻酸、多种醇、酯类、醛基碳氢化合物等。有较强的抗菌作用。

211 胡荽（芫荽、香菜）

【古籍原文】平。利五脏，补筋脉。主消谷能食。若食多，则令人多忘。

又，食着诸毒肉，吐、下血不止，顿瘀黄者：取净胡荽子一升，煮使腹破，取汁停冷，服半升，一日一夜二服即止。

又，狐臭䘌齿病人不可食，疾更加。久冷人食之，脚弱。患气，弥不得食。

又，不得与斜蒿同食。食之令人汗臭，难瘥。

不得久食，此是薰菜，损人精神。

秋冬捣子，醋煮熨肠头出，甚效。

可和生菜食，治肠风。热饼裹食甚良。

利五脏不足，不可多食，损神。

胡荽味辛温（一云微寒），微毒。消谷，治五脏，补不足。利大小肠，通小腹气，拔四肢热，止头痛，疗沙疹，豌豆疮不出，作酒喷之立出。通心窍，久食令人多忘。发腋臭、脚气。

根：发痼疾。

子：主小儿秃疮，油煎敷之。亦主蛊、五痔及食

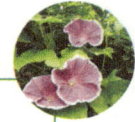
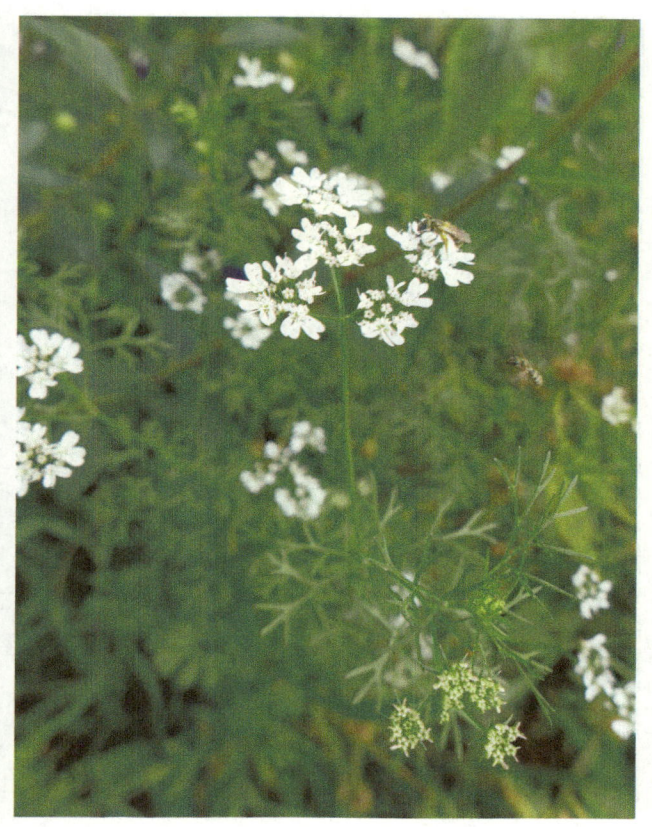
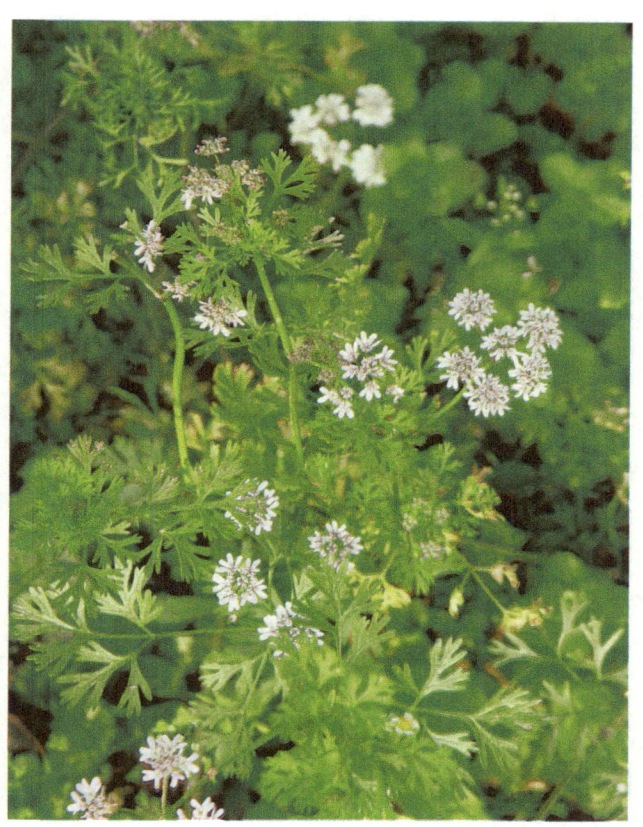

肉中毒下血：煮，冷取汁服。并州人呼为"香荽"。入药炒用。

【药物来源】为伞形科植物芫荽 Coriandrum sativum L. 的带根全草。

【形态特征】一年或二年生草本，有强烈气味，高 20～100 cm。根纺锤形，具多数纤细的支根。茎多分枝，具条纹，光滑。基生叶具柄，一回或二回羽状全裂，边缘有钝锯齿、缺刻或深裂；茎生叶三回以至多回羽状分裂。伞形花序顶生或与叶对生；花瓣倒卵形，白色或带淡紫色。果实圆球形，背面主棱及次棱明显。

【性味功效】味辛，性温。发表透疹，消食开胃，止痛解毒。

【古方选录】《圣济总录·卷九十五》葵根饮：葵根一大握，胡荽二两，滑石一两（为末）。用法：上三味，将二味细锉，以水二升，入滑石末，温分三服。主治：小肠积热，小便不通。

【用法用量】煎服，9～15 g，鲜品 15～30 g；或捣汁；或作为食品调料、蔬菜食用。外用适量，煎汤洗或捣敷。

【使用注意】疹出已透或虽未透出而热毒壅滞，非风寒外束者禁服。

【现代研究】含挥发油、苹果酸钾、维生素 C、正癸醛、壬醛、芳樟醇等。有增强胃肠蠕动、促进外周血液循环、平喘镇咳和抗真菌等作用。

212 邪蒿（香芹）

【古籍原文】味辛，温，平，无毒。似青蒿细软。主胸膈中臭烂恶邪气。利肠胃，通血脉，续不足气。生食微动风气，作羹食良。不与胡荽同食，令人汗臭气。

【药物来源】为伞形科植物香芹 Libanotis seseloides (Fisch. et Mey.) Turcz. 的根。

【形态特征】多年生草本，高 30～120 cm。根圆柱状，末端渐细，通常有少数侧根，灰色或灰褐色，木质化，质地坚实；根茎粗短，有环纹，上端存留有枯鞘纤维。茎直立或稍曲折。基生叶有长柄，叶片轮廓椭圆形或宽椭圆形；茎生叶柄较短，逐渐变短小。伞形花序；花瓣白色，宽椭圆形，背面中央具短毛。分生果卵形，背腹略扁压，5 棱显著。

【性味功效】味辛，性平。化浊，醒脾，通脉。

【用法用量】煎服，6～20 g。

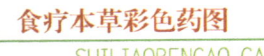

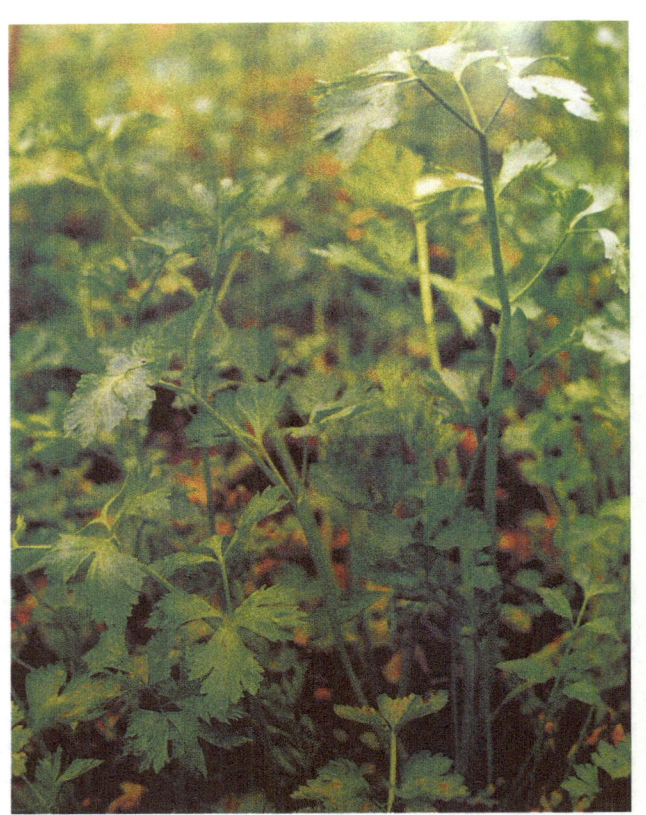

【使用注意】不宜生食。

213 同蒿（茼蒿）

【古籍原文】平。主安心气，养脾胃，消水饮。又，动风气，熏人心，令人气满，不可多食。

【药物来源】为菊科植物茼蒿 Chrysanthemum coronarium L. 的地上部分。

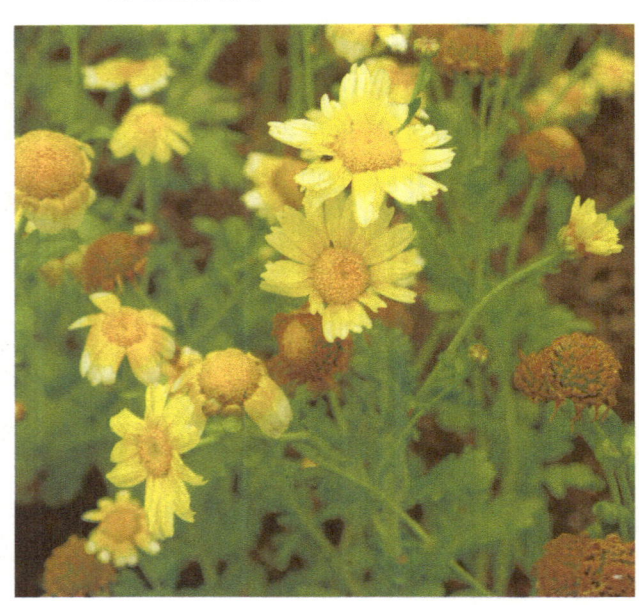

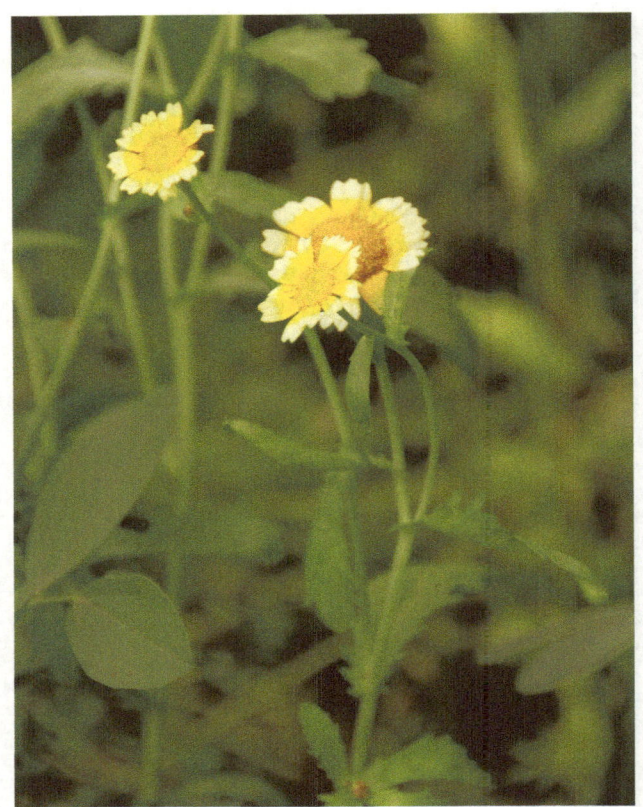

【形态特征】一年生草本，茎高可达 70 cm。基生叶花期枯萎；中下部茎叶长椭圆形或长椭圆状倒卵形，二回羽状分裂；上部叶小。头状花序；总苞片 4 层，顶端膜质扩大成片状。舌状花瘦果有 3 条突起的狭翅肋，具 1~2 条明显的间肋；管状花瘦果有 1~2 条椭圆形突起的肋。

【性味功效】味辛、甘，性凉。和脾胃，消痰饮，安心神。

【现代用方】《食物中药与便方》：鲜茼蒿菜 90 g。用法：水煎去渣，加冰糖适量熔化后分 2 次饮服。主治：热咳痰浓。

【用法用量】煎服，鲜品 60~90 g；或作为蔬菜食用，炒或煮汤。

【使用注意】不可多食，泄泻者禁用。

【现代研究】含伞形花内酯、东莨若素、7-甲氧基香豆精等。

214 罗勒（零陵香）

【古籍原文】味辛，温，微毒。调中消食，去恶气，消水气，宜生食。

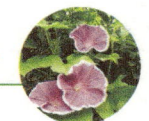

又，疗齿根烂疮，为灰用甚良。不可过多食，壅关节，涩荣卫，令血脉不行。又，动风发脚气。患哕，取汁服半合，定。冬月用干者煮之。

子：主目翳及物入目，三五颗致目中，少顷当湿胀，与物俱出。

又，疗风赤眵泪。

根：主小儿黄烂疮，烧灰敷之佳。北人呼为"兰香"，为石勒讳也。

【药物来源】为唇形科植物罗勒 Ocimum basilicum L. 的全草。

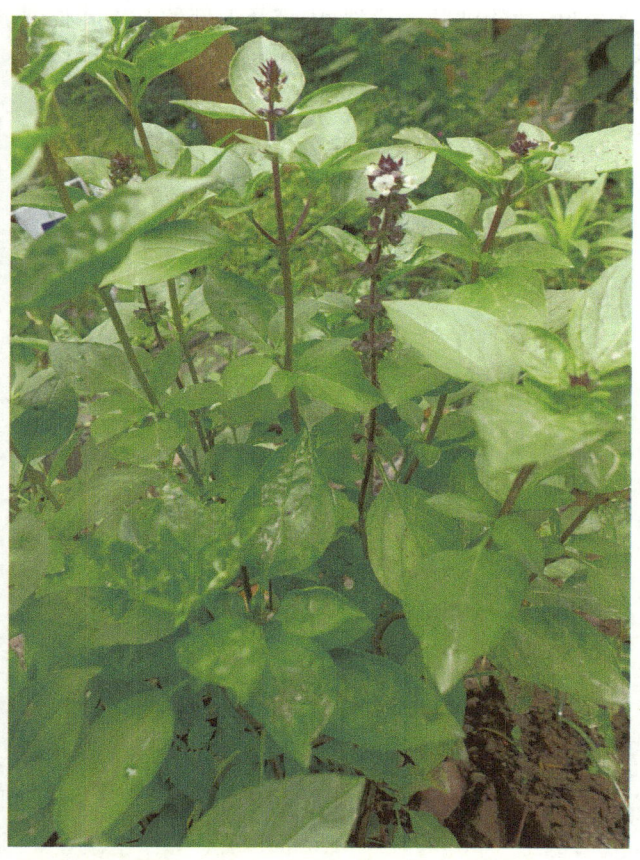

【形态特征】一年生草本，高 20～80 cm。主根圆锥形，须根密集。茎直立，钝四棱形，多分枝。叶卵圆形至卵圆状长圆形，边缘具不规则牙齿或近于全缘。总状花序，各部均被微柔毛；花冠淡紫色，或上唇白色下唇紫红色。小坚果卵珠形，黑褐色，有具腺的穴陷，基部有 1 个白色果脐。

【性味功效】味辛、甘，性温。疏风解表，化湿和中，行气活血，解毒消肿。

【古方选录】《是斋百一选方·卷八》立效散：零陵香（净洗，软火炙燥），荜拨（洗，锉碎，火枚上炒燥）。

用法：上二味等分为末，先以炭一块为细末，揩痛处，连牙床并揩净，以药擦痛处，老人风虫牙疼，小儿疳牙、走马疳等。悉治之。主治：牙疼。

【用法用量】煎服，5～15 g，大剂量可用至 30 g；或捣汁；或入丸、散。外用适量，捣敷；或烧存性研末调敷；亦可煎汤洗或含漱。

【使用注意】气虚血燥者慎服。

【现代研究】含丁香油酚、芳樟醇、槲皮素、异槲皮素、芸香苷、山奈酚、熊果酸、齐墩果酸、β-谷甾醇等。有保护胃黏膜、抗补体活性的作用。

215 石胡荽（鹅不食草）

【古籍原文】寒。无毒。通鼻气，利九窍，吐风痰，不任食。亦去翳，熟挼内鼻中，翳自落。俗名"鹅不食草"。

【药物来源】为菊科植物石胡荽 Centipeda minima (L.) A. Br. et Aschers. 的全草。

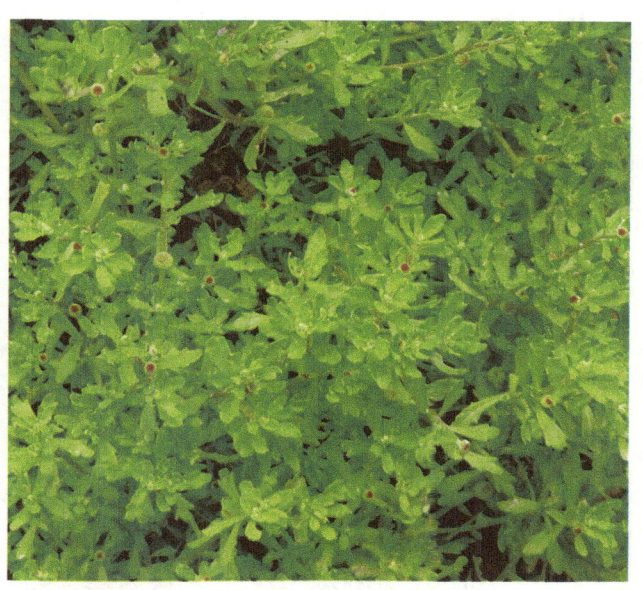

【形态特征】一年生小型草本。茎高 5～20 cm，匍匐状，微被蛛丝状毛或无毛。叶互生，楔状倒披针形，边缘有少数锯齿。头状花序小，扁球形；边缘花雌性，多层，花冠细管状，淡绿黄色，顶端 2～3 微裂；盘花两性，花冠管状，顶端 4 深裂，淡紫红色。瘦果椭圆形，具 4 棱，棱上有长毛。

【性味功效】味辛，性温。祛风通窍，解毒消肿。

【古方选录】《原机启微·卷下》搐鼻碧云散：鹅不食

草二钱,青黛一钱,川芎一钱。用法:为细末,先噙水满口,每用米许搐入鼻内,以泪出为度。不拘时候。主治:目病肿胀红赤,昏暗羞明,隐涩疼痛,风痒,鼻塞,头痛,脑酸,外翳攀睛,眵泪稠黏。

【用法用量】煎服,5～9 g;或捣汁。外用适量,捣敷;或捣烂塞鼻;可研末搐鼻。

【使用注意】气虚胃弱者禁用;血虚、肺胃有热者及孕妇忌用;阳实火盛者忌用;胃病患者慎服。

【现代研究】含棕榈酸蒲公英甾醇酯,乙酸蒲公英甾醇酯,蒲公英甾醇酯,豆甾醇,谷甾醇等。有抗过敏、抗突变及抗肿瘤等作用;挥发油和乙醇提取液部分有止咳、祛痰、平喘等作用。

216 蔓菁(芜菁、大头菜)

【古籍原文】温。消食,下气,治黄疸,利小便。根:主消渴,治热毒风肿。食,令人气胀满。

其子:九蒸九暴,捣为粉,服之长生。压油,涂头,能变蒜发。

又,研子入面脂,极去皱。

又,捣子,水和服,治热黄、结实不通,少顷当泻一切恶物,沙、石、草、发并出。又利小便。

又,女子妒乳肿,取其根生捣后,和盐醋浆水煮,取汁洗之,五六度瘥。又,捣和鸡子白封之,亦妙。

【药物来源】为十字花科植物芜菁 Brassica rapa L. 的根或叶。

【形态特征】二年生草本,高达 100 cm。块根肉质,球形、扁圆形或长圆形,外皮白色、黄色或红色,内面白色,无辣味。茎直立,有分枝。基生叶大头羽裂或为复叶,边缘波状或浅裂,中部及上部的茎生叶长圆状披针形,带粉霜。总状花序顶生;萼片 4 片,长圆形;花瓣 4 片,黄色;雄蕊 4 枚长 2 枚短;雌蕊 1 枚,柱头头状。长角果细圆柱形,具喙。种子球形,褐色或浅棕黄色。

【性味功效】味辛、甘、苦,性温。消食下气,解毒消肿。

【古方选录】《圣济总录·卷一二六》异效散:芜菁四十九枚,麒麟竭一两。用法:上二味,同于藏瓶存性烧过,地上出火毒,研细。每服半钱匕,米饮调下,加至一钱匕。主治:瘰疬结核,久不瘥。

【用法用量】内服煮食,或捣汁饮;块根可腌制后食用;茎叶可作为蔬菜鲜用,炒或煮食。外用适量,捣敷。

【使用注意】不可多食,令人气胀;过食动气。

【现代研究】含蛋白质,脂肪,葡萄糖,蔗糖,果糖,粗纤维,钙、磷、铁、核黄素、烟酸、维生素 C 等。有抗菌、抗寄生虫、抑制甲状腺素合成等作用。

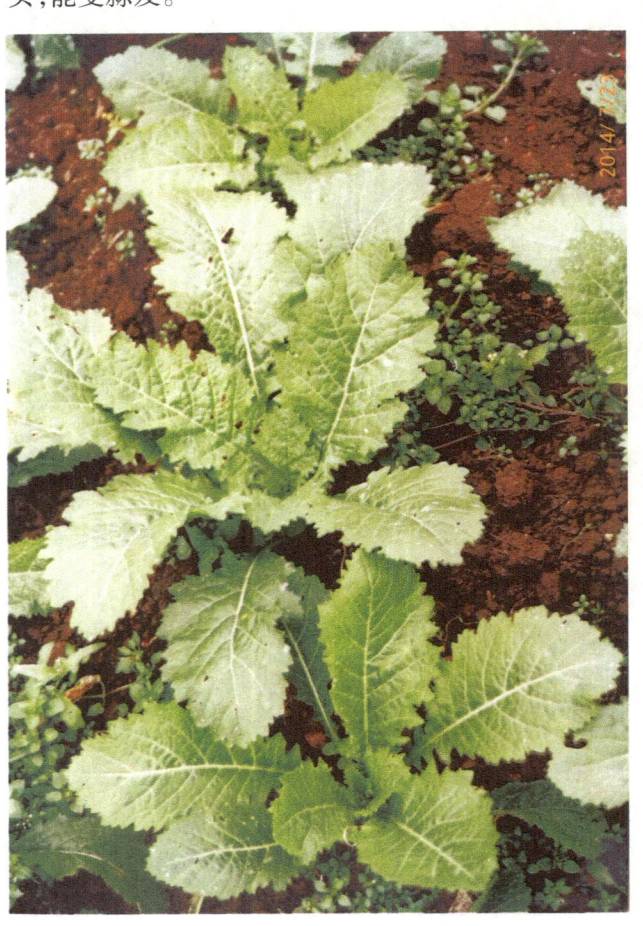

217 冬 瓜

【古籍原文】寒。上主治小腹水鼓胀。

又,利小便,止消渴。

又,其子:主益气耐老,除心胸气满,消痰止烦。

又,冬瓜子七升,(以)绢袋盛(之),投三沸汤中,须臾(出),曝干,又内汤中。如此三度乃止,曝干。与清苦酒浸之一宿,曝干为末,服之方寸匕,日二服,令人肥悦。

又,明目,延年不老。

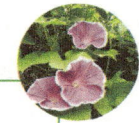

案经:(食之)压丹石,去头面热风。

又,热发者服之食。患冷人勿食之,令人益瘦。取冬瓜一颗,和桐叶与猪食之。一冬更不食诸物,(自然不饥),其猪肥长三、四倍矣。

又,煮食之,能炼五脏精细。欲得肥者,勿食之,为下气。欲瘦小轻健者,食之甚健人。

又,冬瓜人三(五)升,退去皮壳,(捣)为丸。空腹及食后各服廿丸,令人面滑静如玉。可入面脂中用。

【药物来源】为葫芦科植物冬瓜 *Benincasa hispida* (Thunb.) Cogn. 的干燥外层果皮(冬瓜皮)、干燥成熟种子(冬瓜子)。

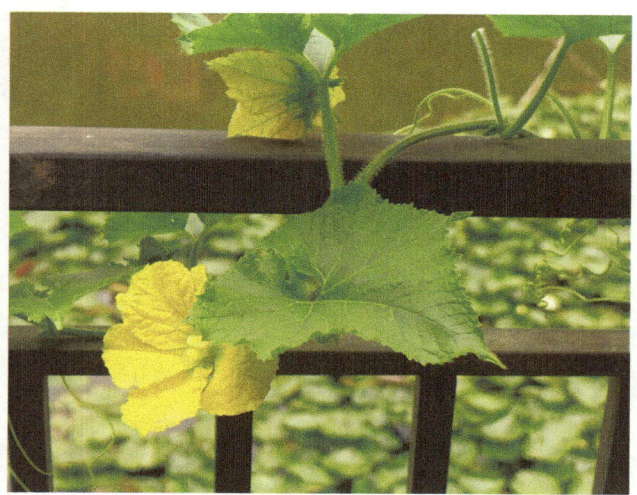

【形态特征】一年生蔓生或架生草本。茎被黄褐色硬毛及长柔毛,有棱沟。叶柄粗壮,被黄褐色的硬毛和长柔毛;叶片肾状近圆形,裂片宽三角形或卵形。雌雄同株;雄花花梗较长,花冠黄色,辐状,裂片宽倒卵形;雌花子房卵形或圆筒形。果实长圆柱状或近球状,大型,有硬毛和白霜;种子扁卵形,白色或淡黄色。

【性味功效】冬瓜皮:味甘,性凉。利尿消肿,清热解暑。冬瓜子:味甘,性微寒。清热化痰,排脓,利湿。

【现代用方】《湖南药物志》:冬瓜皮30 g,五加皮9 g,生姜皮12 g。用法:水煎服。主治:水肿。

【古方选录】《外台秘要·卷十》引《古今录验方》苇茎汤:苇茎一升,薏苡仁半升,桃仁五十枚,瓜瓣(冬瓜子)半升。用法:上㕮咀。以水一斗,先煮苇令得五升,去滓,悉纳诸药,煮取二升,分二次服。主治:肺痈,吐如脓。

【用法用量】冬瓜皮:煎服,9～30 g。冬瓜子:煎服,10～15 g。

【现代研究】冬瓜皮含挥发性成分,三萜类化合物,胆甾醇衍生物,烟酸,胡萝卜素,葡萄糖,果糖,蔗糖,有机酸,淀粉,维生素,钠、钾、钙等。有利尿、抗过敏、抗菌、降血糖和调节胃肠运动等作用。冬瓜子含三酰甘油,脂类,甾醇类化合物,三萜类化合物,蛋白质,硒、铬等。有增强免疫力、抑制胰蛋白酶等作用。

218 濮瓜(冬瓜)

【古籍原文】孟诜说:肺热消渴,取濮瓜去皮,每食后嚼吃三二两,五七度良。

【药物来源】为葫芦科植物冬瓜 *Benincasa hispida* (Thunb.) Cogn. 的果实。

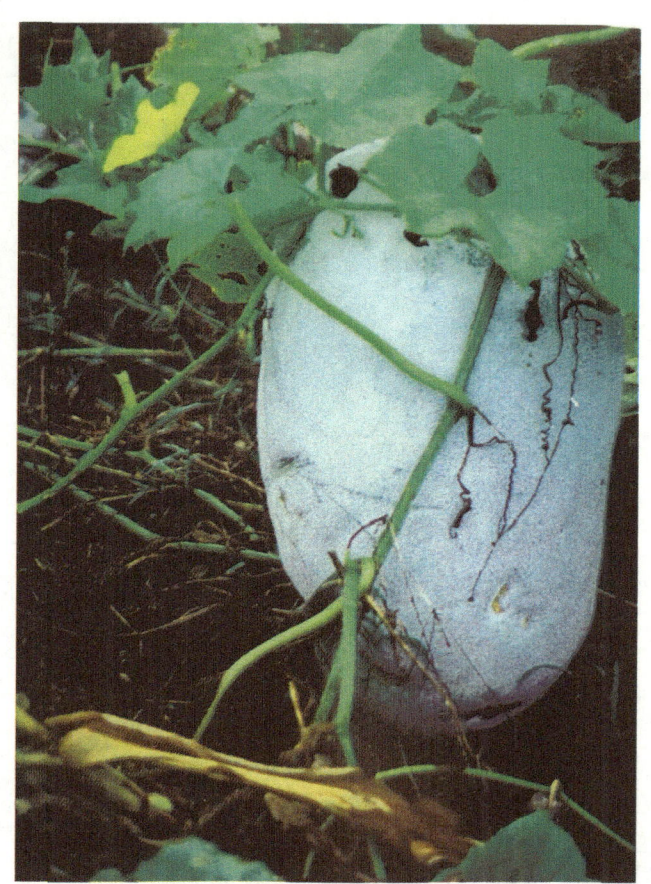

【形态特征】同"冬瓜"。

【性味功效】味甘,性淡,微寒。利尿,清热,化痰,生津,解毒。

【古方选录】《太平圣惠方》冬瓜羹:冬瓜一斤,葱白一握,去须细切,冬麻子半升。用法:上捣麻子,以水二大盏绞取汁,煮冬瓜、葱白作羹,空腹食之。主治:热淋,小便涩痛,壮热,腹内所壅。

【用法用量】煎服,60~120 g;或煨熟;或捣汁。外用适量,捣敷,或煎水洗。

【使用注意】脾胃虚寒者不宜过食。

【现代研究】含蛋白质,糖类,粗纤维,灰分,钙、磷、铁、胡萝卜素、硫胺素、核黄素、烟酸、维生素C等。

219 甜 瓜

【古籍原文】寒。上止渴,(益气),除烦热。多食令人阴下痒湿,生疮。

又,发瘅黄,动宿冷病,患症瘕人不可食瓜。(若食之饱胀,入水自消。)

其瓜蒂:主治身面四肢浮肿,杀蛊,去鼻中息肉,阴瘴黄及急黄。

又,生瓜叶:捣取汁,治人头不生毛发者,涂之即生。

案经:多食令人羸惙虚弱,脚手少力。其子热,补中焦,宜人。其肉止渴,利小便,通三焦间拥塞气。

又方,瓜蒂七枚,丁香七枚,(小豆七粒),捣为末,吹(黑豆许于)鼻中,少时治痛气,黄汁即出,瘥。

又,补中。打损折,碾末酒服去瘀血,治小儿疳。《龙鱼河图》云:瓜有两鼻者杀人;沉水者杀人;食多饱胀,可食盐,化成水。

【药物来源】为葫芦科植物甜瓜 Cucumis melo L. 的果实。

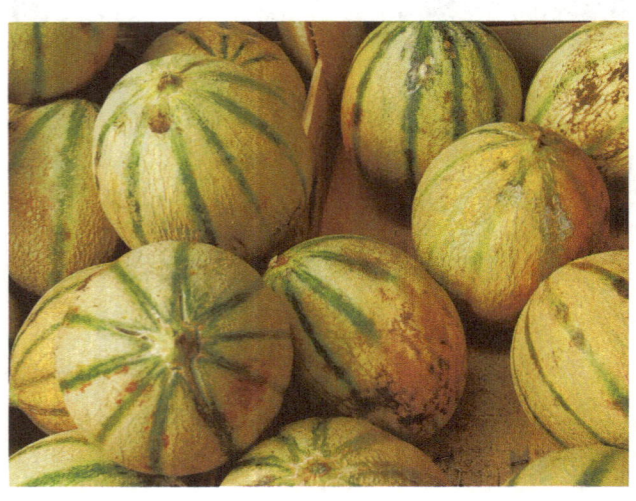

【形态特征】一年生匍匐或攀缘草本。茎、枝有棱,有黄褐色或白色的糙硬毛和疣状突起。叶片厚纸质,近圆形或肾形。花单性,雌雄同株;雄花数朵簇生于叶腋,花冠黄色,裂片卵状长圆形,急尖;雌花单生,子房长椭圆形。果实的形状、颜色因品种而异,通常为球形或长椭圆形;种子污白色或黄白色,卵形或长圆形。

【性味功效】味甘,性寒。清暑热,解烦渴,利小便。

【古方选录】《古今医统大全·卷五十二》:甜瓜去皮。用法:食后徐徐吃之,煮皮作羹亦佳。主治:热渴。

【用法用量】内服,取适量,洗净、去皮生食;或煎汤服用。

【使用注意】脾胃虚寒、腹胀便溏者禁服。

【现代研究】含球蛋白、枸橼酸、β-胡萝卜素等。

220 胡瓜(黄瓜)

【古籍原文】寒。不可多食,动风及寒热。又发疟疾,兼积瘀血。

案:多食令人虚热上气,生百病,消人阴,发疮(疥),及发瘘气,及脚气,损血脉。天行后不可食,(必再发)。

小儿食,发痢,滑中,生疳虫。

又,不可和酪食之,必再发。

又,捣根敷胡刺毒肿,甚良。

胡瓜:叶:味苦,平,小毒。主小儿闪癖:一岁服一叶,已上斟酌与之。生挼绞汁服,得吐、下。

根:捣敷胡刺毒肿。

其实味甘,寒,有毒。不可多食,动寒热,多疟病,积瘀热,发痓气,令人虚热上逆,少气,发百病及疮疥,损阴血脉气,发脚气。天行后不可食。小儿切忌,滑中,生疳虫。不与醋同食。北人亦呼为黄瓜,为石勒讳,因而不改。

【药物来源】为葫芦科植物黄瓜 Cucumis sativus L. 的果实。

【形态特征】一年生蔓生或攀缘草本。茎、枝伸长,有棱沟,被白色的糙硬毛。叶片宽卵状心形,膜质,两面甚粗糙,被糙硬毛。雌雄同株;雄花常簇生,花

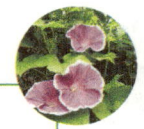

【使用注意】中寒吐泻及病后体弱者禁服。

【现代研究】含芸香苷,异槲皮苷,葡萄糖苷,咖啡酸,绿原酸,天冬氨酸、组氨酸、缬氨酸、亮氨酸,维生素B_2、C,油酸,亚油酸,棕榈酸,葫芦苦素等。黄瓜的水解产物可增加淋巴液中的干扰素。

221 越 瓜

【古籍原文】寒。上主利阴阳,益肠胃,止烦渴,不可久食,发痢。

案:此物动风。虽止渴,能发诸疮。令人虚,脚弱,虚不能行(立)。小儿夏月不可与食,成痢、发虫。令人腰脚冷,脐下痛。

患时疾后不可食。

不得和牛乳及酪食之。

又,不可空腹和醋食之,令人心痛。

【药物来源】为葫芦科植物菜瓜 *Cucumis melo* L. var. *conomon* (Thunb.) Makino 的果实。

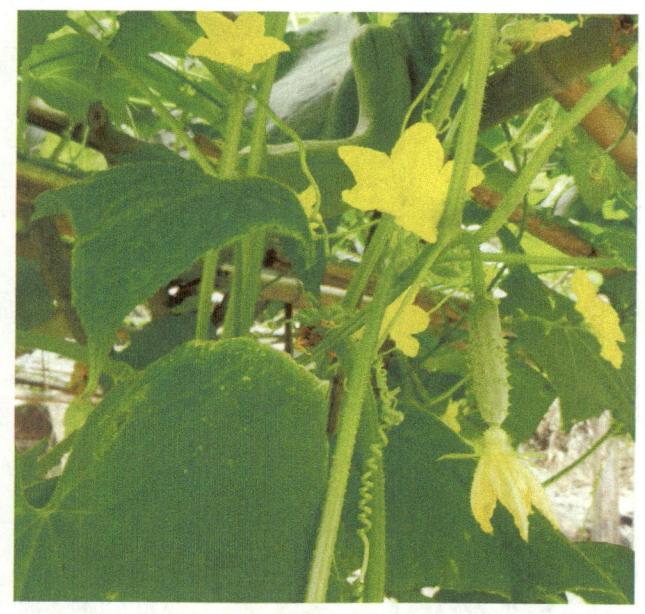

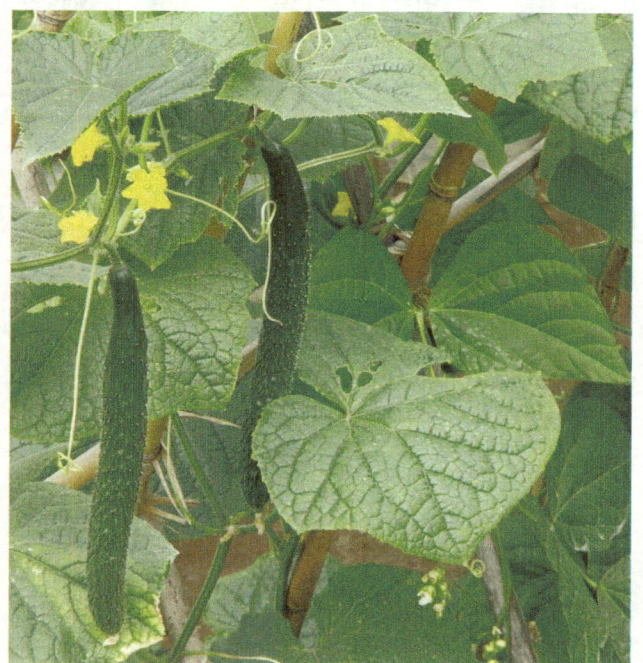

冠黄白色;雌花常单生,子房纺锤形,粗糙。果实长圆形或圆柱形,熟时黄绿色,表面粗糙,有具刺尖的瘤状突起。种子小,狭卵形,白色。

【性味功效】味甘,性凉。清热,利水,解毒。

【古方选录】《太平圣惠方·卷二十》:熟黄瓜一枚(水五合挼取汁),竹沥三合,川朴硝二两(细研),蜜一合。用法:上件药相和令匀,不计时候,温服二合。主治:风热气盛,烦躁如狂。

【用法用量】内服适量,作蔬菜,洗净煮熟或生啖;或绞汁饮服。外用适量,生擦或捣汁涂。

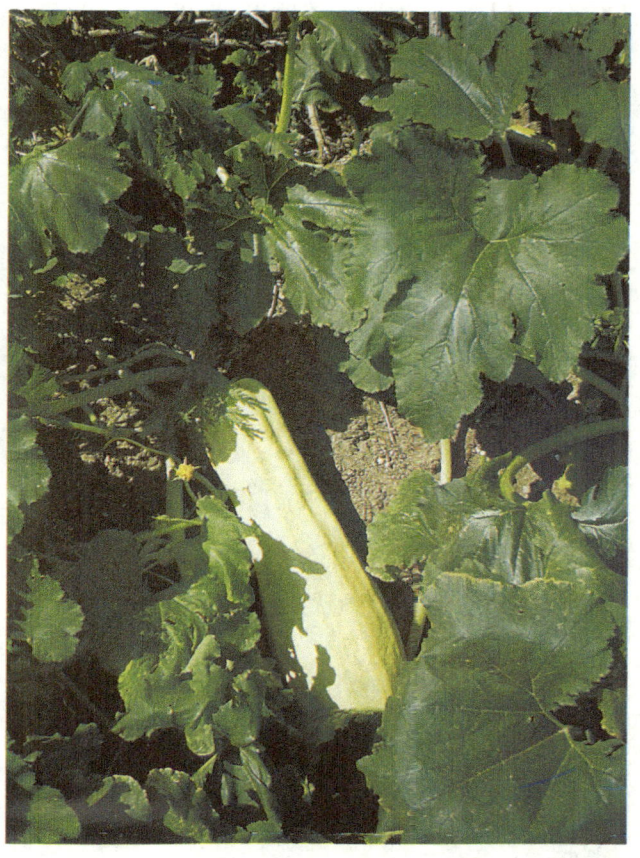

【形态特征】一年生匍匐或攀缘草本。茎、枝有棱,有黄褐色或白色的糙硬毛和疣状突起。叶片厚纸质,

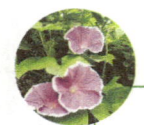

近圆形或肾形。花单性,雌雄同株;雄花数朵簇生于叶腋,花冠黄色;雌花单生,子房长椭圆形。果实长圆状圆柱形或近棒状,上部比下部略粗,两端圆形或稍呈截形,淡绿色,有纵线条;果肉白色或淡绿色。

【性味功效】味甘,性寒。除烦热,生津液,利小便。

【古方选录】《普济方》:越瓜为灰。用法:敷之。主治:口吻疮。

【用法用量】内服,适量生食;或作蔬菜煮熟食用。外用适量,烧灰存性研末调敷。

【使用注意】生食过量易损伤脾胃,脾胃虚寒者禁服。

222 芥

【古籍原文】主咳逆,下气明目,去头面风。大叶者良。煮食之亦动气,犹胜诸菜。生食发丹石,不可多食。

其子:微熬研之,作酱香美,有辛气,能通利五脏。

其叶不可多食。又,细叶有毛者杀人。

【药物来源】为十字花科植物芥菜 Brassica juncea (L.) Czern. et Coss. 的嫩茎和叶。

【形态特征】一年生草本,高 30~150 cm。茎直立,有分枝;带粉霜,有辣味。基生叶宽卵形至倒卵形;

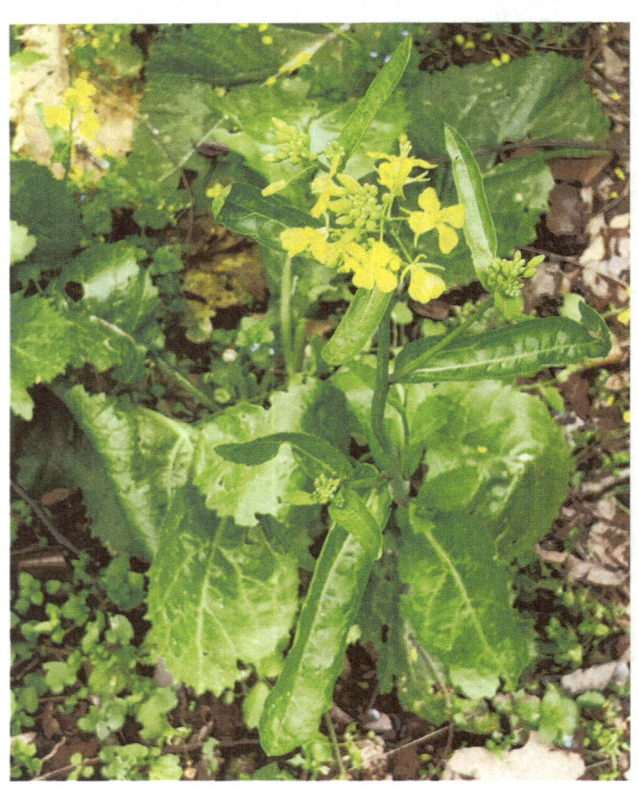

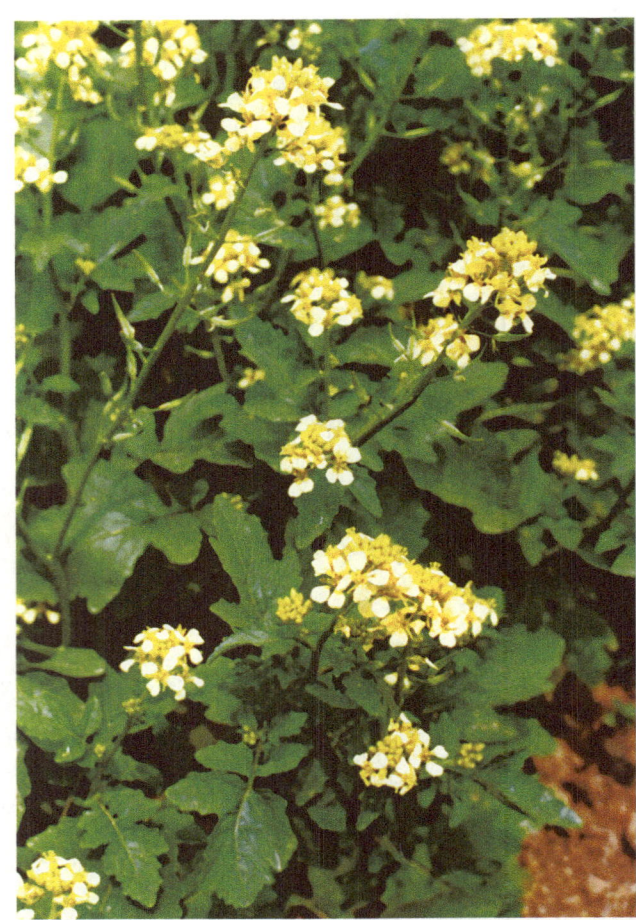

茎下部叶较小;茎上部叶窄披针形。总状花序顶生,花后延长;花黄色,花瓣倒卵形。长角果线形,果瓣具一突出中脉。种子球形,紫褐色。

【性味功效】味辛,性温。利肺豁痰,消肿散结。

【古方选录】《圣济总录·卷一二八》:和泥芥菜半斤。用法:上一味,锉碎,以水四升,煮取三升,倾于瓷瓶内,熏乳肿处,日三五度。主治:乳痈结硬疼痛。

【用法用量】煎服,10~15 g;或用鲜品捣汁。外用适量,煎水熏洗或烧存性研末敷。

【使用注意】目疾、疮疡、痔疮便血及阴虚火旺之人慎食。

【现代研究】含异硫氰酸甲酯、异硫氰酸异丙酯、异硫氰酸烯丙酯、芸薹抗毒素、环芸薹宁、环芸薹宁亚砜、马兜铃酸等。

223 萝卜

【古籍原文】冷。利五脏,轻身益气。

根:消食下气。甚利关节,除五脏中风,练五脏中恶气。服之令人白净肌细。

【药物来源】为十字花科植物莱菔 Raphanus sativus L. 的鲜根。

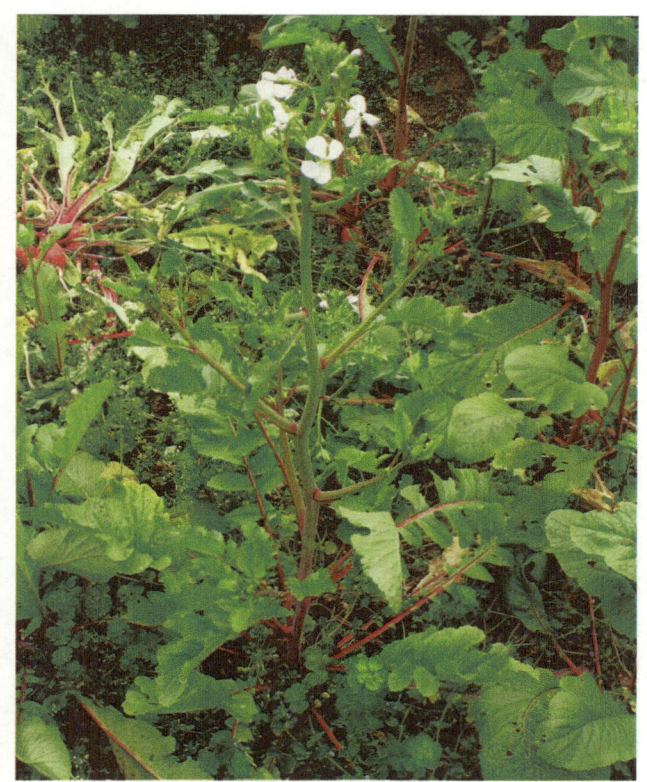

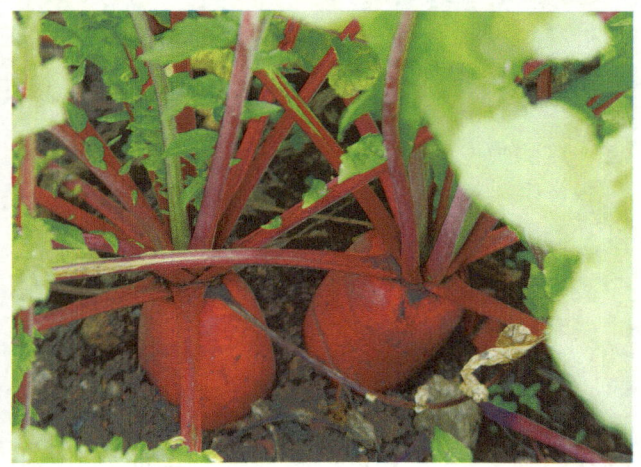

【形态特征】一年或二年生草本,高 20～100 cm。直根肉质,长圆形、球形或圆锥形,外皮绿色、白色或红色。基生叶和下部茎生叶大头羽状半裂;上部叶长圆形。总状花序;花白色或粉红色,花瓣倒卵形,具紫纹。长角果圆柱形。种子卵形,微扁,红棕色,有细网纹。

【性味功效】味辛、甘,性凉。消食,下气,化痰,止血,解渴,利尿。

【古方选录】《饮膳正要·卷二》萝卜粥:大萝卜五个。用法:煮熟,绞取汁,用粳米三合,同水并汁,煮粥食之。主治:消渴,舌焦口干,小便数。

【用法用量】内服作为蔬菜,生食、捣汁饮,30～100 g;或炒、煮汤食用。外用适量,捣敷、捣汁涂、滴鼻、煎水洗。

【使用注意】脾胃虚寒者不宜生食。

【现代研究】含芥子油苷、莱菔苷、芥酸、亚油酸、亚麻酸、葫芦巴素、胆碱、腺嘌呤、维生素 C、精氨酸、胱氨酸等。有抗菌、抗病毒、防止胆石形成等作用。

224 菘菜(白菜、青菜)

【古籍原文】温。治消渴。又发诸风冷。腹中冷病者不服。有热者服之,亦不发病,即明其菜性冷。《本草》云"温",未解。又,消食,亦少下气。

九英菘,出河西,叶极大,根亦粗长。和羊肉甚美。常食之,都不见发病。其冬月作菹,煮作羹食之,能消宿食,下气治嗽。诸家商略,性冷,非温。恐误也。

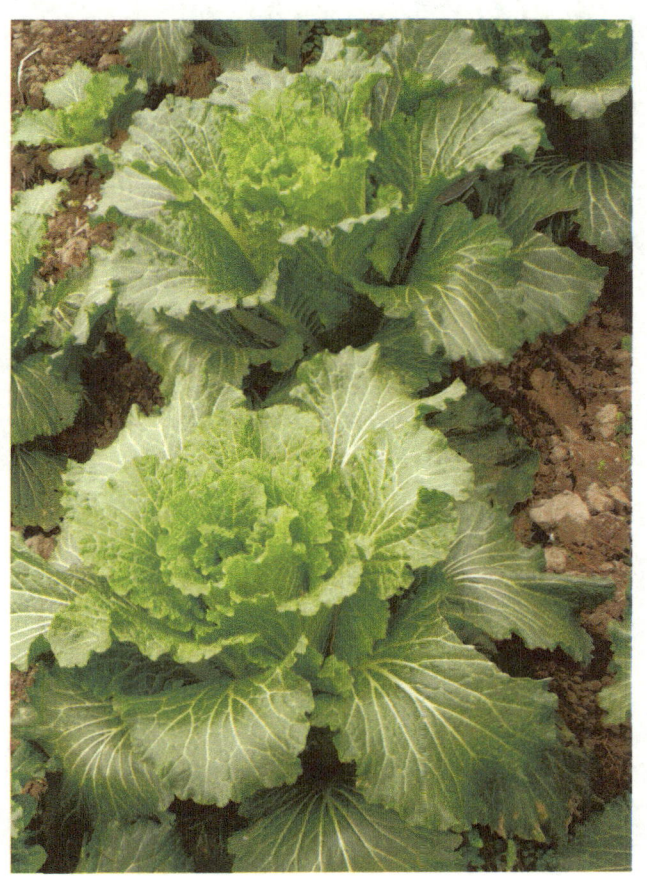

又,北无菘菜,南无芜菁。其蔓菁子,细;菜子,粗也。

【药物来源】为十字花科植物青菜 Brassica chinensis L. 的地上部分。

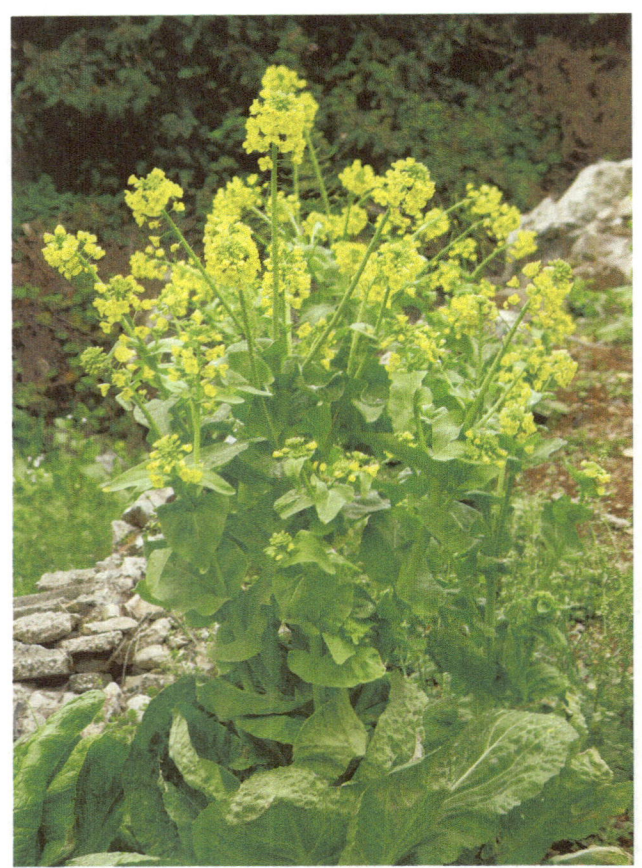

【形态特征】一年或二年生草本,高 25～70 cm。茎直立,有分枝。基生叶倒卵形或宽倒卵形,坚实,深绿色,有光泽,基部渐狭成宽柄,肉质肥厚,白色或淡绿色;茎生叶长卵圆形或宽披针形。总状花序顶生,成圆锥形。长角果圆柱形,喙细。

【性味功效】味甘,性凉。解热除烦,生津止渴,清肺消痰,通利肠胃。

【古方选录】《外科启玄》:青菜、萝卜英,二味不拘多少。用法:作齑酸水,从煎热洗疮,见赤肉,每日洗三四次,就将菜叶贴之,亦换三四次。忌发物,二七日即愈。主治:多年血风疮,久治不痊者,此法除之。

【用法用量】内服作为蔬菜食用,煮、炒或捣汁饮服。外用适量,捣敷。

【使用注意】脾胃虚寒、大便溏薄者慎服。

【现代研究】含蛋白质,脂肪,糖类,粗纤维,钙,磷,铁,胡萝卜素、核黄素、烟酸、维生素 C 等。

225 荏子(白苏子)

【古籍原文】主咳逆,下气。

其叶性温。用时捣之。治男子阴肿,生捣和醋封之。女人绵裹内,三、四易。

谨按:子,压作油用,亦少破气,多食发心闷。温。补中益气,通血脉,填精髓。可蒸令熟,烈日干之,当口开。春取米食之,亦可休粮。生食,止渴、润肺。

【药物来源】为唇形科植物白苏 Perilla frutescens (L.) Britt. 的干燥成熟果实。

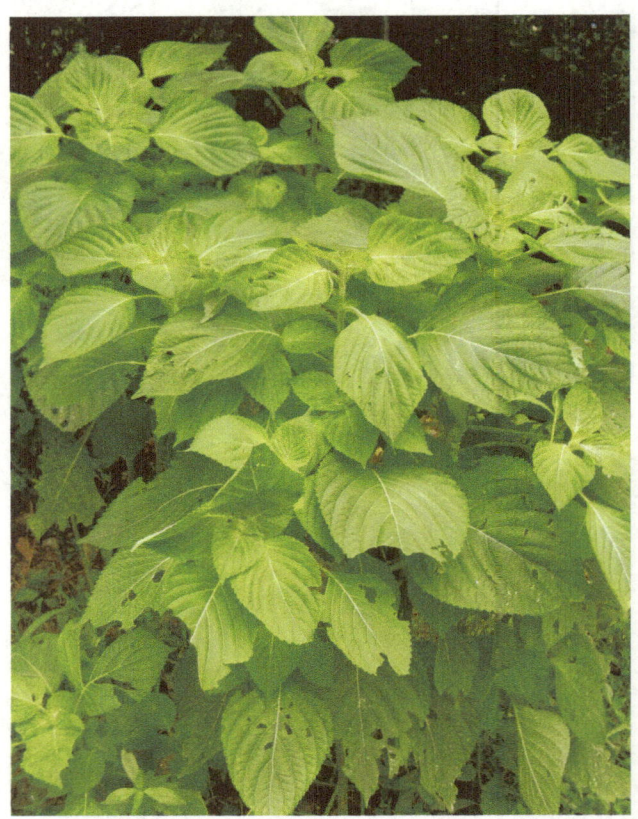

【形态特征】一年生直立草本,高 0.5～2 m。茎钝四棱形,绿色或紫色,密被长柔毛。叶阔卵形或圆形,先端短尖或突尖,两面绿色或紫色,或仅下面紫色。轮伞花序具 2 朵花;花冠白色至紫红色,冠筒短,冠檐近二唇形,上唇微缺,下唇 3 裂。小坚果近球形,灰褐色,直径约 1.5 mm,具网纹。

【性味功效】味辛,性温。降气祛痰,润肠通便。

【现代用方】《福建药物志》:白苏子 9～15 g,橘皮 9～15 g。用法:水煎服。主治:痰饮咳嗽。

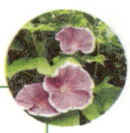
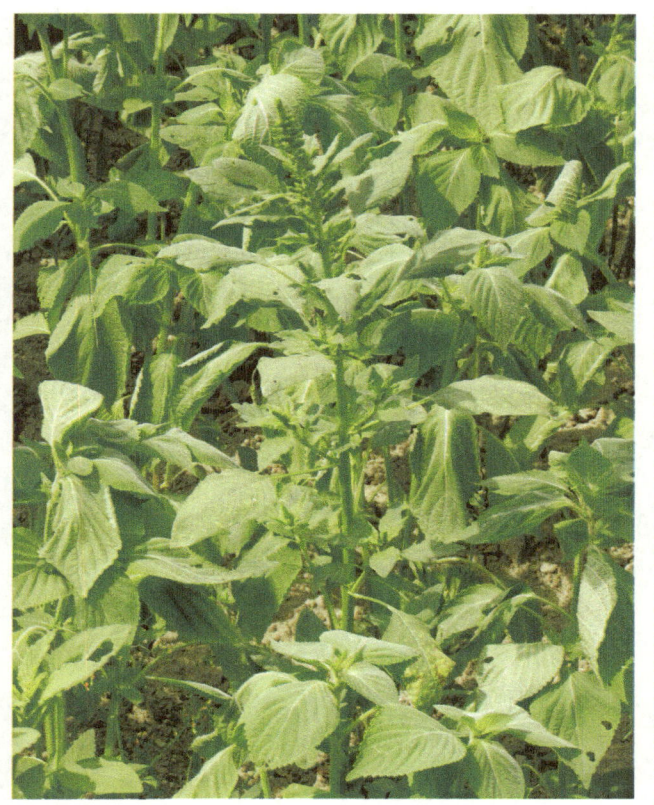
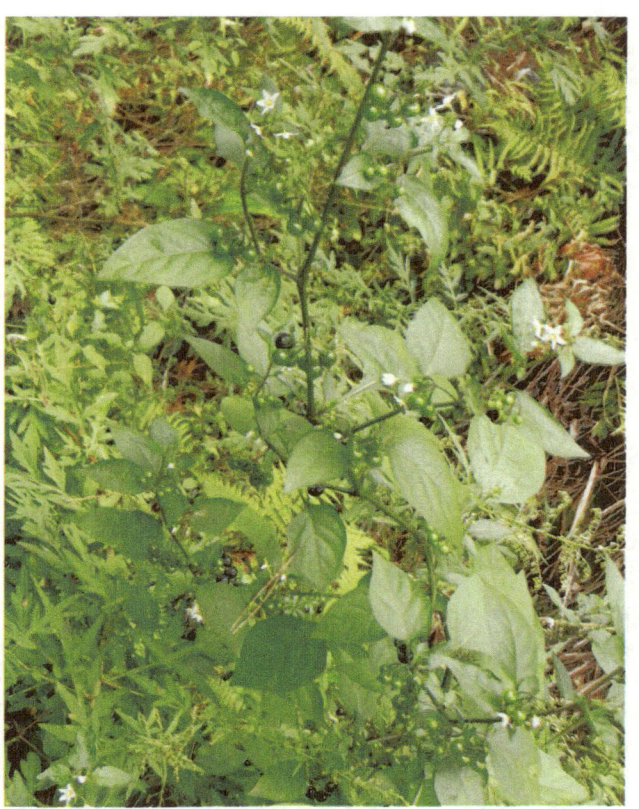

【用法用量】煎服,5~10 g。

【现代研究】含左旋紫苏醛、白苏烯酮、松茸醇、左旋芳樟醇、甘油三亚油酸酯、甘油三棕榈酸酯、α-亚麻酸等。有调节血脂、抑制肿瘤发生、抗血栓、抑制过敏反应及炎症等作用。

226 龙 葵

【古籍原文】主丁肿。患火丹疮,和土杵敷之尤良。

其子疗甚妙。其赤珠者名龙珠,久服变发,长黑。令人不老。其味苦,皆挼去汁食之。

【药物来源】为茄科植物龙葵 Solanum nigrum L. 的全草。

【形态特征】一年生直立草本,高 0.25~1 m。茎无棱或棱不明显,绿色或紫色。叶卵形,先端短尖。蝎尾状花序腋外生;花冠白色,筒部隐于萼内,冠檐5深裂,裂片卵圆形。浆果球形,熟时黑色;种子多数,近卵形,两侧压扁。

【性味功效】味苦,性寒。清热解毒,活血消肿。

【古方选录】《本草纲目》引《经验方》:龙葵。用法:捣敷。主治:痈肿无头。

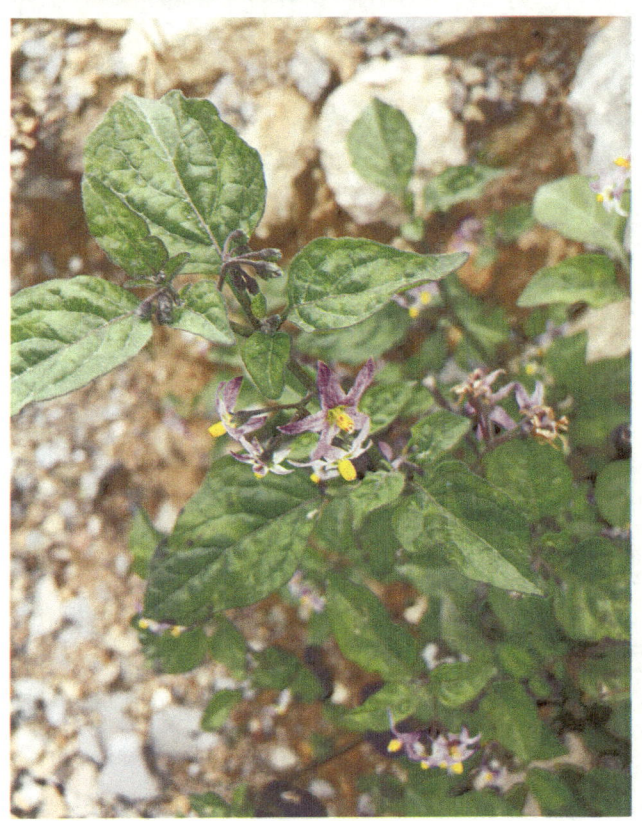

【用法用量】煎服,15~30 g。外用适量,捣敷或煎水洗。

【现代研究】含澳洲茄碱,澳洲茄边碱,β-澳洲茄边碱,澳洲茄胺,N-甲基澳洲茄胺,龙葵皂苷A、B等。有调节血糖、降血压、消炎、抑菌等作用。

227 苜蓿

【古籍原文】患疸黄人,取根生捣,绞汁服之良。

又,利五脏,轻身;洗去脾胃间邪气,诸恶热毒。少食好,多食当冷气入筋中,即瘦人。亦能轻身健人,更无诸益。

彼处人采根作土黄耆也。又,安中,利五脏,煮和酱食之。作羹亦得。

【药物来源】为豆科植物紫苜蓿 Medicago sativa L. 的全草。

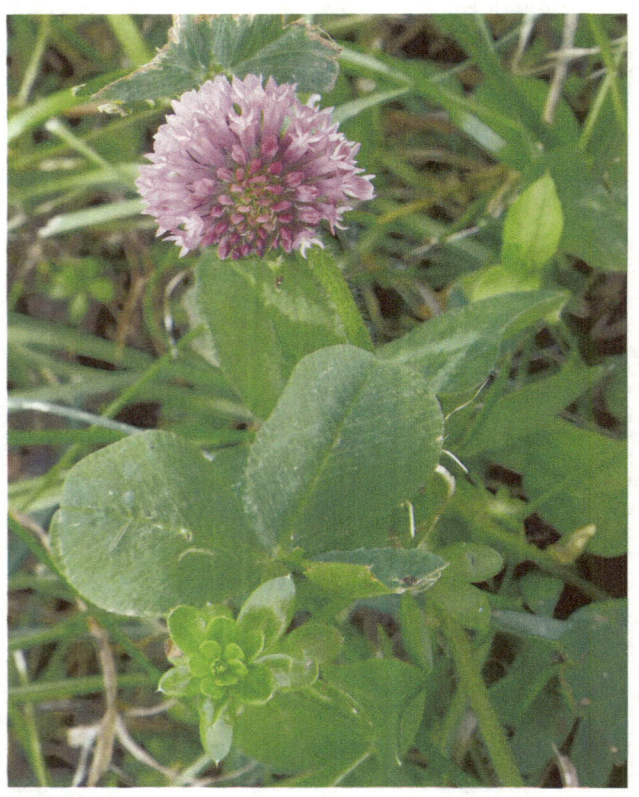

【形态特征】多年生草本,高30~100 cm。根粗壮,深入土层,根茎发达。茎四棱形。羽状三出复叶;叶长卵形、倒长卵形至线状卵形。花序总状或头状;花冠淡黄色、深蓝色至暗紫色,花瓣均具长瓣柄,旗瓣长圆形,翼瓣较龙骨瓣稍长。荚果螺旋状紧卷2~6圈,熟时棕色;种子卵形,平滑,黄色或棕色。

【性味功效】味苦、涩、微甘,性平。清热凉血,利湿退黄,通淋排石。

【古方选录】《新修本草》:苜蓿。用法:捣汁,服一升,令人吐利即愈。主治:热病烦满,目黄赤,酒疸。

【用法用量】煎服,15~30 g;或鲜品捣汁,90~150 g;或研末,3~9 g。

【使用注意】《食疗本草》:"少食好,多食当冷气入筋中,即瘦人。"《食物本草》:"苜蓿不可同蜜食,令人下利。"

【现代研究】含皂苷、卢瑟醇、苜蓿二酚、香豆雌酚、刺芒花素、大豆素、小麦黄素等。有抗动脉粥样硬化,增强免疫力,雌激素样作用,抗氧化作用等。

228 荠(荠菜)

【古籍原文】补五脏不足。叶:动气。

荠子:入治眼方中用。不与面同食。令人背闷。服丹石人不可食。

【药物来源】为十字花科植物荠菜 Capsella bursa-pastoris (L.) Medic. 的全草。

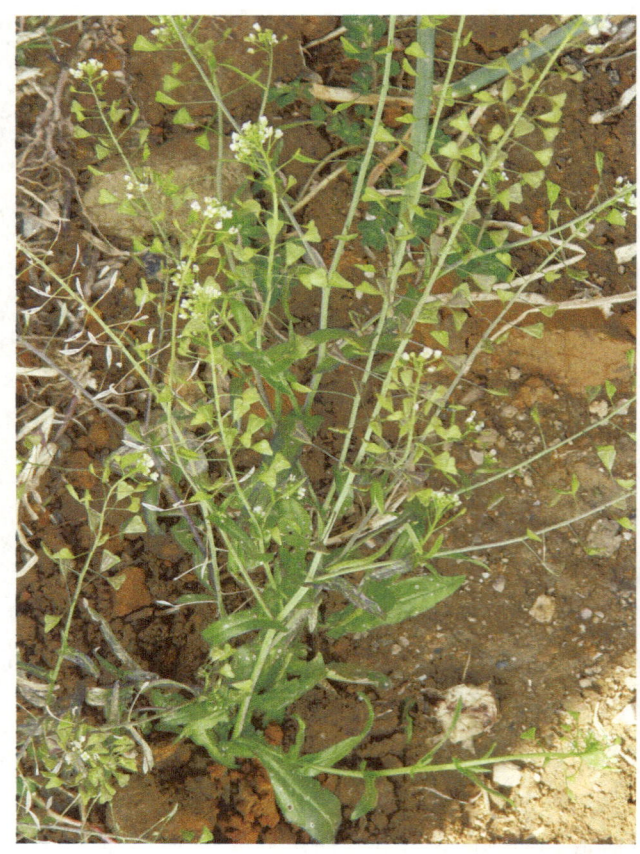

【形态特征】一年或二年生草本,高7~50 cm。茎直立,单一或从下部分枝。基生叶丛生,呈莲座状,大

头羽状分裂;茎生叶窄披针形或披针形,抱茎。总状花序;花瓣白色,卵形,有短爪。短角果倒三角形或倒心状三角形,扁平,无毛,顶端微凹,裂瓣具网脉;种子2行,长椭圆形,浅褐色。

【性味功效】味甘、淡,性凉。凉肝止血,平肝明目,清热利湿。

【古方选录】《圣济总录·卷一一一》:荠菜,和根、茎、叶,不拘多少,洗净焙干,碾为细末,细研。用法:每夜卧时,先洗净眼了,挑米半许,安两大眦头,涩痛莫疑。主治:眼生翳膜。

【用法用量】煎服,15~30 g;鲜品60~120 g;或入丸、散。外用适量,捣汁点眼。

【现代研究】含草酸、酒石酸、苹果酸、丙酮酸、芸香苷、胆碱、乙酰胆碱、黑芥子苷、麦角克碱、延胡索酸等。有兴奋子宫、缩短凝血时间、降血压、抗肿瘤和解热等作用。

229 蕨(蕨菜)

【古籍原文】寒。补五脏不足。气壅经络筋骨间,毒气。令人脚弱不能行。消阳事,缩玉茎。多食令人发落,鼻塞,目暗。小儿不可食之,立行不得也。

又,冷气人食之,多腹胀。

【药物来源】为蕨科植物蕨 Pteridium aquilinum (L.) Kuhn var. latiusculum (Desv.) Underw. 的嫩茎叶。

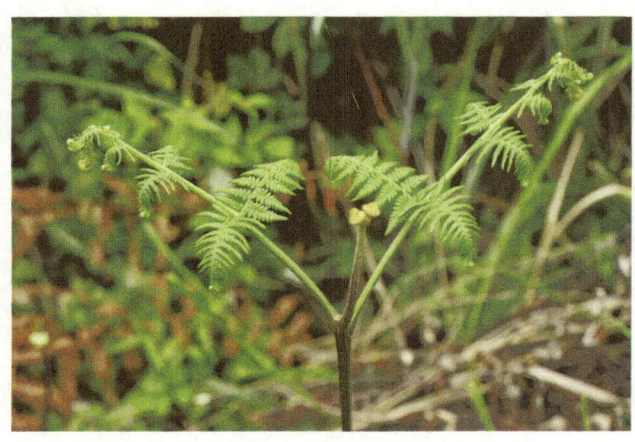

【形态特征】多年生草本,高可达1 m。根茎长而横走,粗壮,被黑褐色茸毛。叶远生,叶片近革质,三至四回羽裂,阔三角形或长圆状三角形。孢子囊群沿叶缘分布于小脉顶端的连接脉上;囊群盖条形,为变形叶缘反卷而成的假囊群盖。

【性味功效】味甘、性寒。清热利湿,降气化痰,止血。

【古方选录】《圣济总录·卷一六五》春蕨散:新生蕨菜,不限多少,阴干为细散。用法:每日空心,陈米饮调下三钱匕。主治:产后痢疾。

【用法用量】煎服,9~15 g;亦可用作蔬菜,炒或腌制食用。外用适量,捣敷或研末撒。

【使用注意】不宜生食、久食,脾胃虚寒及生疥疮者慎服。

【现代研究】含蕨素A、B、C、D、E、F等,乙酰蕨素C,苯甲酰蕨素B,异巴豆酰蕨素B,棕榈酰蕨素A、B、C,苯乙酰蕨素C,凤尾蕨苷酮苷等。有抑制红细胞生成,减少血小板及白细胞等作用。

230 翘摇(紫云英)

【古籍原文】疗五种黄病:生捣汁,服一升,日二,瘥。

甚益人,和五脏,明耳目,去热风,令人轻健。长食不厌,煮熟吃,佳。若生吃,令人吐水。

【药物来源】为豆科植物紫云英 Astragalus sinicus L.

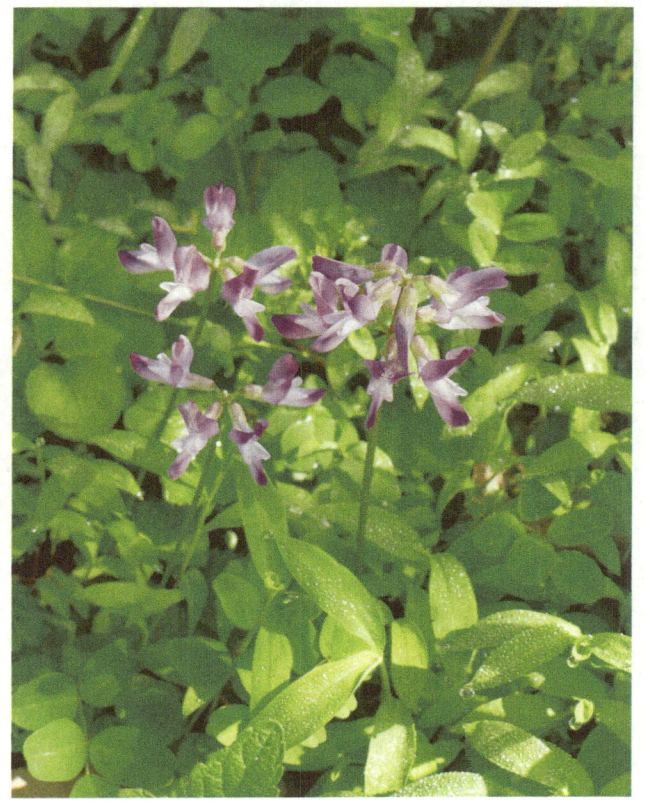

的全草。

【形态特征】二年生匍匐草本,高 10～30 cm。多分枝,被白色疏柔毛。奇数羽状复叶;小叶倒卵形或椭圆形,下面散生白色柔毛,具短柄。总状花序呈伞形;花冠紫红色;旗瓣倒卵形,翼瓣较旗瓣短,龙骨瓣与旗瓣近等长。荚果线状长圆形,稍弯曲,具短喙,黑色。种子肾形,栗褐色。

【性味功效】味辛,性凉。祛风明目。

【古方选录】本草文献未记载,现少用。

231 蓼子(蓼实)

【古籍原文】多食令人吐水。亦通五脏拥气,损阳气。

【药物来源】为蓼科植物水蓼 Polygonum hydropiper L. 的成熟果实。

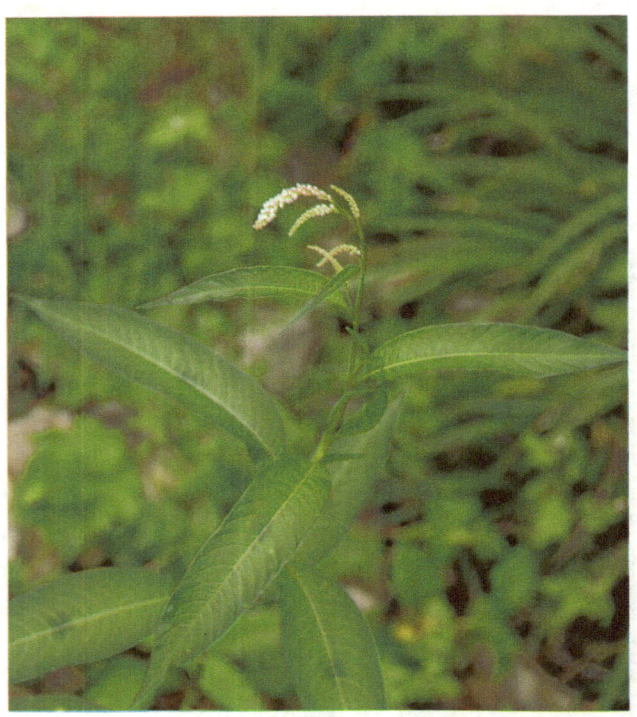

【形态特征】一年生草本,高 40～70 cm。茎直立或多分枝。单叶互生,托叶鞘筒形;叶片披针形,先端渐尖,基部楔形,叶缘具缘毛;总状花序穗状,顶生或腋生,细长,上部弯曲,下垂。瘦果卵形,侧扁,暗褐色,具粗点。

【性味功效】味辛,性温。化湿利水,破瘀散结,解毒。

【古方选录】《太平圣惠方·卷四十七》:蓼子一两,香豉二两。用法:每服二钱,水煎服。主治:霍乱烦渴。

【用法用量】煎服,6～15 g;或鲜品绞汁。外用适量,煎汤浸洗;或研末调敷。

【使用注意】体虚气弱者及孕妇禁服。

【现代研究】含水蓼醇醛、水蓼二醛、异水蓼二醛、异十氢三甲基萘并呋喃醇、密叶辛木素等。

232 葱(葱白)

【古籍原文】温。叶:温。白:平。主伤寒壮热、出汗;中风,面目浮肿,骨节头疼,损发鬓。

葱白及须:平。通气,主伤寒头痛。

又,治疮中有风水,肿疼、秘涩:取青叶同干姜、黄檗相和,煮作汤,浸洗之,立愈。

冬葱最善,宜冬月食,不宜多。只可和五味用之。虚人患气者,多食发气,上冲人,五脏闭绝,虚人胃。开骨节,出汗,故温尔。少食则得,可作汤饮。不得多食,恐拔气上冲人,五脏闷绝。切不可与蜜相和,食之促人气,杀人。

又,止血衄,利小便。

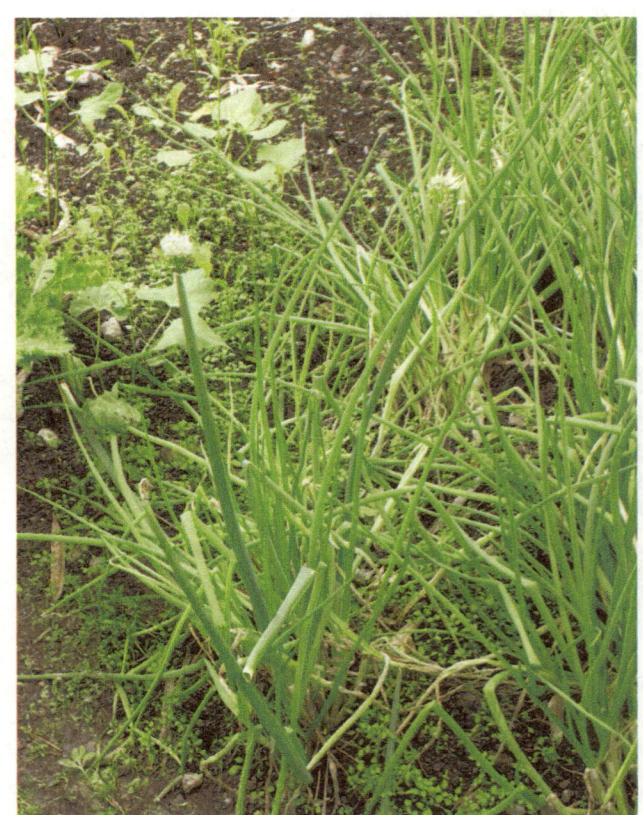

【药物来源】为百合科植物葱 Allium fistulosum L. 的鳞茎。

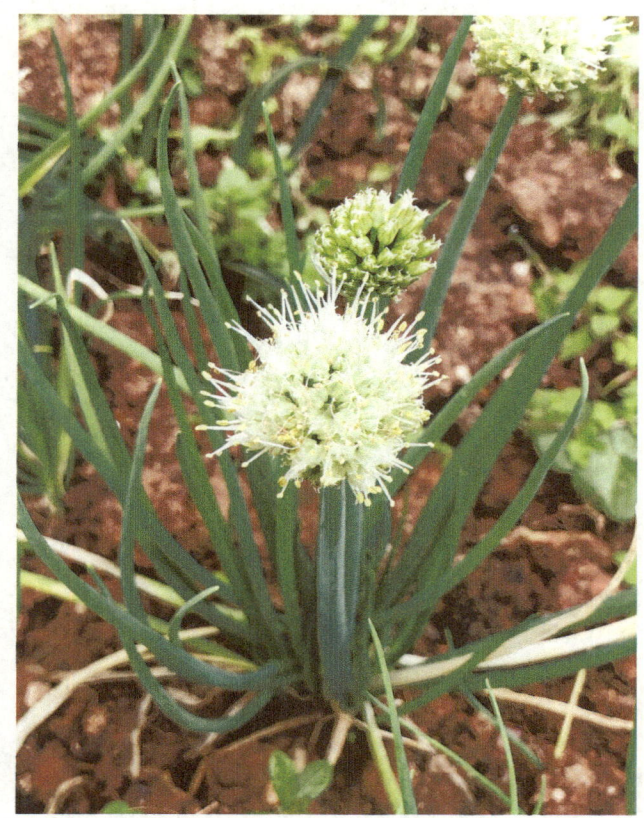

【形态特征】多年生草本。鳞茎单生,圆柱状,稀为基部膨大的卵状圆柱形;鳞茎外皮白色或淡红褐色,膜质至薄革质。叶圆筒状,中空,向顶端渐狭,约与花葶等长。花葶圆柱状,中空,中部以下膨大,向顶端渐狭,约在1/3以下被叶鞘;花白色;花被片近卵形,先端渐尖,具反折的尖头,外轮的稍短。

【性味功效】味辛,性温。发表,通阳,解毒,杀虫。

【古方选录】《肘后备急方·卷二》:葱白一虎口,豉一升。用法:以水三升,煮取一升,顿服取汗。主治:伤寒初觉头痛,肉热,脉洪起一、二日。

【用法用量】煎服,9～15 g;或酒煎。煮粥食,每次可用鲜品15～30 g。外用适量,捣敷、炒熨、煎水洗、蜂蜜或醋调敷。

【使用注意】表虚多汗者慎服。

【现代研究】含黏液质、粗脂肪、粗蛋白质、粗纤维、维生素C、胡萝卜素等,挥发油中含大蒜辣素、二烯丙基硫醚等。有抗菌、抗原虫、驱虫、镇静、镇痛、保护胃黏膜、皮肤等作用。

233 韭(韭菜)

【古籍原文】冷气人,可煮,长服之。

热病后十日,不可食热韭,食之即发困。

又,胸痹,心中急痛如锥刺,不得俯仰,白汗出;或痛彻背上,不治或至死:可取生韭或根五斤,洗,捣汁灌少许,即吐胸中恶血。

亦可作菹,空心食之,甚验。此物炸熟,以盐、醋空心吃一碟,可十顿以上。甚治胸膈咽气,利胸膈,甚验。

初生孩子,可捣根汁灌之,即吐出胸中恶血,永无诸病。

五月勿食韭。若值时馑之年,可与米同功。种之一亩,可供十口食。

【药物来源】为百合科植物韭 Allium tuberosum Rottl. ex Spreng. 的叶。

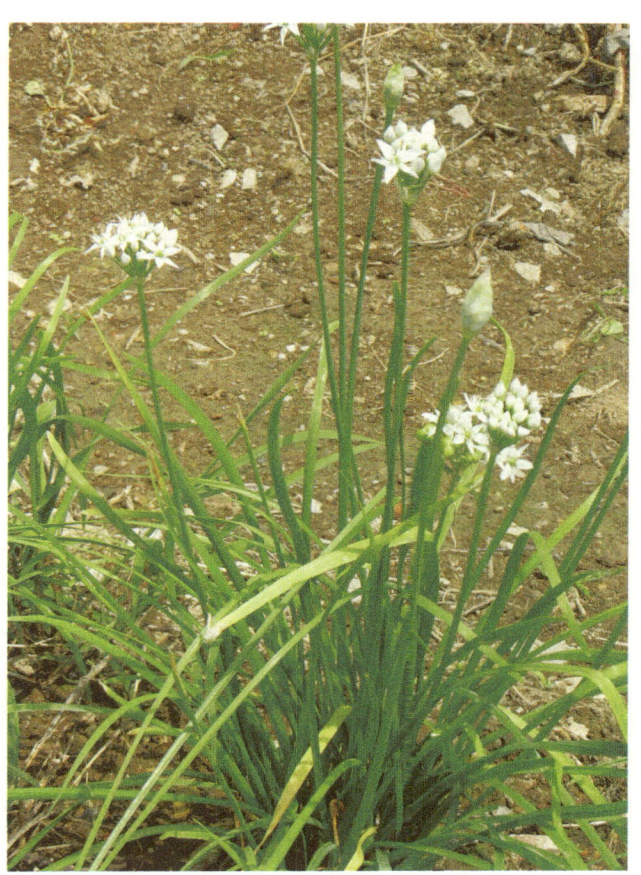

【形态特征】多年生草本。具倾斜的横生根状茎,鳞茎簇生,近圆柱状。叶条形,扁平,实心,边缘平滑。

花葶圆柱状,常具2条纵棱,下部被叶鞘;伞形花序半球状或近球状,小花多而稀疏;花白色;花被片常具绿色或黄绿色的中脉,内轮花被片矩圆状倒卵形,外轮花被片较窄。

【性味功效】味辛,性温。补肾,温中,行气,散瘀,解毒。

【古方选录】《方脉正宗》:韭菜白八两,胡桃肉(去皮)二两。用法:同脂麻油炒熟,日食之,服一月。主治:阳虚肾冷,阳道不振,或腰膝冷疼,遗精梦泄。

【用法用量】内服,捣汁,60～120 g;或作为蔬菜煮粥、炒熟、作羹、包饺子、包子等食用。外用适量,捣敷;煎水熏洗;热敷。

【使用注意】阴虚内热及疮疡、目疾者慎食。

【现代研究】含甲基丙基二硫化物、二甲基二硫化物、2-丙烯基(烯丙基)二硫化物、山柰酚葡萄糖苷、槲皮素葡萄糖苷、芹菜素葡萄糖苷等。有抗突变、抗滴虫等作用。

234 薤(薤白)

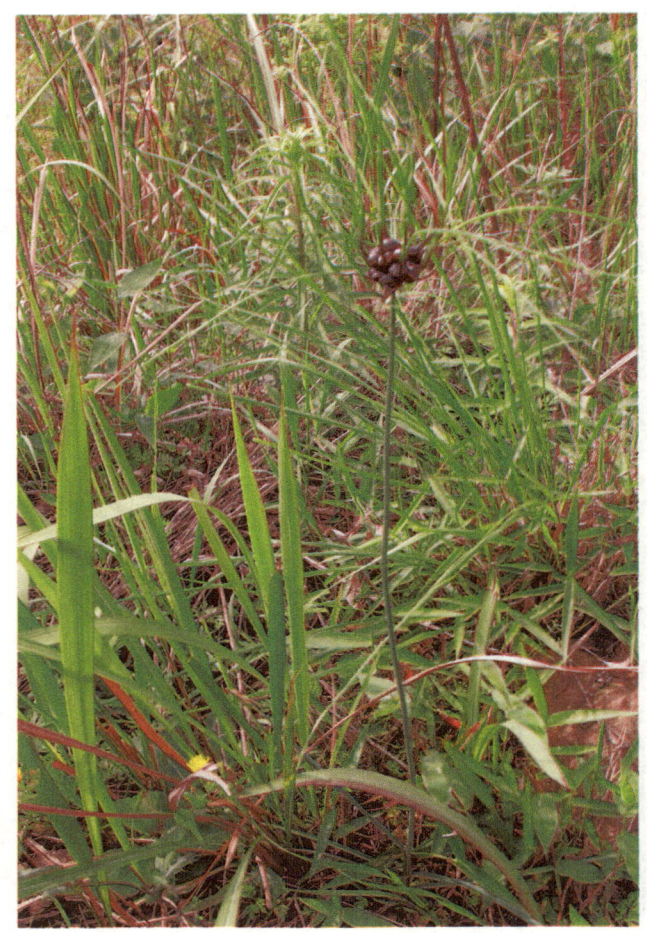

【古籍原文】轻身耐老。疗金疮、生肌肉:生捣薤白,以火封之。更以火就炙,令热气彻疮中,干则易之。

疗诸疮中风水肿,生捣,热涂上,或煮之。

白色者最好。虽有辛气,不荤人五脏。

又,发热病,不宜多食。三月勿食生者。

又,治寒热,去水气,温中,散结气:可作羹。

(心腹胀满):可作宿菹,空腹食之。

又,治女人赤白带下。

学道人长服之,可通神灵,甚安魂魄,益气,续筋力。

骨髓在咽不去者,食之即下。

【药物来源】为百合科植物小根蒜 Allium macrostemon Bunge. 或薤头 Allium chinense G. Don 的鳞茎或全草。

【形态特征】小根蒜:多年生草本。鳞茎近球形。叶基生。叶片线形,质柔软而有微棱。花葶圆柱状,高30～70 cm,比花序短;茎顶有多数紫黑色小珠芽。伞形花序顶生;花小,白色;有紫色背线。蒴果。

薤头:多年生草本。鳞茎数枚聚生,狭卵状;鳞茎外皮白色或带红色,膜质。叶2～5片,具3～5条棱的圆柱状,中空,近与花葶等长。花葶侧生,圆柱状;伞形花序近半球状,松散;花淡紫色至暗紫色;花被片宽椭圆形至近圆形,顶端钝圆,内轮花被片稍长。

【性味功效】味辛、苦,性温。理气宽胸,通阳散结。

【古方选录】《外台秘要·卷三》引《急救方》薤豉粥:薤白(切)一升,香豉一升,白米四合。用法:上三味,以水一升,煮豉一沸,漉支滓,下薤及米,煮为稀粥,进两碗良。主治:天行干呕若哕,手足逆冷。

【用法用量】煎服,5～10 g,鲜品30～60 g;或入丸、散;亦可作蔬菜或食品调料,或煮粥食。外用适量,捣敷;或捣汁涂。

【使用注意】阴虚及发热者慎服。

【现代研究】含二甲基二硫、二甲基三硫、薤白苷甲、前列腺素 PGA_1 和 PGB_1、有机酸、大蒜氨酸、甲基大蒜氨酸、大蒜糖等。有止泻、抗血小板凝集、降血脂、抗动脉粥样硬化、抗氧化、镇痛、抑菌和消炎等作用。

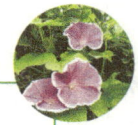

235 荆芥

【古籍原文】温。辟邪气,除劳,传送五脏不足气,助脾胃。多食熏人五脏神。通利血脉,发汗,动渴疾。

又,杵为末,醋和封风毒肿上。

患丁肿,荆芥一把,水五升,煮取二升,冷,分二服。荆芥一名"荩蒉"。

【药物来源】为唇形科植物多裂叶荆芥 Schizonepeta multifida（L.）Briq. 的茎叶和花穗。

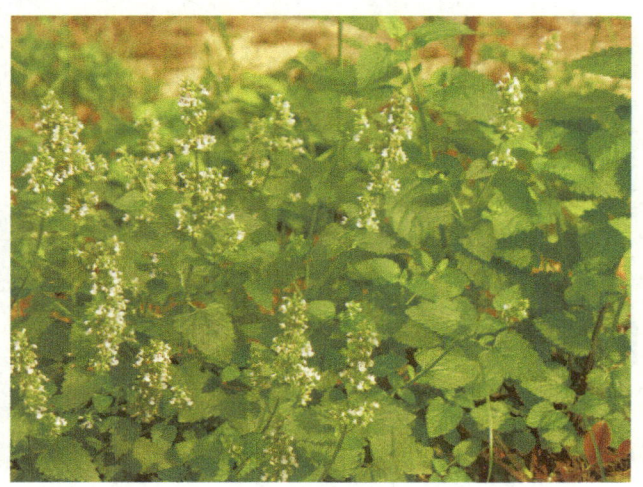

【形态特征】多年生草本,高40～50 cm。茎基部半木质化,上部四棱形,被白色长柔毛。叶对生,叶羽状深裂或分裂,先端锐尖,基部近截形至心形。多数轮伞花序组成顶生穗状花序,花萼紫色,三角形,花冠二唇形,蓝紫色,干后淡黄色,雄蕊4枚,花药淡紫色,花柱细长,柱头2裂。小坚果4个,扁长圆形。

【性味功效】味辛、微苦,性微温。祛风,解表,透疹,止血。

【古方选录】《丹溪心法·卷四》三痫丸:荆芥穗二两,白矾一两(半生半枯)。用法:上药为末,面糊为丸、黍米大,米砂为衣。每服二十丸,姜汤送下。主治:小儿惊痫。

【用法用量】煎服,3～10 g;或入丸、散。外用适量,煎水熏洗;捣烂敷;或研末调散。

【使用注意】表虚自汗、阴虚头痛者禁服。

【现代研究】含胡薄荷酮、薄荷酮、水芹烯等挥发油,木蜡酸、山嵛酸、琥珀酸及钾、钠、镁、铁、钙、锌等。有解热、降温、镇静、镇痛、消炎、止血、减慢心率、抑制小肠平滑肌收缩、祛痰、平喘、抑制过敏反应等作用。

236 莙荙菜（甜菜）

【古籍原文】又,捣汁与时疾人服,瘥。

子:煮半生,捣取汁,含,治小儿热。

【药物来源】为藜科植物厚皮菜 Beta vulgaris L. var. cicla L. 及莙荙菜 Beta vulgaris L. var. cruenta Alef. 的茎、叶。

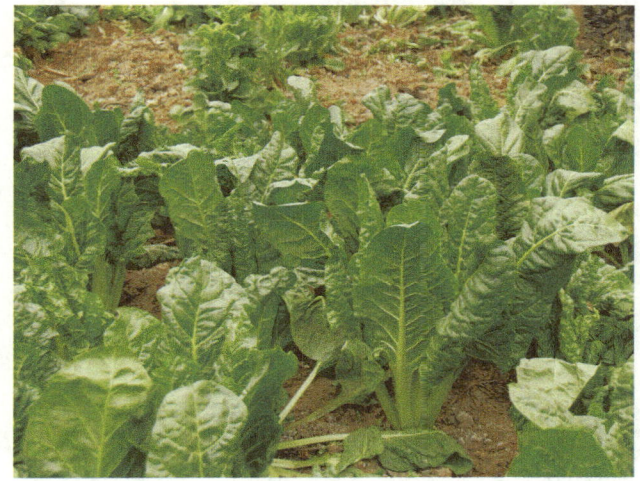

【形态特征】①厚皮菜:一年或二年生草本,高30～100 cm。根不肥大,有分枝。叶互生;基生叶卵形或长圆状卵形;茎生叶菱形、卵形,较小,最顶端的变为线形苞片;叶片肉质光滑,绿色。花小,两性,单生或2～3朵聚生。

②莙荙菜:二年或多年生草本,高60～120 cm。根圆锥状至纺锤状,多汁。茎直立,有分枝,具条棱及色条。基生叶矩圆形,具长叶柄,上面皱缩不平,略有光泽;茎生叶较小,卵形或披针状矩圆形,先端渐尖。花被片条形或狭矩圆形。胞果下部陷在硬化的花被内。种子双凸镜形,红褐色。

【性味功效】味甘、苦,性寒。清热解毒,行瘀止血。

【古方选录】《本草经集注》:莙荙菜适量。用法:捣汁皆饮,得除,瘥。主治:时行热病初得。

【用法用量】煎服,15～30 g,鲜品60～120 g;或捣汁饮服,或作蔬菜食用,炒或煮或烫火锅。外用适量,捣敷。

【使用注意】脾虚泄泻者禁服。

237 紫苏

【古籍原文】除寒热,治冷气。

【药物来源】为唇形科植物紫苏 Perilla frutescens (L.) Britt. 的叶或带叶小软枝。

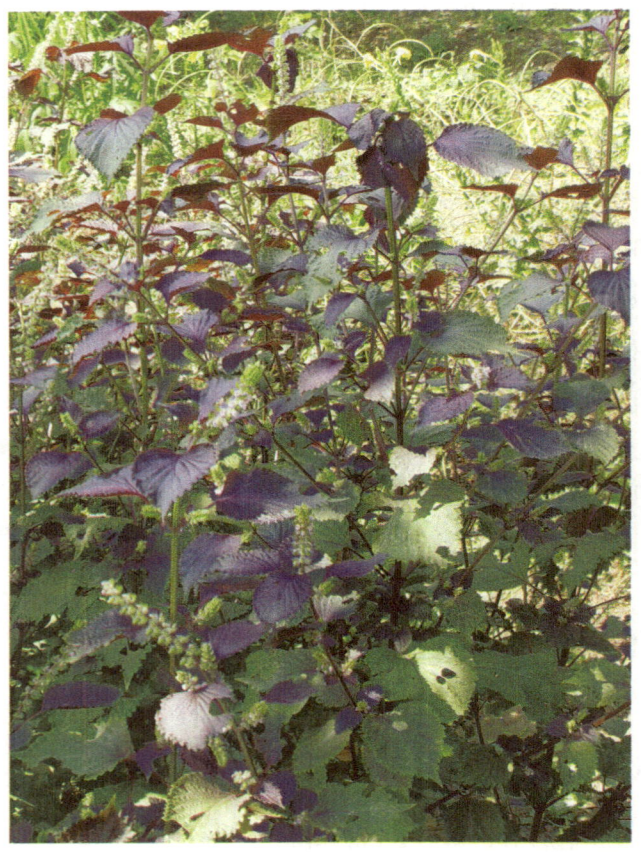

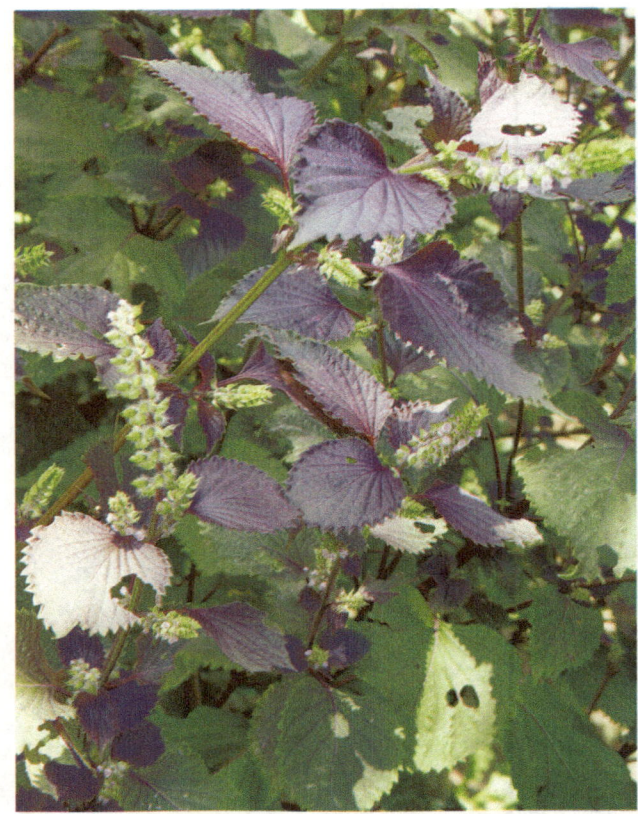

【现代研究】含挥发油,主要成分有紫苏醛,柠檬烯,β-丁香烯,α-香柑油烯,芳樟醇等,紫苏椁-β-D-吡喃葡萄糖苷,紫苏苷B、C等。有镇静,解热,促进消化液分泌,增强胃肠蠕动,止咳平喘,止血,抗凝血,升高血糖,抗诱发,抗细菌、真菌等作用。

【形态特征】一年生直立草本,高0.3~2m。绿色或紫色,茎钝四棱形,密被长柔毛。叶阔卵形或圆形,先端短尖或突尖,基部圆形或阔楔形,边缘在基部以上有粗锯齿,绿色或紫色,或仅下面紫色。轮伞花序具2朵花;花冠白色至紫红色,冠筒短,上唇微缺,下唇3裂,中裂片较大。小坚果近球形,灰褐色。

【性味功效】味辛,性温。散寒解表,宣肺化痰,行气和中,安胎,解鱼蟹毒。

【古方选录】《不知医必要·卷一》苏叶汤:苏叶、防风、川芎各一钱五分,陈皮一钱,甘草六分。用法:加生姜二片煎服。主治:伤风发热。

【用法用量】煎服,5~10 g。外用适量,捣敷、研末掺或煎汤洗。

【使用注意】阴虚、气虚及温病者慎服。

238 鸡苏（水苏）

【古籍原文】一名"水苏"。熟捣生叶,绵裹塞耳,疗聋。

又,头风目眩者,以清酒煮汁一升服。产后中风,服之弥佳。

可烧作灰汁及以煮汁洗头,令发香,白屑不生。

又,收讫酿酒及渍酒,常服之佳。

【药物来源】为唇形科植物水苏 Stachys japonica Miq. 的全草。

【形态特征】多年生草本,高20~80 cm。茎直立单一,基部多少匍匐,四棱形。茎叶长圆状宽披针形,先端微急尖,边缘为圆齿状锯齿,两面无毛。轮伞花序具6~8朵花,上部密集为穗状花序;花冠粉红色或淡红紫色,冠檐二唇形,上唇直立,倒卵圆形,下唇

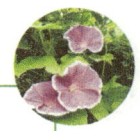

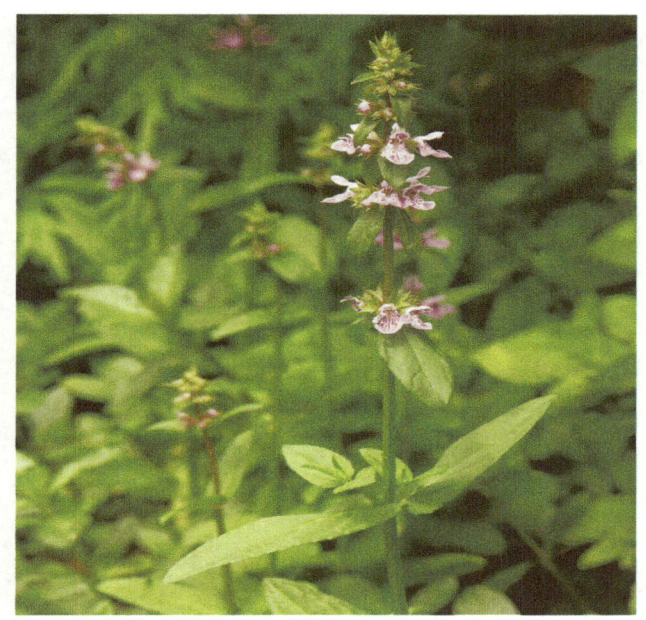

开张,三裂。小坚果卵珠状,棕褐色,无毛。

【性味功效】味辛,性凉。清热解毒,止咳利咽,止血消肿。

【古方选录】《外台秘要·卷二十七》引《范汪方》鸡苏饮子:鸡苏一握,竹叶一握(切),石膏八分(碎),生地黄一升(切),蜀葵子四分(末,汤成下)。用法:以水六升,煮取二升。去滓,和葵子末,分温二服,如人行四五里久,进一服。主治:血淋不绝。

【用法用量】煎服,9~15 g。外用:适量,煎汤洗;或研末撒;或捣敷。

【使用注意】脾胃虚弱者慎用。

239 香菜(香薷)

【古籍原文】温。又云香戎。去热风。生菜中食,不可多食。卒转筋,可煮汁顿服半升,止。

又,干末止鼻衄,以水服之。

【药物来源】为唇形科植物江香薷 Mosla chinensis Maxim. cv. Jiangxiangru 或石香薷 Mosla chinensis Maxim. 的地上部分。

【形态特征】江香薷:多年生草本,高25~60 cm。茎密被灰白色卷曲柔毛。叶广披针形至披针形,叶缘具明显的锐锯齿。花轮生,由数轮聚成总状花序,顶生;花萼筒状;苞片倒宽卵形;花冠二唇形,淡紫色;雄蕊2枚;子房二深裂。小坚果近圆形。

石香薷:多年生直立草本,高9~40 cm。茎纤细,多分枝,被白色疏柔毛。叶线状长圆形至线状披针形,边缘具浅锯齿,两面均被疏短柔毛。总状花序头状;苞片圆倒卵形,覆瓦状排列;花萼钟形;花冠紫红色、淡红色至白色,花盘前方呈指状膨大。小坚果球形,灰褐色。

【性味功效】味辛,性微温。发汗解暑,和中化湿,行水消肿。

【古方选录】《外台秘要·卷六》引《救急方》香薷汤:生香薷(切)一升,小蒜一升(碎),厚朴六两(炙),生姜十两。用法:上四味切,以水一斗,煮取三升,分三服。得吐痢止,每服皆须温。主治:霍乱腹痛吐痢。

【用法用量】煎服,3~9 g,或入丸、散,或煎汤含漱。外用:适量,捣敷。

【使用注意】内服宜凉饮,热饮易致呕吐。表虚者禁服。

【现代研究】含香荆芥酚、α-反式香柑油烯、β-丁香烯、百里香酚、荜草烯、对聚伞花素、对异丙基苯甲

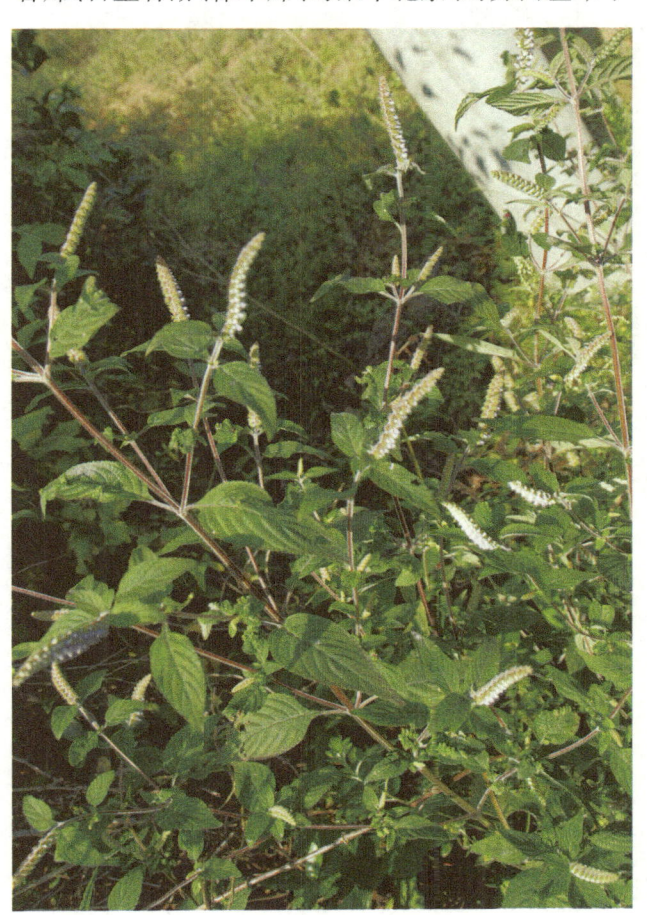

醇、洋芹素、5-羟基-6,7-二甲氧基黄酮等。有镇痛、镇静、增强免疫力、发汗解热、抑菌及利尿作用。

240 薄 荷

【古籍原文】平。解劳。与薤相宜。发汗,通利关节。杵汁服,去心脏风热。

【药物来源】为唇形科植物薄荷 Mentha haplocalyx Briq. 的全草。

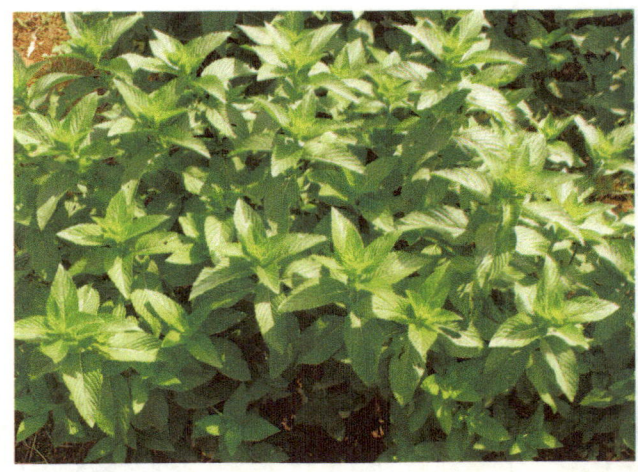

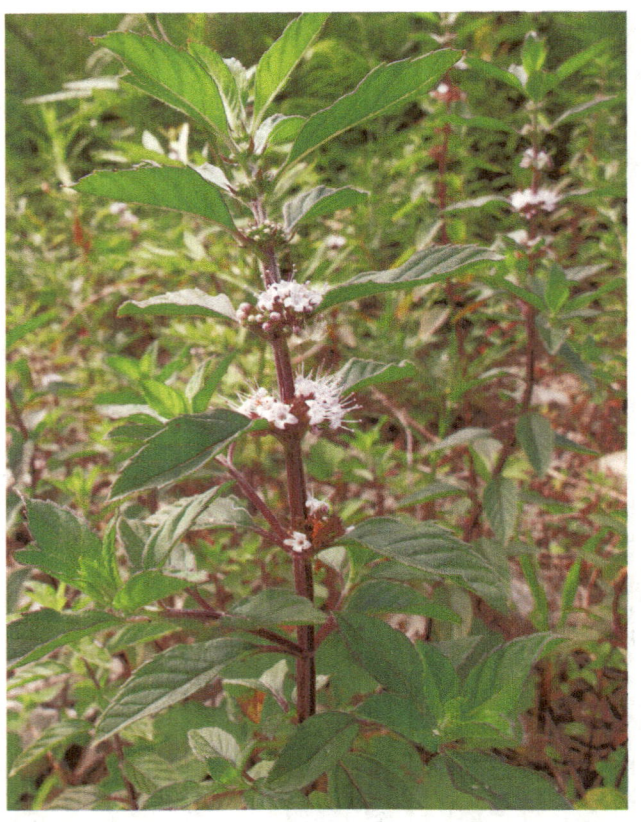

精神昏浊,小儿膈热。

【用法用量】煎服,3~6 g,不可久煎,入汤剂宜后下;或入丸、散;或作为食品调料。外用适量,煎水洗或捣汁涂敷。

【使用注意】表虚汗多者禁服。

【现代研究】含左旋薄荷醇、左旋薄荷酮、异薄荷酮、胡薄荷酮、乙酸癸酯、乙酸薄荷酯、异瑞福灵、木犀草素-7-葡萄糖苷、薄荷异黄酮苷、迷迭香酸、咖啡酸、天冬氨酸、谷氨酸、丝氨酸、甘氨酸等。有发汗、解热、解痉、镇痛、利胆、祛痰、止咳、抗菌等作用。

241 秦荻梨

【古籍原文】于生菜中最香美,甚破气。

又,末之,和酒服,疗卒心痛,悒悒,塞满气。

又,子:末以和醋封肿气,日三易。

【药物来源】为菊科植物蒌蒿 Artemisia selengensis Turcz. ex Bess. 的全草。

【形态特征】多年生草本。茎直立,高30~60 cm,下部数节具纤细的须根及水平匍匐根状茎,具四槽。叶片长圆状披针形、披针形、椭圆形或卵状披针形,边缘在基部以上疏生粗大的牙齿状锯齿。轮伞花序腋生;花萼管状钟形;花冠淡紫,冠檐4裂;雄蕊4枚,前对较长;花柱略超出雄蕊,先端二浅裂,裂片钻形。小坚果长卵珠形,黄褐色,具小腺窝。

【性味功效】味辛,性凉。散风热,清头目,利咽喉,透疹,疏肝行气。

【古方选录】《扁鹊心书》薄荷散:真薄荷二两,桔梗三两,防风二两,甘草一两。用法:为末。每服四钱,灯心煎汤下。主治:心肺壅热,头目不清,咽喉不利,

【形态特征】多年生草本,高60~150 cm,全株具清香气味。具匍匐地下茎,根状茎稍粗,地上茎具明显纵棱。叶纸质或薄纸质,背面密被灰白色蛛丝状平贴的绵毛;茎下部叶宽卵形或卵形;中部叶近掌状;上部叶与苞片叶多呈指状三深裂。头状花序多数;总苞片3~4层;雌花狭管状,花柱伸出花冠外;两性花管状,花柱与花冠近等长。瘦果卵形,略扁。

【性味功效】味苦、辛,性温。利膈开胃。

【用法用量】煎服,5~10 g。

【现代研究】叶含亚麻酸乙酯、C19-螺缩酮烯醚多烯、脱肠草素、甾体化合物、癸烷等。

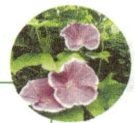

242 瓠子（葫芦）

【古籍原文】冷。上主治消渴。患恶疮，患脚气虚肿者，不得食之，加甚。

案经：治热风，及服丹石人始可食之。除此，一切人不可食也。患冷气人食之，加甚。又发痼疾。

【药物来源】为葫芦科植物瓠子 Lagenaria siceraria (Molina) Standl. 的果实。

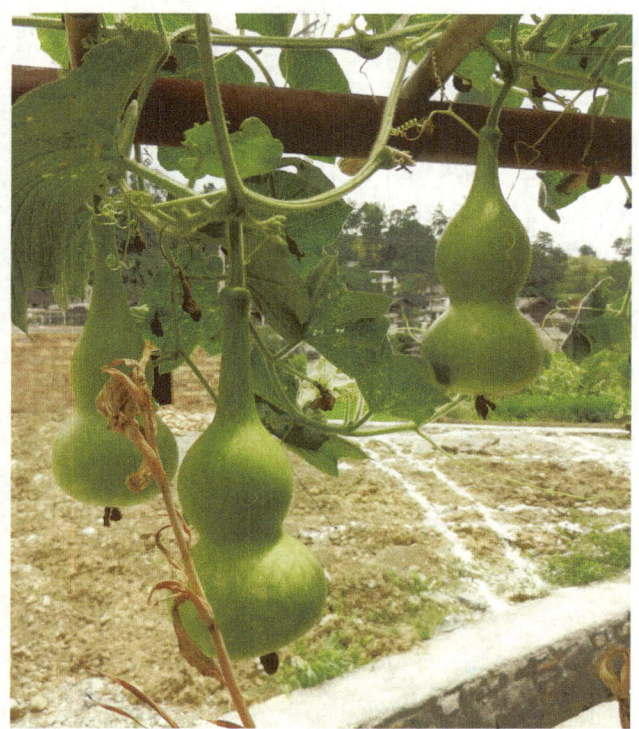

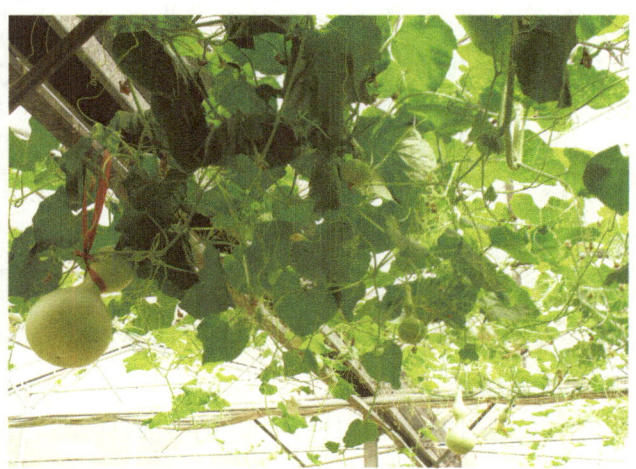

【形态特征】一年生攀缘草本。茎、枝具沟纹，被黏质长柔毛，老后渐脱落。叶片卵状心形或肾状卵形，先端锐尖，边缘有不规则的齿，两面均被微柔毛。雌雄同株，单生；雄花被微柔毛，花冠黄色，裂片皱波状；雌花子房圆柱状。果实圆柱状，直或稍弓曲，绿白色，果肉白色。种子白色，倒卵形或三角形。

【性味功效】味甘，性平。利水，清热，止渴，除烦。

【古方选录】《滇南本草》：治痰火腿脚疼痛，瓠子烤热包之。

【用法用量】煎服，鲜者 60～120 g；或烧存性研末。外用：适量，烧存性研末调敷。

【使用注意】中焦虚寒者慎用。

【现代研究】含 22-脱氧葫芦素 D、葫芦苦素、葡萄糖、戊聚糖和木质素等。有利尿和抑制胰蛋白酶的作用。人服用煮熟的果实，可于 20～40 min 引起呕吐，9 h 后发生急性胃痛和腹泻，18 h 后恢复。

243 大蒜

【古籍原文】热。除风，杀虫、毒气。久服损眼伤肝。

治蛇咬疮，取蒜去皮一升，捣以小便一升，煮三四沸。通人即入渍损处，从夕至暮。初被咬未肿，速嚼蒜封之，六七易。

又，蒜一升去皮，以乳二升，煮使烂。空腹顿服之，随后饭压之。明日依前进服，下一切冷毒风气。

又，独头者一枚，和雄黄、杏人研为丸，空腹饮下三丸，静坐少时，患鬼气者，当汗出即瘥。

【药物来源】为百合科植物蒜 Allium sativum L. 的鳞茎。

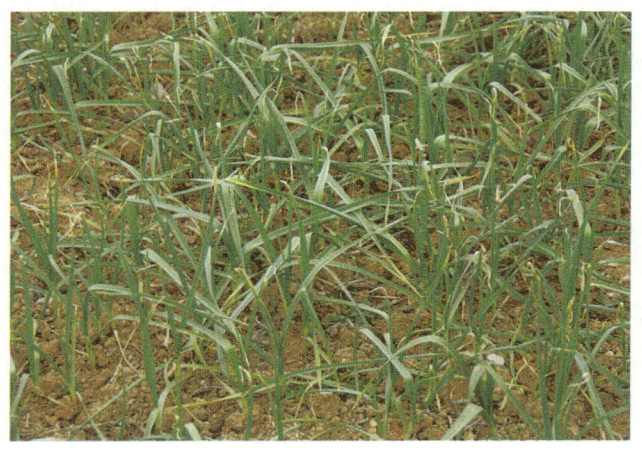

【形态特征】多年生草本。鳞茎球状至扁球状；小鳞茎肉质、瓣状，紧密地排列而成，外被数层白色至带紫色的膜质外皮。叶宽条形至条状披针形，扁平，先

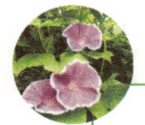

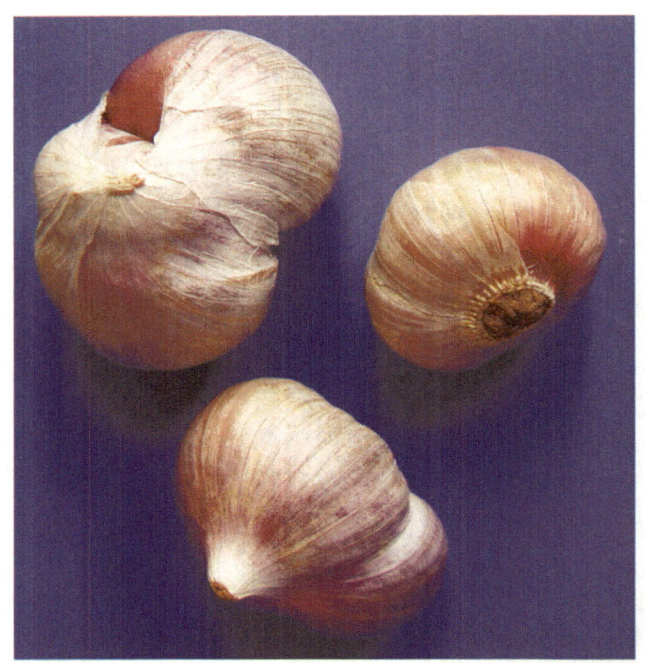

端长渐尖。花葶实心,圆柱状,中部以下被叶鞘;伞形花序密具珠芽,间有数花;花常为淡红色;花被片披针形至卵状披针形,内轮的较短。

【性味功效】味辛,性温。温中行滞,解毒,杀虫。

【古方选录】《小儿卫生总微论方》:大蒜一枚(煨,研,日干),加乳香半钱,研细捣丸,如芥子大。用法:每服七丸,乳汁下。主治:冷症腹痛夜啼。

【用法用量】煎服,9~15 g;生食或煮、煨服食,或捣烂为丸。作为蔬菜或食品调料煮食、煨食,宜较大量;生食,宜较小量。外用适量,捣敷,作栓剂,取汁涂或切片灸。

【使用注意】阴虚火旺,肝热目疾,口齿、喉舌诸患及时行病后均禁服生品,慎服熟品。敷脐、作栓剂或灌肠均不宜于孕妇;外用对局部有强烈的刺激性,能引起灼热、疼痛等,故不可过久敷。

【现代研究】含多种含硫挥发性化合物,大蒜辣素,γ-L-谷氨酸多肽,硫苷,葫蒜素 A_1、A_2、A_3、B_1、B_2、B_3、黄酮苷,脂类,多糖,蒜氨酸酶,多酚氧化酶,己糖激酶等。有抗菌、抗病毒、抗原虫、降血压、降血脂、抗动脉粥样硬化、抑制血小板聚集、溶栓、抗肿瘤、抗突变、保肝和增强免疫力等作用。

244 小 蒜

【古籍原文】主霍乱,消谷,治胃温中,除邪气。五月五日采者上。

又,去诸虫毒、丁肿、毒疮,甚良。不可常食。

【药物来源】为百合科植物山蒜 Allium nipponicum Fr. et Sav. 的鳞茎。

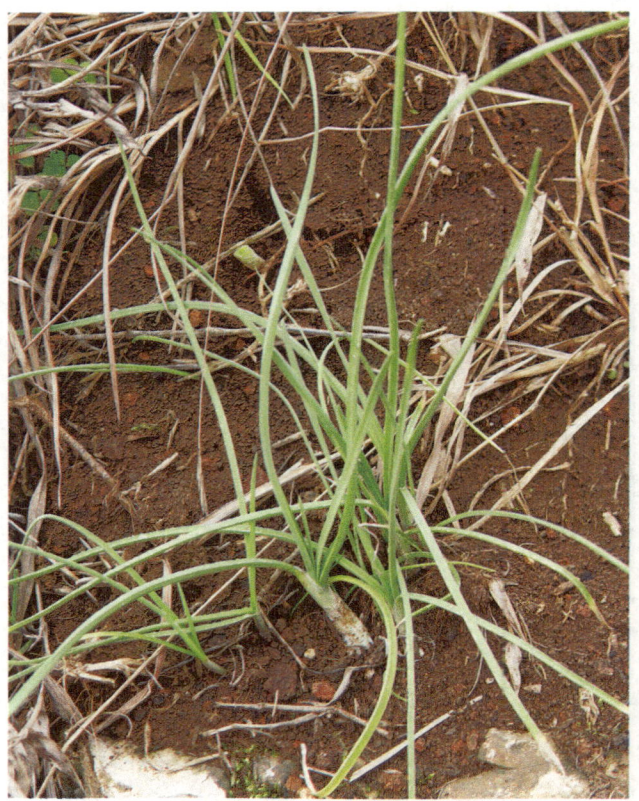

【形态特征】多年生草本。鳞茎广卵形,白色,仅如枣大,外有膜被。叶根生,细长,管状,色绿。伞形花序顶生,苞片2片,卵形,膜质,花小,花被片6片,卵状披针形,先端钝,白色,或有紫色背线,雄蕊6枚,卵状,花药长圆形,子房上位,3室,花柱丝状。蒴果,室背开裂。种子黑色。

【性味功效】味辛,性温。温中,下气,消谷,杀虫。

【古方选录】《太平圣惠方·卷四十七》:小蒜一分,盐一分。用法:烂捣,纳少许于脐中,上以艾火灸五七壮。主治:霍乱转筋,腹痛不止。

【用法用量】煎服,4.5~9 g,鲜者捣汁15~30 g。外用:煎洗或捣敷。

【使用注意】阴虚火旺及目疾、口齿咽喉诸患忌服。

245 胡葱(洋葱)

【古籍原文】平。主消谷,能食。久食之,令人多忘。

根：发瘤疾。

又，食着诸毒肉，吐血不止，痿黄悴者：取子一升洗，煮使破，取汁停冷。服半升，日一服，夜一服，血定止。

又，患狐臭、䘌齿人不可食，转极甚。

谨按：利五脏不足气，亦伤绝血脉气。多食损神，此是熏物耳。

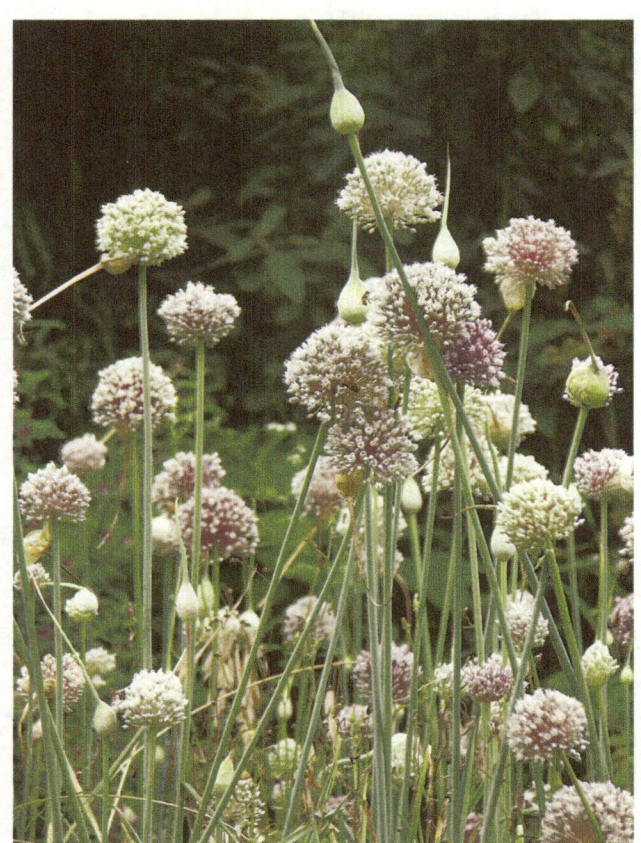

【药物来源】为百合科植物胡葱 Allium ascalonicum L. 的鳞茎。

【形态特征】多年生宿根草本。鳞茎细长，纺锤形或圆形，外被赤褐色或铜赤色鳞茎皮。冬季生叶，夏季枯萎；叶圆筒形，细长，长可达 30 cm 以上，先端尖，绿色，柔软。花茎中空，伞形花序顶生，总苞片膜质；花被片 6 片；雄蕊 6 枚；子房上位。蒴果。种子黑色。

【性味功效】味辛、甘，性温。健胃理气，解毒杀虫，降血脂。

【古方选录】《太平圣惠方·卷五十四》：赤小豆一升，胡葱十茎（细切），消石一两。用法：以水五升，并葱同煮，令豆熟，候水干，于砂盆中入消石，研如膏。每日空腹，以暖酒调下半匙。主治：卒身面浮肿，腹胀，小便不利，喘息稍急。

【用法用量】内服：作蔬菜生食或凉拌，炒熟食用，30～120 g。外用适量，捣敷或捣汁涂。

【现代研究】含硫醇、二硫化物、三硫化物、烯丙基丙基二硫化物、硫代亚磺酸二苯酯、甲基硫代亚磺酸丙烯酯、山柰酚、槲皮素、绣线菊苷、核酸、枸橼酸盐、苹果酸盐、胡萝卜素等。有降血脂、降血胆固醇、抗动脉粥样硬化、增加血纤维蛋白溶解、抗血小板聚集、平喘、消炎、抗菌、抗肿瘤等作用。

246 莼菜

【古籍原文】和鲫鱼作羹，下气止呕。多食动痔。虽冷而补。热食之，亦拥气不下。甚损人胃及齿，不可多食，令人颜色恶。

又，不宜和醋食之，令人骨痿。少食，补大小肠虚气。久食损毛发。

【药物来源】为睡莲科植物莼菜 Brasenia schreberi J. F. Gmel. 的茎叶。

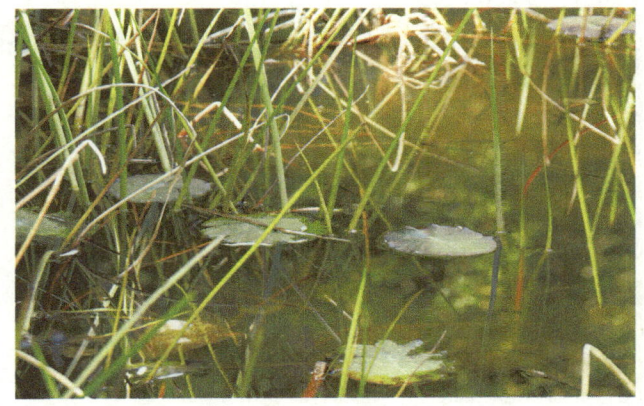

【形态特征】多年生水生草本。根状茎具叶及匍匐枝，形成丛生状水中茎。叶椭圆状矩圆形，下面蓝绿色，两面无毛，从叶脉处皱缩。花暗紫色，萼片及花瓣条形，先端圆钝。坚果矩圆卵形，有 3 枚或更多成熟心皮；种子卵形。

【性味功效】味甘，性寒。利水消肿，清热解毒。

【古方选录】《食医心镜》：莼菜、鲫鱼各四两。用法：上以纸裹，炮令熟，去骨，研，以橘皮、盐、椒、姜，依如茶羹法，临熟下鱼和，空心食之。主治：脾胃气弱，食饮不下，黄瘦无力。

【用法用量】煎服，15～30 g；或作羹。外用：适量，捣敷患处。

【使用注意】脾胃虚寒者慎服。

【现代研究】含 D-半乳糖、D-甘露糖、L-岩藻糖、L-鼠李糖、D-木糖、L-阿拉伯糖、微量葡萄糖，以及少量维生素 B_{12} 等。

247 水 芹

【古籍原文】寒。食之养神益力，令人肥健。杀石药毒。

　　置酒酱中香美。于醋中食之，损人齿，黑色。

　　生黑滑地，名曰"水芹"，食之不如高田者宜人。余田中皆诸虫子在其叶下，视之不见，食之与人为患。高田者名"白芹"。

【药物来源】为伞形科植物水芹 Oenanthe javanica (Bl.) DC. 的地上部分。

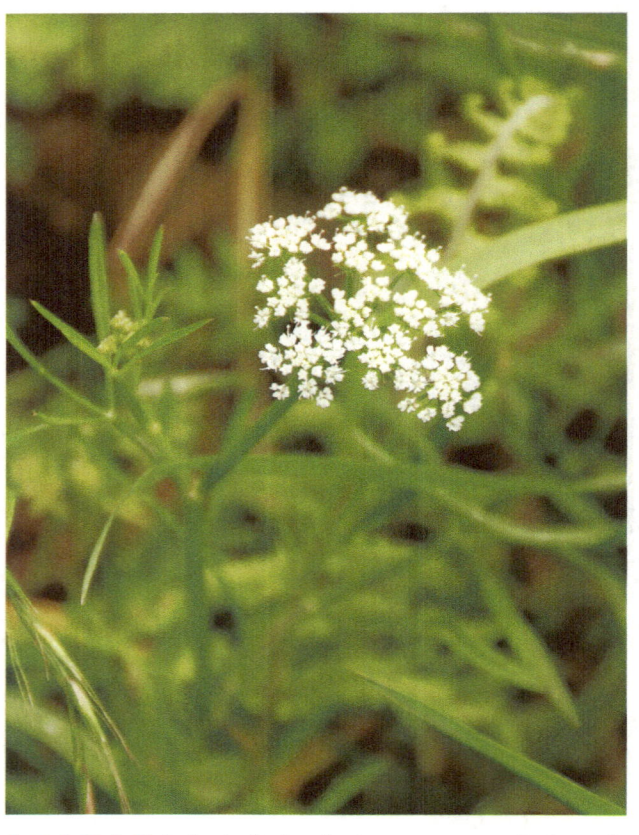

【形态特征】多年生草本，高 15~80 cm。茎直立或基部匍匐。基生叶具柄，叶片轮廓三角形，一至二回羽状分裂，边缘有牙齿或圆齿状锯齿；茎生叶无柄，较小。复伞形花序顶生；花瓣白色，倒卵形，有一长而内折的小舌片。果实近于四角状椭圆形或筒状长

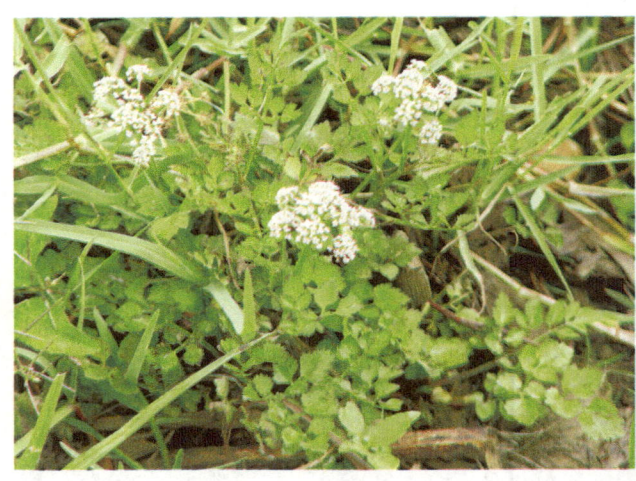

圆形，侧棱较背棱和中棱隆起，木栓质。

【性味功效】味辛、甘，性凉。清热解毒，利尿，止血。

【古方选录】《普济方》：捣水芹汁，服六七合，日一服。主治：尿血。

【用法用量】煎服，30~60 g；或捣汁饮服。外用：适量，捣敷；或捣汁涂。

【使用注意】脾胃虚寒者慎绞汁服。

【现代研究】含缬氨酸、丙氨酸、异亮氨酸、1-二十醇、1-二十二醇、多糖、香豆精、伞形花内酯、二十二烷酸、木蜡酸、蜂花酸、虫漆蜡酸、硬脂酸、花生酸、β-水芹烯、石竹烯等。有保肝、抗心律失常、降血脂、抗过敏等作用。

248 马齿苋

【古籍原文】延年益寿，明目。

　　又，主马毒疮，以水煮，冷服一升，并涂疮上。

　　患湿癣白秃，取马齿膏涂之。若烧灰敷之亦良。

　　作膏：主三十六种风，可取马齿一硕，水可二硕，蜡三两。煎之成膏。

　　治疔痢及一切风，敷杖疮良。

　　及煮一碗，和盐、醋等空腹食之，少时当出尽白虫矣。

　　又可细切煮粥，止痢，治腹痛。

【药物来源】为马齿苋科植物马齿苋 Portulaca oleracea L. 的全草。

【形态特征】一年生草本，全株无毛。茎平卧或斜倚，伏地铺散，多分枝，圆柱形，淡绿色或带暗红色。叶互生，有时近对生，叶片扁平，肥厚，倒卵形，似马

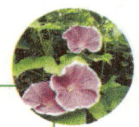

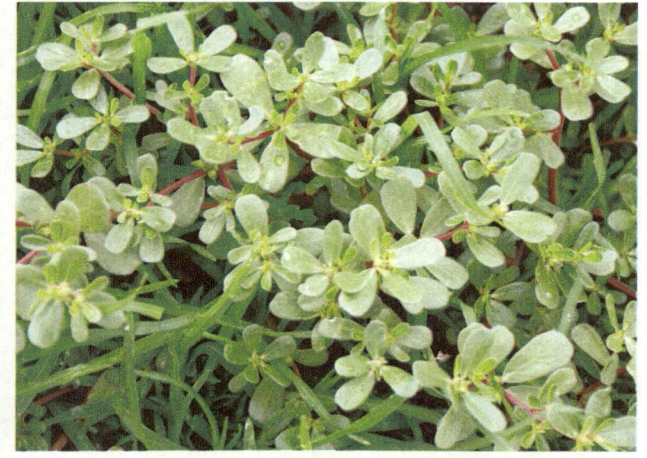

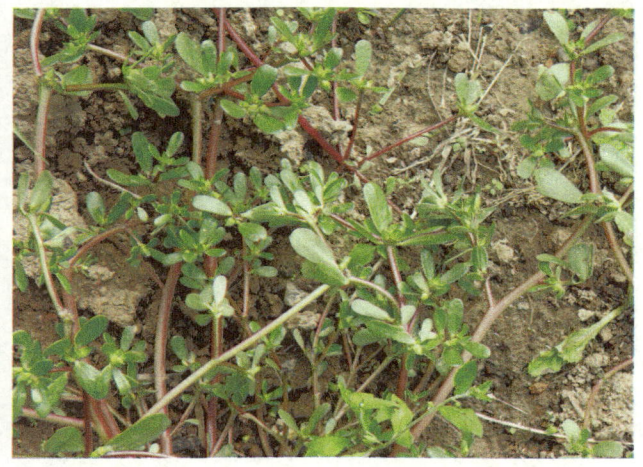

齿状，上面暗绿色，下面淡绿色或带暗红色。花无梗；花瓣5片，黄色，倒卵形，顶端微凹，基部合生。蒴果卵球形。种子偏斜球形，黑褐色，有光泽。

【性味功效】味酸，性寒。清热解毒，凉血止痢，除湿通淋。

【古方选录】《太平圣惠方·卷九十六》马齿粥：马齿菜二大握（切），粳米三合。用法：上以水和马齿苋煮粥，不着盐醋，空腹淡食。主治：血痢。

【用法用量】煎服，10～15 g，鲜品30～60 g；或绞汁饮服，或作为蔬菜，炒或焯后凉拌食用。外用适量，捣敷；或烧灰研末调敷；或煎水洗。

【使用注意】脾虚便溏者及孕妇慎服。

【现代研究】含硝酸钾、氯化钾、硫酸钾、去甲肾上腺素、聚ω-3不饱和脂肪酸、多巴胺、甜菜素、异甜菜素、甜菜苷、异甜菜苷、草酸、苹果酸、柠檬酸、谷氨酸、天冬氨酸、丙氨酸、葡萄糖、果糖、蔗糖等。有显著抑制痢疾杆菌、铜绿假单胞菌、大肠杆菌、增加肠蠕动、降血胆固醇等作用。

249 落苏（茄）

【古籍原文】平。主寒热，五脏劳。不可多食。动气，亦发痼疾。熟者少食之，无畏。患冷人不可食，发痼疾。

又，根主冻脚疮，煮汤浸之。

又，醋摩之，敷肿毒。

【药物来源】为茄科植物茄 Solanum melongena L. 的果实。

【形态特征】多年生直立分枝草本至亚灌木，高可达1 m。小枝多为紫色，小枝、叶及花梗均被星状绒毛。叶大，卵形至长圆状卵形，边缘浅波状或深波状圆裂。聚伞花序侧生；花萼钟形，顶端5裂；花冠蓝紫色；雄蕊5枚，花丝短；雌蕊1枚，子房2室。浆果长圆形、球形或长柱形，深紫色或淡绿色；基部有宿存萼。

【性味功效】味甘，性凉。清热，活血，消肿。

【古方选录】《妇人良方补遗大全》：秋月冷茄子裂开者。用法：阴干，烧存性，研末，水调涂。主治：妇人乳裂。

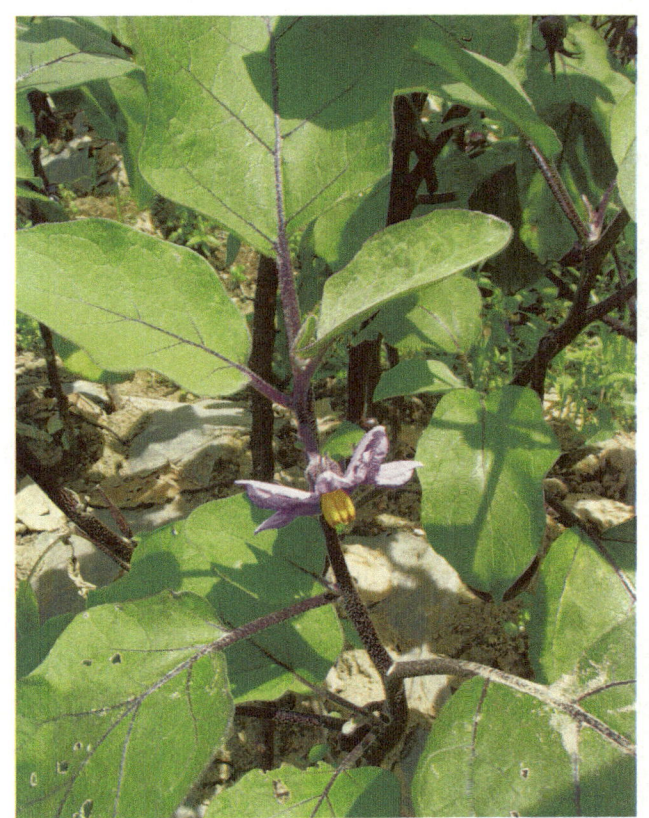

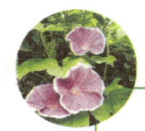

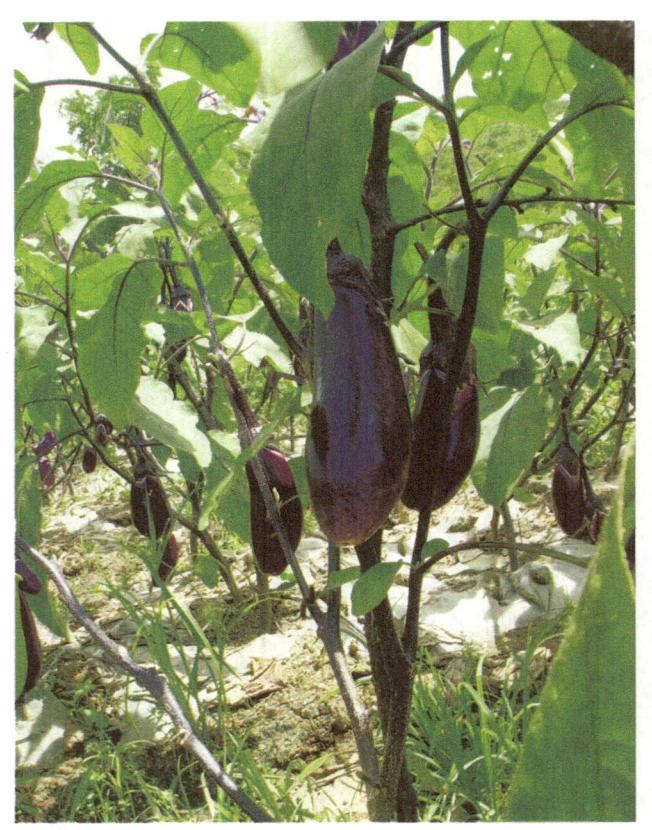

【用法用量】内服适量,或作为蔬菜,炒、煮或焯后凉拌食用。外用适量,鲜品捣敷患处。

【使用注意】不可多食,患冷疾者不可食。

【现代研究】含葫芦巴碱,水苏碱,茄碱,飞燕草苷,对-香豆酸,飞燕草素-3-葡萄糖苷,δ-羟基谷氨酸,苏氨酸、缬氨酸、亮氨酸、异亮氨酸、苯丙氨酸、赖氨酸、蛋氨酸等,少量苹果酸和枸橼酸等。有降低血胆固醇,利尿,抑制胰蛋白酶、糜蛋白酶等作用。

250 蘩蒌

【古籍原文】不用令人长食之,恐血尽。或云:烦蒌即藤也,人恐白软草是。

又方,(治隐轸疮),捣蘩蒌封上。

煮作羹食之,甚益人。

【药物来源】为石竹科植物繁缕 Stellaria media (L.) Cyr. 的全草。

【形态特征】一年或二年生草本,高 10~30 cm。茎俯仰或上升,基部多少分枝,常带淡紫红色。叶片宽卵形或卵形,全缘;基生叶具长柄,上部叶常无柄或具短柄。疏聚伞花序顶生;花瓣白色,长椭圆形,裂

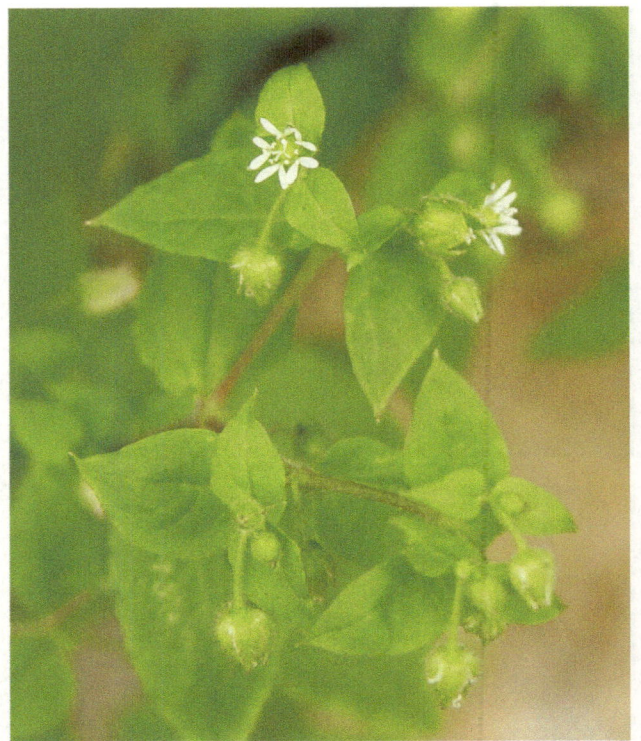

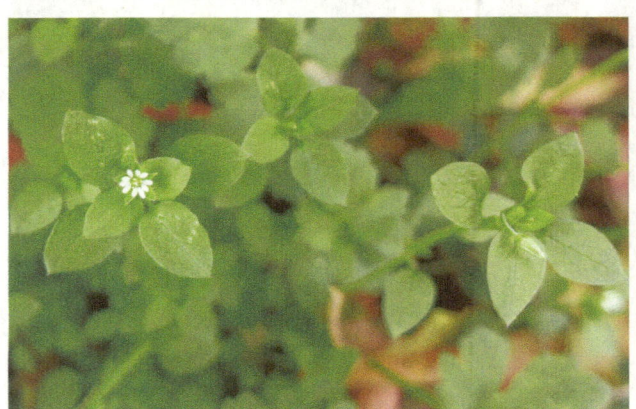

片近线形。蒴果卵形。种子卵圆形至近圆形,稍扁,红褐色。

【性味功效】味微苦、甘、酸,性凉。清热解毒,凉血消痈,活血止痛,下乳。

【古方选录】《外台秘要·卷二十七》引《范汪方》:繁缕草满两手把。用法:以水煮服之,可常作饮。主治:淋证。

【用法用量】煎服,15~30 g,鲜品 30~60 g;或捣汁。外用适量,捣敷;或烧存性研末调敷。

【使用注意】孕妇慎服。

【现代研究】含棉根皂苷、荭草素、异荭草素、牡荆素、异牡荆素、木犀草素、芹菜素、香草酸、对羟基苯甲酸、阿魏酸、咖啡酸、抗坏血酸、去氢抗坏血酸和氨

基酸等。

251 鸡肠草

【古籍原文】温。作灰和盐,疗一切疮及风丹遍身如枣大,痒痛者:捣封上,日五六易之。

亦可生食,煮作菜食之,益人。去脂膏毒气。

治一切恶疮,捣汁敷之,五月五日者验。

又,烧敷痔蜃。亦疗小儿赤白痢,可取汁一合,和蜜服之甚良。

【药物来源】为紫草科植物附地菜 Trigonotis peduncularis (Trevis.) Benth. 的全草。

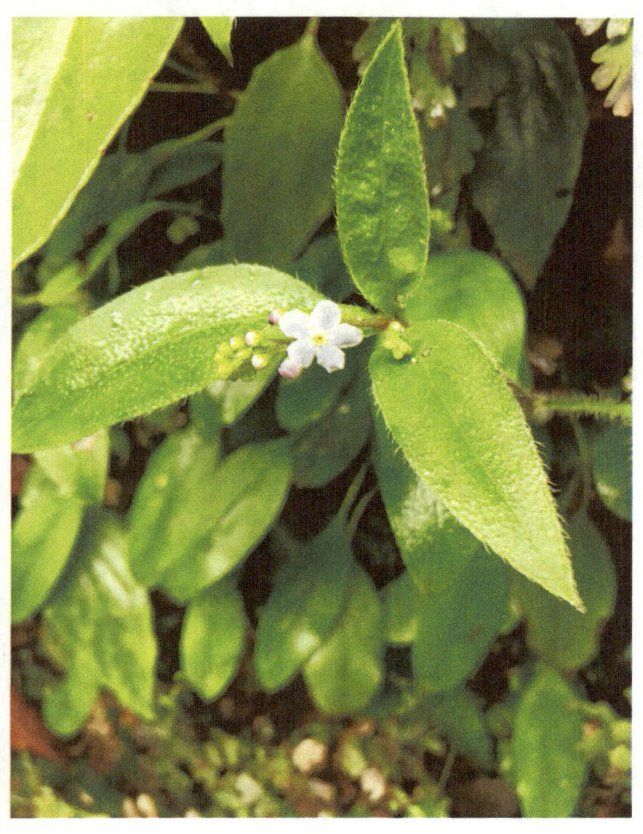

【形态特征】一年或二年生草本,高 5～30 cm。茎通常多条丛生,密集。基生叶莲座状,具叶柄,叶片匙形;茎上部叶长圆形或椭圆形,无叶柄或具短柄。花序生茎顶;花冠淡蓝色或粉色,筒部甚短,裂片平展,倒卵形。小坚果斜三棱锥状四面体形。

【性味功效】味苦、辛,性平。行气止痛,解毒消肿。

【古方选录】《普济方·卷六十六》祛痛散:鸡肠草、旱莲草、细辛等分。用法:为末,每日擦三次。主治:风热牙痛,浮肿发歇,元脏气虚,小儿疳积。

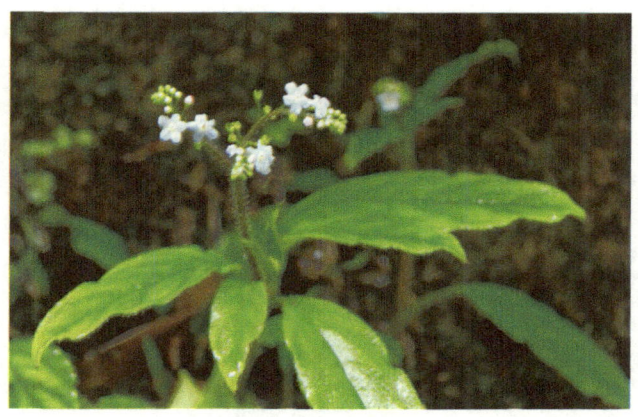

【用法用量】煎服,15～30 g,或研末服。外用适量,捣敷;或研末擦。

【现代研究】含飞燕草素-3,5-二葡萄糖苷、挥发油、脂肪酸、牻牛儿醇、α-松油醇、碳氢化合物、羰基化合物及萜类化合物等。

252 白苣(莴苣、莴笋)

【古籍原文】寒。主补筋力。利五脏,开胸膈拥塞气。通经脉,养筋骨,令人齿白净,聪明,少睡。可常常食之。有小冷气人食之,虽亦觉腹冷,终不损人。

又,产后不可食之,令人寒中,少腹痛。

(白苣)味苦寒(一云平)。主补筋骨,利五脏,开胸膈拥气,通经脉,止脾气。令人齿白,聪明,少睡。可常食之。患冷气人食,及腹冷,不至苦损人。产后不可食,令人寒中,小腹痛。

【药物来源】为菊科植物莴苣 Lactuca sativa L. 的嫩茎叶。

【形态特征】一年或二生年草本,高 25～100 cm。根垂直直伸。茎直立,单生,上部呈圆锥花序状分枝。基生叶倒披针形、椭圆形或椭圆状倒披针形。头状花序多数,在茎枝顶端排成圆锥花序;舌状小花约 15 朵。瘦果倒披针形,浅褐色,顶端急尖成细喙。种子扁长椭圆形,灰白色或黄白色。

【性味功效】味苦、甘,性凉。利尿通淋,通经下乳。

【古方选录】《普济方·卷三七一》:苣苣、薄荷、荆芥,上各等分。用法:捣,滴汁数点于口,浑系于脐中。主治:小儿慢惊风。

【用法用量】内服适量,作为蔬菜,炒、煮或凉拌食用。外用适量,鲜品捣汁滴。

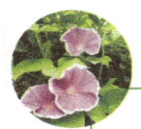

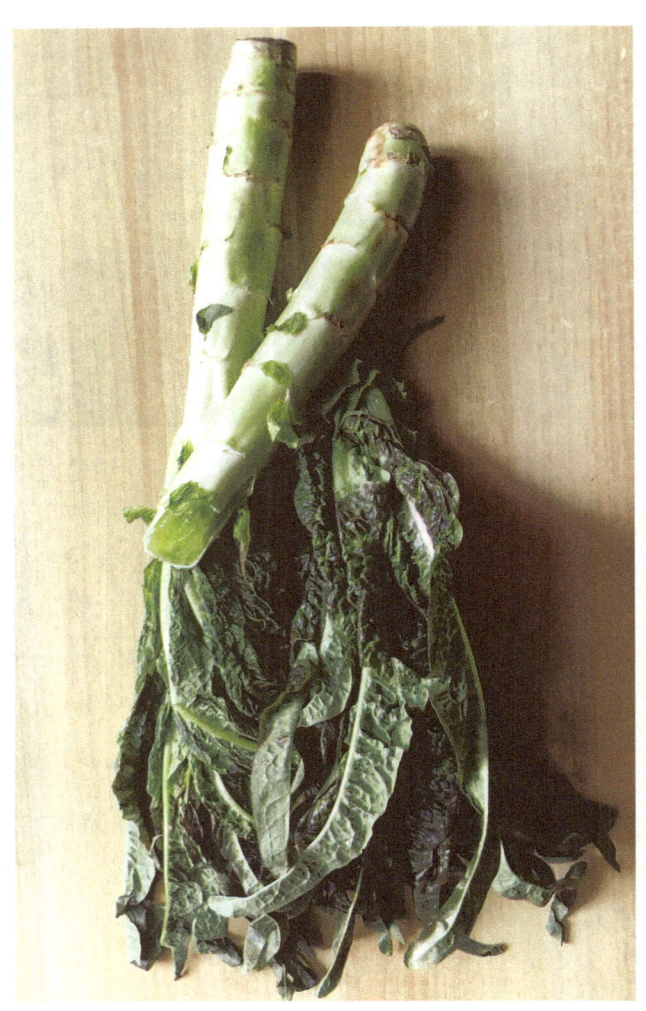

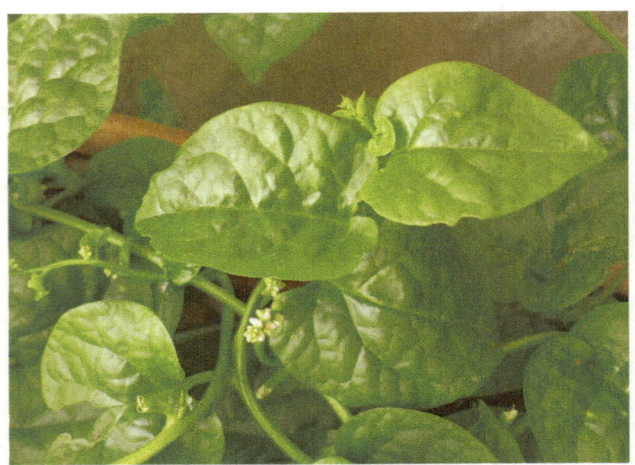

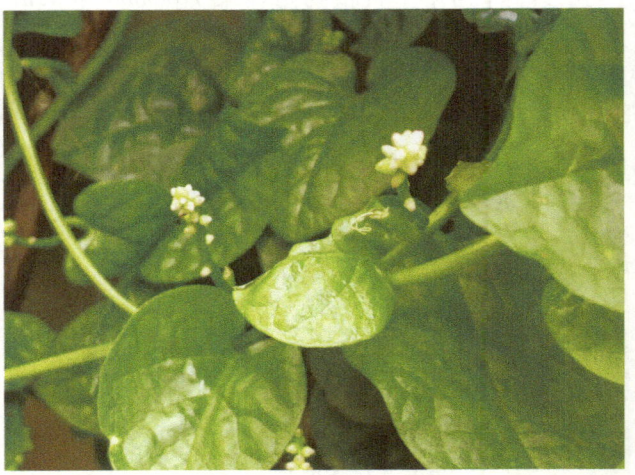

【使用注意】脾胃虚弱者慎服。

【现代研究】茎含蛋白质、纤维素、多糖类、维生素等。有抗菌、保肝、调节B淋巴细胞等作用。

253 落葵

【古籍原文】其子悦泽人面，药中可用之。

其子令人面鲜华可爱。取蒸，烈日中曝干，挼去皮，取人细研，和白蜜敷之，甚验。

食此菜后被狗咬，即疮不瘥也。

【药物来源】为落葵科植物落葵 Basella alba L. 的全草及果实。

【形态特征】一年生缠绕肉质草本。茎长，肉质，绿色或略带紫红色。单叶互生，具柄，叶片卵形或近圆形，基部微心形或圆形，稍肉质而厚。穗状花序腋生；苞片1片，线形；萼片淡红色，基部合生，先端5片；雄蕊5枚；雌蕊1枚，子房球形。浆果球形或卵形，暗紫色，多汁液。

【性味功效】味甘、酸，性寒。滑肠通便，清热利湿，凉血解毒，活血，润泽肌肤。

【现代用方】《泉州本草》：鲜落葵60 g。用法：煎汤代茶频服。主治：小便短赤。

【用法用量】内服适量，鲜茎叶可作蔬菜食用，炒、煮汤均可。外用适量，鲜品捣敷；或捣汁涂；研末调敷作面脂。

【使用注意】脾胃虚寒者慎服。

【现代研究】叶含多糖，胡萝卜素，有机酸，维生素，氨基酸，蛋白质等。有解热，消炎，抗病毒作用。

254 堇菜（如意草）

【古籍原文】味苦。主寒热鼠瘘，瘰疬生疮，结核聚气。下瘀血。

久食，除心烦热，令人身重懒惰。又令人多睡，只可一两顿而已。

又,捣敷热肿良。

又,杀鬼毒,生取汁半升服,即吐出。

叶:主霍乱。与香薷同功。蛇咬:生研敷之,毒即出矣。

又,干末和油煎成,摩结核上,三五度便瘥。

【药物来源】为堇菜科植物堇菜 Viola verecunda A. Gray 的全草。

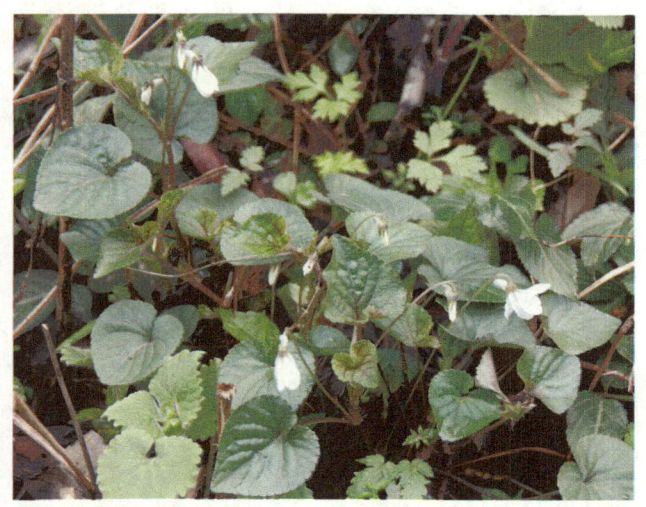

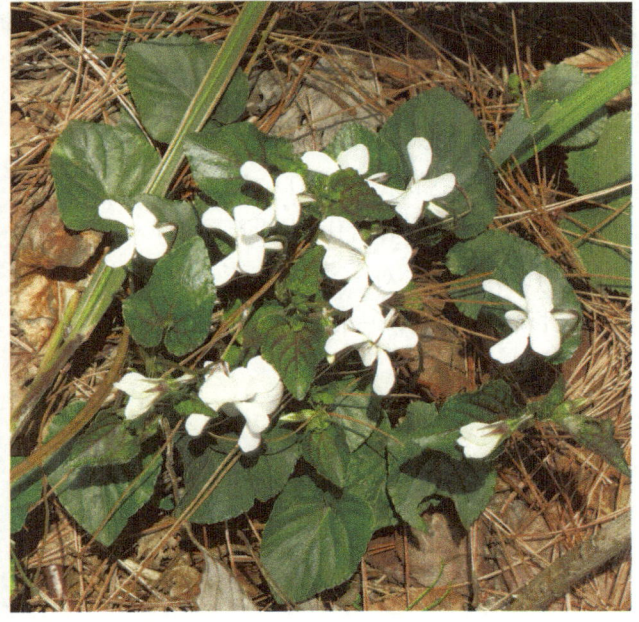

【形态特征】多年生草本,高5~20 cm。根状茎短粗,斜生或垂直,密生多条须根。地上茎常数条丛生,直立或斜升。基生叶片宽心形、卵状心形或肾形;茎生叶少,疏列。花小,白色或淡紫色,上方花瓣长倒卵形,侧方花瓣长圆状倒卵形,下方花瓣先端微凹。蒴果长圆形或椭圆形,先端尖。种子卵球形,淡黄色。

【性味功效】味微苦。性凉。清热解毒,止咳,止血。

【现代用方】《浙江民间常用草药》:(如意草)全草30~60 g。用法:水煎服;或鲜全草适量捣汁服。主治:上呼吸道感染、结膜炎。

【用法用量】煎服:15~30 g,鲜品30~60 g;或捣汁。外用适量,捣敷患处。

【使用注意】忌鸡、鱼、蛋、面、豆腐和酸辣食物。

255 蕺菜(鱼腥草)

【古籍原文】温。小儿食之,便觉脚痛,三岁不行。久食之,发虚弱,损阳气,消精髓,不可食。

【药物来源】为三白草科植物蕺菜 Houttuynia cordata Thunb. 的带根全草。

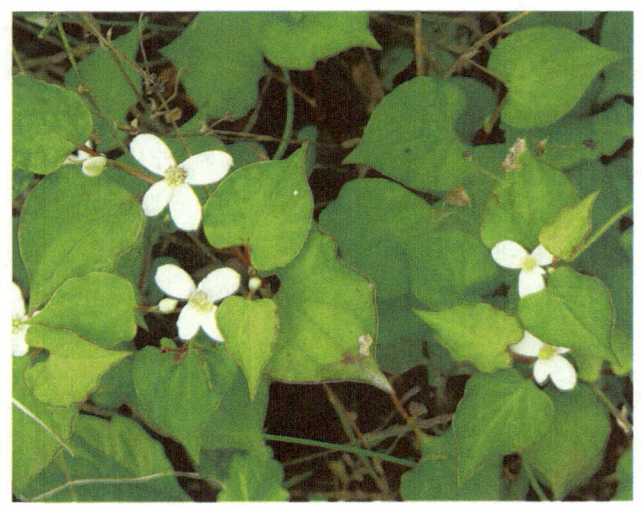

【形态特征】多年生草本,高30~60 cm,全株具腥臭味。茎下部伏地,节上轮生小根;上部直立,有时带紫红色。叶薄纸质,具腺点,卵形或阔卵形,顶端短渐尖,基部心形,背面常呈紫红色;托叶膜质,略抱茎。总苞片长圆形或倒卵形,白色;雄蕊长于子房,花丝长为花药的3倍。蒴果顶端为宿存的花柱。

【性味功效】味辛,性微寒。清热解毒,排脓消痈,利尿通淋。

【古方选录】《本草经疏》:蕺,捣汁,入年久芥菜卤饮之。主治:肺痈。

【用法用量】煎服,15~25 g,不宜久煎;或鲜品捣汁,用量加倍;或作为蔬菜,凉拌、炒、腌制食用。外用适

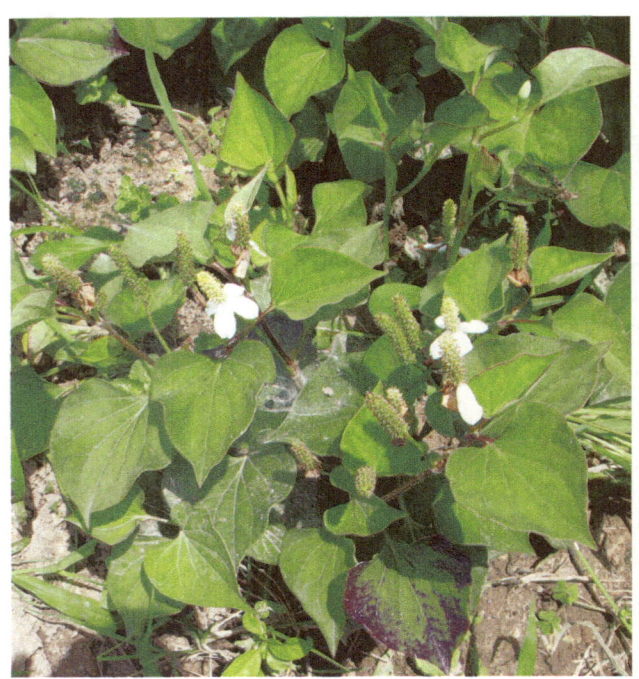

量,捣敷或煎汤熏洗。

【使用注意】虚寒证慎服。

【现代研究】全草含癸酰乙醛、月桂醛、α-蒎烯、芳樟醇、甲基正壬基甲酮、樟烯、月桂烯、柠檬烯、乙酸龙脑酯、丁香烯、绿原酸、β-谷甾醇、硬脂酸、油酸、亚油酸等,叶含槲皮苷,花和果穗含异槲皮苷等。有抗菌、抗病毒、增强免疫力、利尿、镇痛、镇咳、止血和消炎等作用。

256 马芹子（孜然）

【古籍原文】和酱食诸味良。根及叶不堪食。卒心痛：子作末,醋服。

【药物来源】为伞形科植物孜然芹 Cuminum cyminum L. 的果实。

【形态特征】一年或二年生草本,高 20～40 cm,全株（除果实外）光滑无毛。叶柄具狭披针形的鞘；叶片三出式二回羽状全裂,末回裂片狭线形。复伞形花序多数,多呈二歧式分枝；花瓣粉红色或白色,长圆形,顶端微缺,有内折的小舌片。分生果长圆形,两端狭窄,密被白色刚毛；每棱槽内具油管 1 条,合生面油管 2 条,胚乳腹面微凹。

【性味功效】味辛,性温。散寒止痛,理气调中。

【用法用量】煎服,3～9 g；或研末。外用：适量,研末

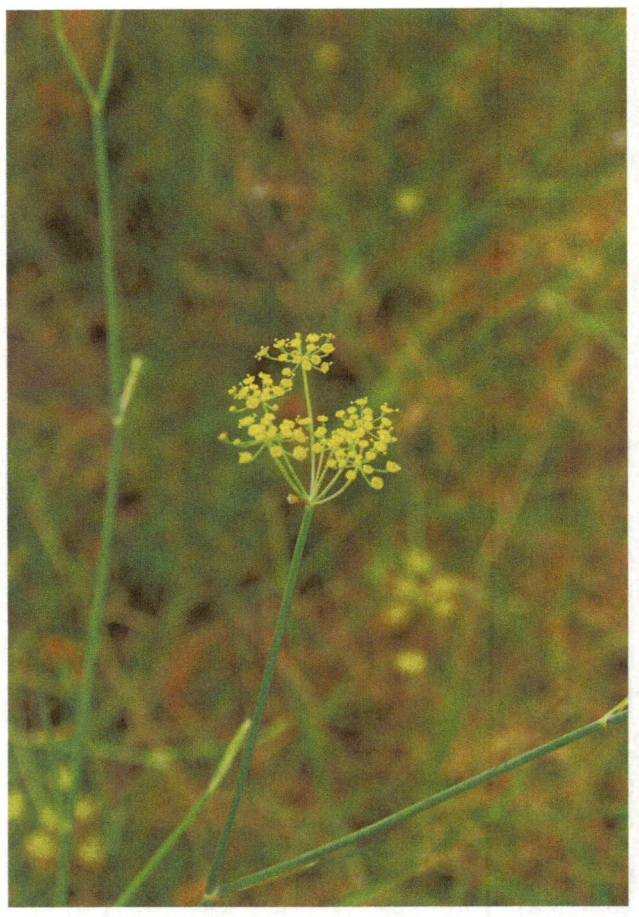

调敷。

【使用注意】阴虚火旺者慎服。

【现代研究】含芹菜素-5-O-吡喃葡萄糖苷、芹菜素-7-O-吡喃葡萄糖苷、木犀草素-7-O-吡喃葡萄糖苷、挥发油、对-聚伞花素,α、β-蒎烯,α、β-水芹烯,紫苏醛,α-松油醇,丁香酚,月桂烯等。

257 芸薹（油菜）

【古籍原文】若先患腰膝,不可多食,必加极。

又,极损阳气,发口疮,齿痛。

又,能生腹中诸虫。道家特忌。

【药物来源】为十字花科植物油菜 Brassica campestris L. 的茎叶。

【形态特征】一年或二年生草本,高 1 m 左右。茎粗壮,无毛或稍被微毛。基生叶及下部茎生叶呈琴状分裂,先端裂片长卵圆形；茎中部及上部的叶倒卵状椭圆形,先端锐尖,基部心形,半抱茎。总状花序；萼片 4 片,绿色；花瓣 4 片,鲜黄色,排成十字形；雄蕊

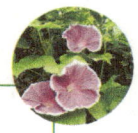

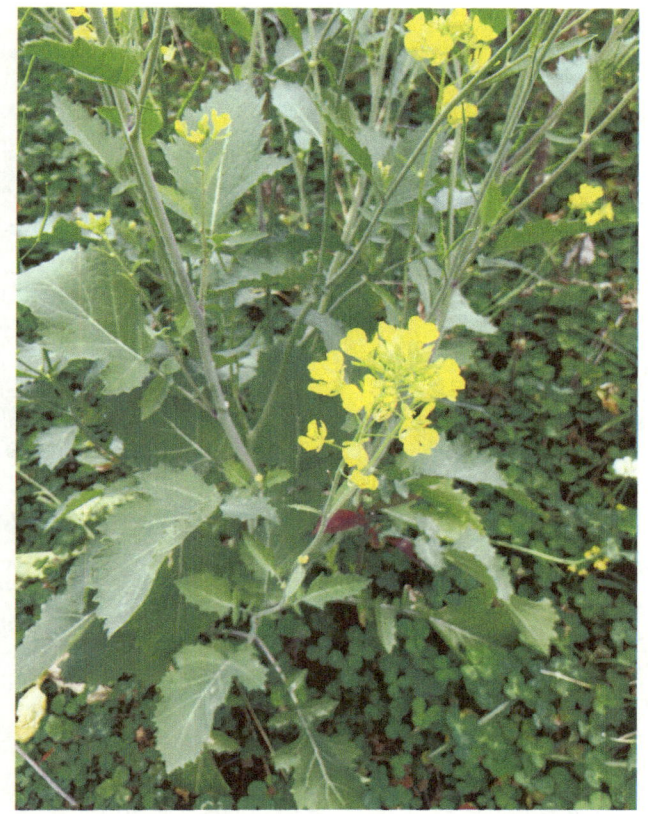

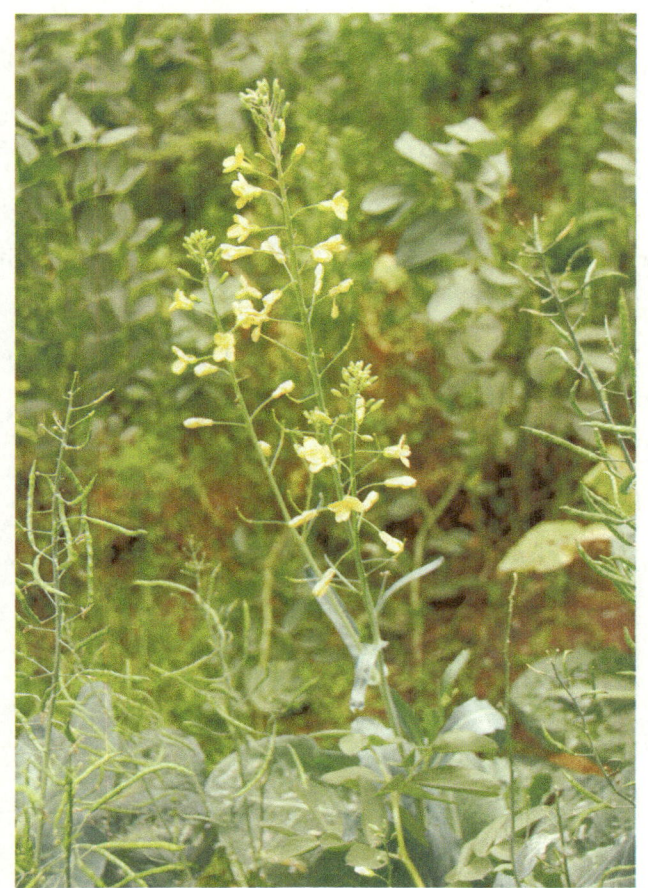

6枚,4枚强;雌蕊1枚,子房上位。长角果。种子多数,黑色或暗红褐色。

【性味功效】味辛、甘,性平。凉血散血,解毒消肿。

【古方选录】《太平圣惠方》:芸薹捣,绞取汁二合,蜜一合。同暖令温服之。主治:血痢不止,腹中疼痛,心神烦闷。

【用法用量】作为蔬菜,炒或煮汤食用,30～300 g;鲜品捣汁饮服,20～100 mL。外用适量,煎水洗或捣敷。

【使用注意】麻疹、疮疥、目疾患者不宜食。

【现代研究】含葡萄糖芸菁芥素、葡萄糖异硫菁酸戊-4-烯酯、葡萄糖屈曲花素、葡萄糖莱菔、槲皮苷、维生素K、卡巴呋喃、3 羟基卡巴呋喃、淀粉样蛋白等。有降眼压作用。

258 蕹 菜

【古籍原文】味甘,平,无毒。主解野葛毒,煮食之。亦生捣服之。岭南种之,蔓生,花白,堪为菜。云南人先食蕹菜,后食野葛,二物相伏,自然无苦。

又,取汁滴野葛苗,当时烟死,其相杀如此。张司空云:魏武帝啖野葛至一尺,应是先食此菜也。

【药物来源】为旋花科植物蕹菜 Ipomoea aquatica Forsk. 的地上部分。

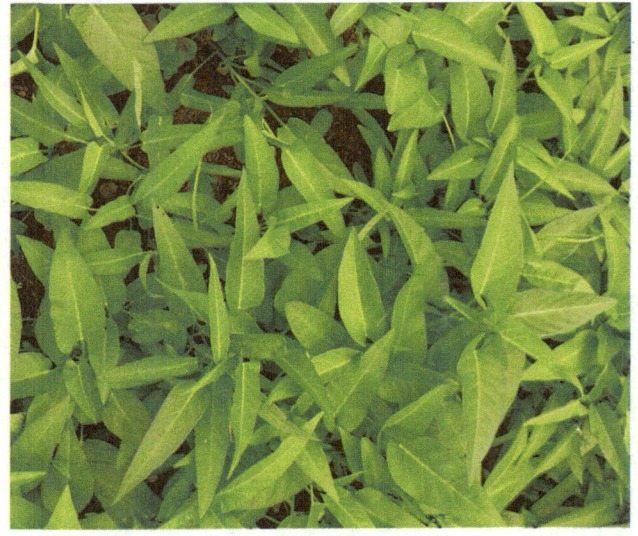

【形态特征】一年生草本,蔓生。茎圆柱形,有节,节间中空,节上生根,无毛。叶片卵形、长卵形、长卵状披针形或披针形,顶端锐尖或渐尖,具小短尖头。聚伞花序;花冠白色、淡红色或紫红色,漏斗状。蒴果

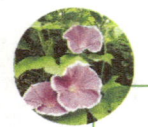

卵球形至球形,无毛;种子密被短柔毛或无毛。

【性味功效】味甘,性寒。凉血清热,利湿解毒。

【现代用方】《闽南民间草药》:鲜蕹菜洗净,捣烂取汁,和蜂蜜酌量服之。主治:淋浊,小便血,大便血。

【用法用量】作为蔬菜,炒或煮汤食用,60~120 g;或鲜品捣汁饮服。外用适量,煎水洗;或捣敷。

【现代研究】含蛋白质,糖类,脂类,酚类,萜类,三萜类,谷氨酰胺,丙氨酸,蔗糖,α-生育酚,β-胡萝卜素,叶黄素,叶黄素环氧化物,铜、铁、锌等。

259 菠薐(菠菜)

【古籍原文】冷,微毒。利五脏,通肠胃热,解酒毒。服丹石人食之佳。北人食肉面即平,南人食鱼鳖水米即冷。不可多食,冷大小肠。久食令人脚弱不能行。发腰痛,不与蚺鱼同食。发霍乱吐泻。

【药物来源】为藜科植物菠菜 Spinacia oleracea L. 的带根全株。

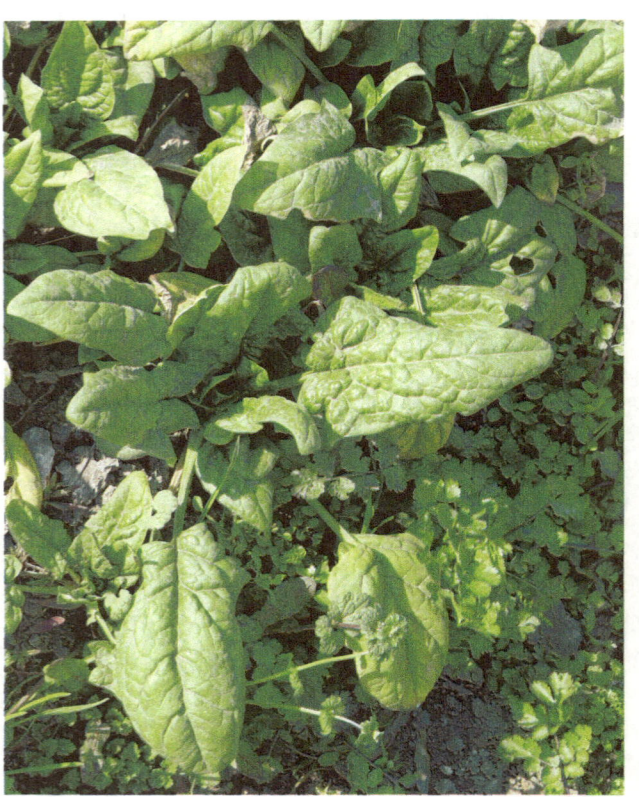

【形态特征】一年生草本,全体光滑,柔嫩多水分。根圆锥状,带红色。茎直立,中空,脆弱多汁。叶戟形至卵形,鲜绿色,柔嫩多汁,稍有光泽。花两性;雄花序排成穗状圆锥花序;雌花团集于叶腋;雄花花被片4片;雌花小苞片两侧稍扁,背面通常各具一棘状附属物。胞果卵形或近圆形。

【性味功效】味甘,性平。养血,止血,平肝,润燥。

【古方选录】《本草纲目·卷二十七》引《经验方》:菠薐根、鸡内金等分。用法:为末,米饮服一钱,日三。主治:消渴引饮,日至一石者。

【用法用量】内服,作为蔬菜,炒、煮汤或焯后凉拌食用;鲜品捣汁饮服。

【使用注意】不可多食。

【现代研究】含菠菜皂苷A、B,蛋白质,脂肪,碳水化合物,粗纤维,草酸,钙、磷、铁,胡萝卜素,维生素B_1、B_2、B_{12}、C,烟酸,叶酸,类胡萝卜素,α-生育酚等。有抗菌和抗癌等作用。

260 苦荬

【古籍原文】冷,无毒。治面目黄,强力,止困,敷蛇虫咬。

又,汁敷丁肿,即根出。蚕蛾出时,切不可取拗,令蛾子青烂。蚕妇亦忌食。野苦荬五六回拗后,味甘滑于家苦荬,甚佳。

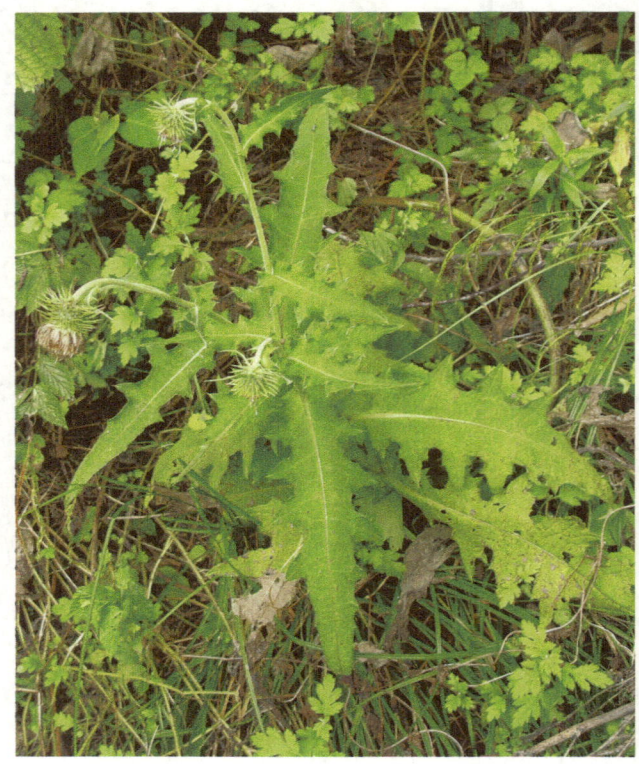

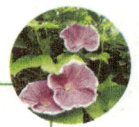

【药物来源】为菊科植物苦荬菜 Ixeris polycephala Cass. 的全草。

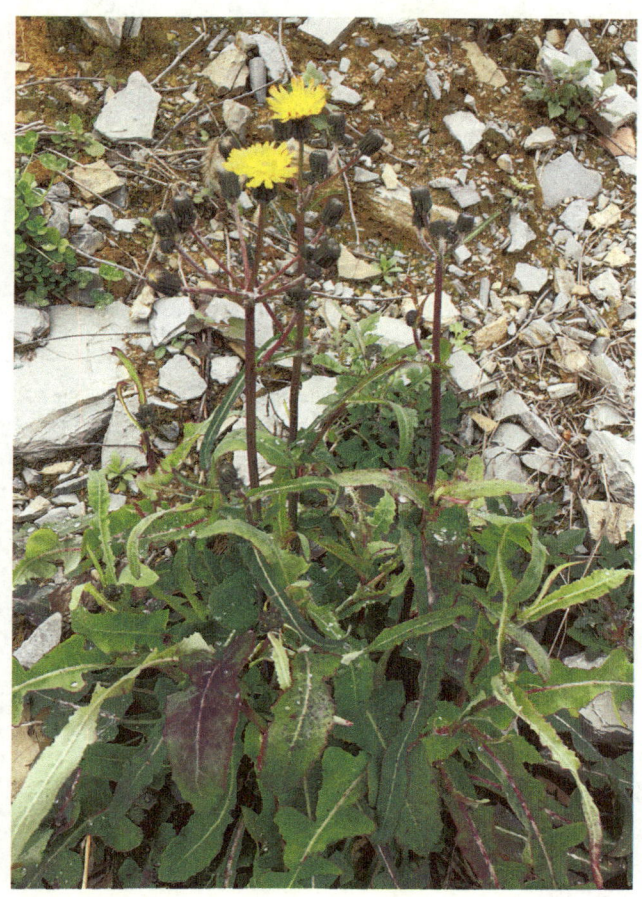

【形态特征】一年生草本，高10～80 cm。根垂直直伸，生多数须根。茎直立，上部伞房花序状分枝，或自基部多分枝或少分枝。基生叶线形或线状披针形，顶端急尖，基部渐狭成长柄或短柄；中下部茎叶披针形或线形，向上或最上部的叶渐小，基部收窄，但不抱茎。头状花序多数；舌状花黄色，极少白色。瘦果扁长椭圆形，褐色；冠毛白色，微糙，不等长。

【性味功效】味苦，性寒。清热解毒，消肿止痛。

【古方选录】《针灸资生经》：苦荬菜一把，酒、水各半。用法：煎服。主治：血淋尿血。

【用法用量】煎服，9～15 g，鲜品30～60 g。外用：适量，捣敷；或捣汁涂；或研末调搽；煎水洗或漱。

【现代研究】含咖啡酰酒石酸，5-咖啡酰奎宁酸、菊苣酸、菊苣酸异构体、咖啡酰阿魏酰酒石酸，3,5-二咖啡酰奎宁酸、木犀草素-7-O-葡萄糖苷，芹菜素-7-O-葡萄糖苷，绿原酸，异绿原酸等。有保肝、消炎、止咳化痰等作用。

261 鹿角菜

【古籍原文】大寒。无毒，微毒。下热风气，疗小儿骨蒸热劳。丈夫不可久食，发疮疾，损经络血气，令人脚冷痹，损腰肾，少颜色。服丹石人食之，下石力也。出海州，登、莱、沂、密州并有，海中。又能解面热。

【药物来源】为海萝科（内枝藻科）植物海萝 Gloiopeltis furcata（Post. et Rupr.）J. Ag. 及鹿角海萝 Gloiopeltis tenax（Turn.）J. Ag. 的藻体。

【形态特征】①海萝：藻体直立，株高4～10 cm。藻体丛生，紫红色、黄褐色至褐色，软革质，干燥后韧性强，最高可达15 cm。藻体分为固着器和分枝两部分。固着器盘状。分枝管状中空，圆柱形或扁圆柱形，不规则二叉分枝；分枝基部常缢缩，内部组织疏松或中空，故有时扁塌。

②鹿角海萝：藻体紫红色，高5～12 cm。初生枝圆柱形，其后渐扁，宽1～4 mm，分枝处不缢缩，枝端常尖细，弯曲似鹿角形。

【性味功效】味咸，性寒。清热，消食，祛风除湿，软坚化痰。

【现代用方】《南海海洋药用生物》（海萝）用淡水漂白，晒干。用法：煮糖水或用开水冲泡（1～2 h），加白糖服。主治：痢，小儿热痢。

【用法用量】煎服，3～9 g；或浸酒。

【使用注意】《养生要集》"食之动嗽。"；《食疗本草》："丈夫不可久食，发疮疾，损经络血气，令人脚冷痹，损腰肾，少颜色。"

【现代研究】海萝含丰富的微量元素。黏液内含岩藻多糖，琼脂二糖二甲基缩醛，甲基半乳糖苷，甲基木糖苷，3,6-去水卫矛醇二甲基缩醛，D-半乳糖，D-天冬氨酸等；鹿角海萝含链烷烃、脂肪酸甲酯和甾醇等。有一定免疫活性。

262 莙荙

【古籍原文】平。微毒。补中下气，理脾气，去头风，利五脏。冷气不可多食，动气。先患腹冷，食必破腹。茎灰淋汁,洗衣白如玉色。

【药物来源】为藜科植物甜菜 *Beta vulgaris* L. 的茎、叶。

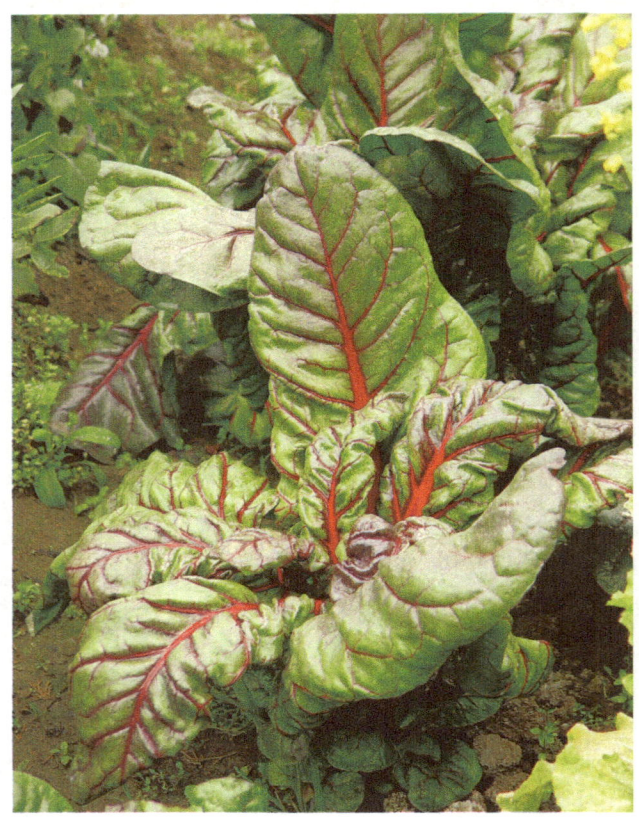

【形态特征】二年生草本,根圆锥状至纺锤状,多汁。茎直立,多少有分枝,具条棱及色条。基生叶矩圆形,全缘或略呈波状,上面皱缩不平,略有光泽,下面叶脉凸出;茎生较小,卵形或披针状矩圆形,先端渐尖,基部渐狭入短柄。花2～3朵聚生;花被裂片条形或狭矩圆形。胞果稍肉质。种子双凸镜形,红褐色。

【性味功效】味甘、苦,性寒。清热解毒,行瘀止血。

【古方选录】《本草经集注》:用莙菜捣汁皆饮,得除,瘥。主治:时行热病初得。

【用法用量】煎服,15～30 g,鲜品60～120 g;或捣汁。外用:适量,捣敷。

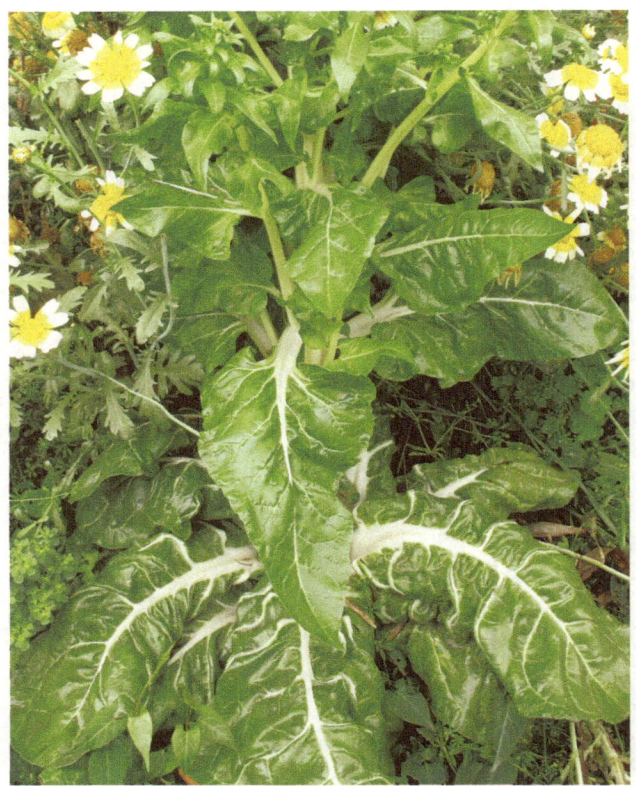

【使用注意】脾虚泄泻者禁服。

【现代研究】含牛皮菜多肽及丰富的锌、钾、钠。

263 附 余

【古籍原文】孟诜方:治产后血运心闷气绝方。以冷水噀面即醒。

孟诜《食经》方:鱼骨哽方:取萩去皮,着鼻中,少时瘥。

孟诜《食经》云:拧茎单煮洗浴之。又方,芫蔚可作浴汤。又方,煮赤小豆取汁停冷洗,不过三四。又方,捣蘩蒌封上。

白鸽肉:"(诜曰)暖"。"调精益气,治恶疮疥癣,风疮白癜,疬风。炒熟酒服,虽益人,食多恐减药力。孟诜"。

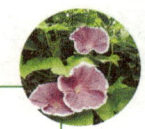

中文药名索引
（按汉字笔画排序）

二 画

八月札/012

三 画

干地黄/006
干苔/017
干枣/042
大头菜/136
大麦/125
大豆/117
大枣/042
大籽蒿/007
大蒜/153
小米/120
小麦/124
小茴香/018
小蒜/154
小蓟/014
山芋/006
山鸡/087
山药/006
马/070
马芹子/162
马齿苋/156

四 画

天门冬/005
木瓜/047
木耳/027
木通/012
犬/074
车螯/106
牙鲆/103
比目鱼/103
瓦楞子/107
水芹/156
水苏/150
牛/066
牛李子/037
牛乳/067
牛蒡子/015
乌鸡/083
乌贼干/097
乌贼鱼/097
乌梅/046
乌鳢/093
火麻仁/116

五 画

甘菊/005
甘紫菜/016
甘蔗/053
甘蕉/023
艾叶/013
石胡荽/135
石首鱼/101
石榴/056
石蜜/053
石燕/003
龙葵/143
田螺/111

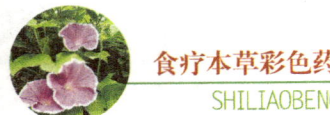

生地/006
生姜/008
白苣/159
白苏子/142
白豆/128
白鱼/100
白油麻/115
白砂糖/053
白鸭/085
白胶/073
白菜/141
白蒿/007
白粱米/123
瓜蒌/011
冬瓜/136
冬葵/131

六　画

地黄/006
扬子鳄/099
芋/049
芋头/049
百合/012
邪蒿/133
曲/126
同蒿/134
竹/028
凫茨/049
饧糖/117
决明子/008
羊/068
羊乳/069
羊梅/059
羊蹄/021
如意草/160
红枣/042
红糖/054
红鳍鲌/100

七　画

坛紫菜/016
赤小豆/119
芫荑/032
芫菁/136
芫荽/132
芸薹/162
芰实/045
苋/132
苋菜/132
花红/058
花椒/033
芥/140
苍耳/009
芡实/046
苡仁/118
苡米/118
杏/055
李/058
李子/058
杨梅/059
豆豉/127
两面针/034
时鱼/103
吴茱萸/030
牡蛎/091
牡鼠/105
龟甲/091
龟板/091
沙糖/054
君迁子/043
孜然/162
鸡/083
鸡头子/046
鸡苏/150
鸡肠草/159
驴/080

中文药名索引
ZHONGWEN YAOMING SUOYIN

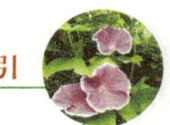

八 画

青小豆/119
青鱼/101
青菜/141
青蒿/019
青粱米/123
刺儿菜/014
苦芙/024
苦荬/164
苹果/061
苜蓿/144
茄/157
林檎/058
枇杷/050
郁李仁/036
软枣/043
虎/075
昆布/016
罗勒/134
矿麦/122
矿麦蘖/122
乳腐/070
鱼腥草/161
兔/076
狐/081
饴糖/117
河豚/104
油菜/162
附余/166

九 画

荆芥/149
茼蒿/134
茴香/018
荞麦/126
茄子/142
茶/033
茗/033
荠/144

茳苊/018
荠菜/144
茭白/022
茭瓜/022
茭首/022
茨菰/050
胡瓜/138
胡荽/132
胡桃/060
胡麻/115
胡葱/154
胡椒/036
荔枝/051
柰/061
柑子/052
柚/041
枳椇/038
栀子/031
枸杞/025
柿/048
牵牛子/021
韭/147
韭菜/147
虾/108
香芹/133
香菜/132
香菇菌/020
香菜/151
香蕈/020
香蕉/023
香薷/151
洋葱/154
扁豆/127
神曲/126

十 画

秦荻梨/152
秦椒/033
盐/003
荸荠/049

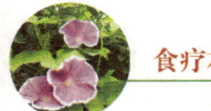

莲子/040
茴香/018
莴苣/159
莴笋/159
恶实/015
恶食/015
莙荙/165
莼菜/155
栝楼/011
桃人/054
桃仁/054
核桃/060
豇豆/128
栗子/044
蚌/106
秫米/121
豺/083
豹/078
胶饴/117
鸥/088
鸲鹆肉/089
狸/077
鸳鸯/090
酒/120
海月/111
海蛤壳/092
海螵蛸/097
海藻/015
桑/028

十一画

萘菜/149
菱角/045
菱实/045
菘菜/141
堇菜/160
黄瓜/138
黄明胶/073
黄鱼/101, 105
黄颡鱼/103

黄精/004
黄鳝/094
萝卜/140
菌子/020
菠菜/164
菠薐/164
菰菜/022
梅实/046
豉/127
瓠子/153
雀/087
野鸡/087
野鸭/085
野猪/082
蚶/107
蚺蛇/109
蛇莓/024
蛇蜕皮/110
蛏/107
甜瓜/138
甜菜/149
梨/057
船底苔/017
猪/078
猪椒/034
猕猴桃/060
麻子仁/116
麻蕡/116
鹿/071
鹿角菜/165
羚羊/075
淡菜/108
绿豆/128

十二画

鼋/099
越瓜/139
葫芦/153
葛根/010
葡萄/043

中文药名索引

葱/146
葱白/146
落苏/157
落葵/160
萹竹/022
萹蓄/022
葵/131
粟米/120
醅酒/129
酥/070
雁/086
翘摇/145
榅子/038
紫云英/145
紫苏/150
紫菜/016
鹅/085
鹅不食草/135
黍米/124
鲂鱼/105
猬/096
猯/082
犀角/073

十三画

蒟酱/019
蒲桃/043
椿/034
楂子/047
槐角/025
槐实/025
榆荚/026
酪/070
鹌鹑/088
零陵香/134
蜂蜜/090
蜀椒/033
鼠李/037
魁蛤/092
鲇/093

鲈鱼/102
酱/130
鹑/088
雍菜/163
粳米/122
慈姑/050
慈鸦/089
鲨/102

十四画

嘉鱼/102
蔓菁/136
蔓椒/034
蓼子/146
蓼实/146
榧子/038
槟榔/031
酸枣/027
鲚鱼/104
鲛鱼/099
鲟鱼/095
獐/077
蜜/090
熊/065

十五画

蕨/145
蕨菜/145
蕺菜/161
樗/035
樱桃/055
橡实/037
橄榄/062
橄榄/062
醋/129
蝮蛇/110
稷/124
鲫鱼/103
鲤鱼/095
鲫鱼/093

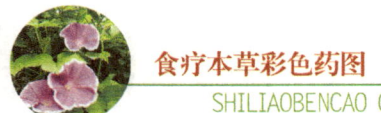

鲨鱼/099

十六画

燕覆子/012
薤/148
薤白/148
薯蓣/006
薏苡仁/118
薄荷/152
橙/042
橘/040
醍醐/070
獚/082
獭/081
鲸鱼/104
鹧鸪/086
糖霜/053

十七画

藊豆/127
鲮鲤鱼/104
麋/079
濮瓜/137

十八画

藕/039

藤梨/060
覆盆子/045

十九画

鳗鱼/098
鳗鲡鱼/098
蟹/097
鳖/096
鳖甲/096

二十画

蘩蒌/158
鼍/099
鳜鱼/101
鳝鱼/094
糯米/130

二十一画及以上

鳢/093
鳢鱼/093
鳣鱼/105
麝香/065
麠羊/075

方剂名索引

（按汉字笔画排序）

二 画

二汁饮/053
二陈汤/041
八正散/023
人参汤/058

三 画

三仙丹/018
三仙饮/054
三痫丸/149
下瘀血汤/055
大力丸/094
大枣汤/043
小定风珠/108
小建中汤/117
小蓟饮子/015
山芋丸/007
马齿粥/157

四 画

天门冬丸/005
元红散/052
木瓜汤/047
五子衍宗丸/045
五汁饮/050,058
五味槟榔丸/031
车螯散/106
止息汤/060
水牛方/067
牛李子散/038

牛肝散/067
牛肾粥/067
化疗汤/018
乌鸡汤/084
乌鸡肝粥/084
乌梅丸/047
乌雌鸡羹/084
双人丸/056

五 画

玉锁丹/046
甘麦大枣汤/125
艾叶汤/014
四汁饮/029
生姜半夏汤/009
白鹅膏粥/085
瓜蒌子汤/011
瓜蒌薤白白酒汤/120
冬瓜羹/137
立效散/135

六 画

地黄益母草汤/006
百花丸/013
竹叶汤/029
竹叶散/030
竹茹汤/029
竹茹散/029
羊肉羹/069
羊肝方/069
羊角散/069

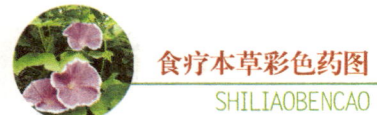

羊胫灰丸/069
羊蹄散/022
羊髓膏/069
决明子散/008
异效散/136
如圣散/077

七　画

赤小豆汤/119
芫荑散/032
苇茎汤/137
苍耳散/010
苍柏樗皮丸/035
苏叶汤/150
豆麦汤/119、128
连壳丸/079
吴茱萸粥/031
吹鼻通脑散/109
启关散/015
补肾丸/092
补肺散/073
鸡子饼/084
鸡苏饮子/151
驴肉汤/080

八　画

青龙白虎汤/062
青蛤丸/092
青蒿鳖甲汤/020
画眉丹/003
郁李仁饮/036
虎肉炙方/076
虎骨散/076
昆布丸/016
兔肝丸/076
狐肉羹/081
狗胆丸/074
炙羊心/069
泻白散/028

泽肤膏/067
定喘汤1号/051

九　画

春蕨散/145
胡麻散/115
胡椒丸/036
枳椇子丸/038
栀子豉汤/032
枸杞子散/026
虾米酒/109
香薷汤/151
独胜散/011
姜茶散/033
姜盐饮/003
姜藕饮/039
扁豆汤/127
祛痛散/159
神曲散/126
神妙橡实散/037

十　画

栝蒌牡蛎散/091
栝楼薤白半夏汤/011
栗子粥/044
豺狼骨/083
鸲鹆散/089
鸳鸯法炙方/090
浆水饮/123
宽中汤/053
益脾饼/084
消湿散/021
海藻散坚丸/016
通心散/012
通仙散/127
通神散/121
桑菊饮/028

十一画

菱实粉粥/045

黄连阿胶汤/080
萝卜粥/141
菊睛丸/005
豉粥/128
雀卵丸/087
雀脑方/087
蚺蛇酒/109
蚺蛇膏/109
蛇蜕散/110
猪肚丸/079
猪肾丸/079
猪椒根汤/034
麻子仁丸/117
麻黄杏仁薏苡甘草汤/118
鹿头方/072
鹿肉臛/072
鹿角丸/072
鹿附汤/072
鹿茸散/098
鹿骨煎/072
鹿蹄汤/072
羚羊角汤/075
清宫汤/074

十二画

葛根牛蒡子散/011
葵子茯苓散/131
葵根饮/133
酥蜜煎/070
雁脂酒/086
黍米饮/124
猬皮散/096

十三画

搐鼻碧云散/135
蒲桃煎/044
槐角丸/025

榆仁丸/026
蜀椒汤/034
粳米桃仁粥/122
粱豉汤/123
辟谷木耳丸/027

十四画

蔓菁子散/004
榧子煎/038
榴附饮/057
酸枣仁汤/027
蜜煎导法/091
熊胆丸/066

十五画

醋煮三棱丸/129
鲫鱼粥/094

十六画

薤豉粥/148
薄荷散/152

十七画

麋角丸/079
麋茸煎/080

十九画

鳗鱼丸/099

二十画

糯米阿胶粥/130
灌耳牛乳方/067

二十一画以上

麝香散/065
蠲痛散/052

药用植物、动物学名索引

A

Acipenser sinensis Gray 中华鲟/095

Acridotheres cristatellus（L.）八哥/089

Actinidia chinensis Planch. 中华猕猴桃/060

Adenophora trachelioides Maxim. 荠苨/018

Agkistrodon halys（Pallas）蝮蛇/110

Ailanthus altissima（Mill.）Swingle 臭椿/035

Aix galericulata（L.）鸳鸯/090

Akebia quinata（Thunb.）Decne 木通/012

Akebia trifoliate（Thunb.）Koidz. 三叶木通/012

Akebia trifoliate（Thunb.）Koidz. var *australis*（Diels）Rehd 白木通/012

Alligator sinensis Fauvel 扬子鳄/099

Allium ascalonicum L. 胡葱/155

Allium chinense G. Don 薤头/148

Allium fistulosum L. 葱/147

Allium macrostemon Bunge. 小根蒜/148

Allium nipponicum Fr. et Sav. 山蒜/154

Allium sativum L. 蒜/153

Allium tuberosum Rottl. ex Spreng. 韭/147

Amaranthus tricolor L. 苋/132

Amygdalus davidiana（Carrière）de Vos ex Henry 山桃/054

Amygdalus pedunculata Pall. 长柄扁桃/036

Amygdalus persica L. 桃/054

Anas domestica L. 家鸭/085

Anguilla japonica Temminck et Schlegel 鳗鲡/099

Anodonta woodiana Lea. 背角无齿蚌/106

Anser albifrons（Scopoli）白额雁/086

Anser domestica Geese 鹅/085

Apis cerana Fabricius 中华蜜蜂/090

Apis mellifera Linnaeus 意大利蜜蜂/090

Araca inflate Reeve 魁蚶/107

Arca granosa Linnaeus 泥蚶/107

Arca subcrenata Lischke 毛蚶/107

Arctium lappa L. 牛蒡/015

Arctonyx collaris F. Cuvier 獾/082

Areca catechu L. 槟榔/031

Armeniaca mume Sieb. 梅/046

Armeniaca vulgaris Lam. 杏/056

Artemisia annua L. 黄花蒿/019

Artemisia argyi Levl. et Vant. 艾/014

Artemisia selengensis Turcz. ex Bess. 蒌蒿/152

Artemisia sieversiana Ehrhart ex Willd. 大籽蒿/007

Asparagus cochinchinensis（Lour.）Merr. 天门冬/005

Astragalus sinicus L. 紫云英/145

Auricularia auricula（L. ex Hook.）Underw. 木耳/027

Auricularia delicata（Fr.）P. Henn. 皱木耳/027

Auricularia polytricha（Mont.）Sacc. 毛木耳/027

B

Basella alba L. 落葵/160

Benincasa hispida（Thunb.）Cogn. 冬瓜/137

Beta vulgaris L. 甜菜/166

Beta vulgaris L. var. *cicla* L. 厚皮菜/149

Beta vulgaris L. var. *cruenta* Alef. 莙荙菜/149

Bos taurus domesticus Gmelin 黄牛/066,067

Brasenia schreberi J. F. Gmel. 莼菜/155

Brassica campestris L. 油菜/162

Brassica chinensis L. 青菜/142

Brassica juncea（L.）Czern. et Coss. 芥菜/140

Brassica rapa L. 芜菁/136

Bubalus bubalis Linnaeus 水牛/066,067

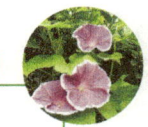

C

Camellia sinensis (L.) O. Kuntze. 茶/033

Canarium album (Lour.) Raeusch. 橄榄/062

Canis familiaris L. 狗/074

Cannabis sativa L. 大麻/116

Capra hircus Linnaeus 山羊/068、069

Capsella bursa-pastoris (L.) Medic. 荠菜/144

Carassius auratus (L.) 鲫鱼/094

Cassia tora L. 决明/008

Castanea mollissima Bl. 栗/044

Centipeda minima (L.) A. Br. et Aschers. 石胡荽/135

Cerasus humilis (Bge.) Sork Cerasus 欧李/036

Cerasus japonica (Thunb.) Lois. 郁李/036

Cerasus pseudocerasus Lindl. 樱桃/055

Cervus elaphus Linnaeus 马鹿/072,073

Cervus nippon Temminck 梅花鹿/072,073

Chaenomeles cathayensis (Hemsl.) Schneid. 毛叶木瓜/048

Chaenomeles speciosa (Sweet) Nakai 贴梗海棠/047

Chinemys reevesii (Gray) 乌龟/092

Chrysanthemum coronarium L. 茼蒿/134

Cipangopaludina chinensis (Gray) 中国圆田螺/111

Circus cyaneus Linnaeus (L.) 白尾鹞/088

Cirsium setosum (Willd.) MB. 刺儿菜/014

Citrus junos Tanaka 香橙/042

Citrus maxima (Burm.) Merr. 柚/041

Citrus reticulata Blanco 柑橘/041

Citrus reticulata Blanco Chachiensis 茶枝柑/052

Coilia ectenes Jordan et Seale 鲚鱼/104

Coix lacryma-jobi L. var. *ma-yuen* (Roman.) Stapf 薏苡/118

Colocasia esculenta (L.) Schott 芋/049

Coriandrum sativum L. 芫荽/133

Corvus monedula Linnaeus 寒鸦/089

Coturnix japonica Temminck & Schlegel 鹌鹑/088

Cristaria plicata Lea. 褶纹冠蚌/106

Cucumis melo L. 甜瓜/138

Cucumis melo L. var. *conomon* (Thunb.) Makino 菜瓜/139

Cucumis sativus L. 黄瓜/138

Culter erythropterus Basilewsky 红鳍鲌/100

Cuminum cyminum L. 孜然芹/162

Cuon alpinus Pallas 豺/083

Cyclina sinensis (Gmelin) 青蛤/092

Cyprinus carpio L. 鲤鱼/095

Cyrtiospirifer sinensis (Graban) 中华弓石燕/003

Cyrtiospirifer sp. 弓石燕/003

D

Dendranthema morifolium (Ramat.) Tzvel. 菊/005

Dioscorea opposita Thunb. 薯蓣/007

Diospyros kaki Thunb. 柿/048

Diospyros lotus Linn. 君迁子/043

Duchesnea indica (Andrews) Focke 蛇莓/024

E

E. clathrata (Roth) Grev 条浒苔/017

E. compressa (L.) Grev 扁浒苔/017

E. linza (L.) J. Ag. 缘管浒苔/017

Ecklonia kurome Okam. 黑昆布/016

Elaphe carinata (Guenther) 王锦蛇/110

Elaphe rufodorsata (Cantor) 红点锦蛇/110

Elaphe taeniurus Cope 黑眉锦蛇/110

Elaphurus davidianus Milne-Edwards 麋鹿/079

Enteromorpha prolifera (Muell.) J. Ag. 浒苔/017

Equus asinus L. 驴/080

Equus caballus (L.) 马/071

Erinaceus europaeus L. 刺猬/096

Eriobotrya japonica (Thunb.) Lindl. 枇杷/050

Eriocheir sinensis H. Milne-Edwards 中华绒螯蟹/097

Erythroculter ilishaeformis (Bleeker) 翘嘴红鲌/100

Euryale ferox Salisb. 芡/046

Evodia rutaecarpa (Juss.) Benth. 吴茱萸/030

Evodia rutaecarpa var. *bodinieri* (Dode) Huang 疏毛吴茱萸/030

Evodia rutaecarpa var. *officinalis* (Dode) Huang 石虎/030

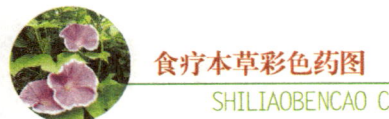

F

Fagopyrum esculentum Moench 荞麦/126
Felis bengalensis Kerr 豹猫/077
Foeniculum vulgare Mill. 茴香/018
Francolinus pintadeanus（Scopoli）鹧鸪/086
Fuga ocellatus（Osbeck）弓斑东方鲀/104

G

Gallus gallus domesticus Brisson 家鸡/084
Gardenia jasminoides Ellis. 栀子/031
Gloiopeltis furcata（Post. et Rupr.）J. Ag. 海萝/165
Gloiopeltis tenax（Turn.）J. Ag. 鹿角海萝/165
Glycine max（Linn.）Merr. 大豆/118, 128

H

Heleocharis dulcis（Burm. f.）Trin. 荸荠/049
Hemiechinus dauuricus Sundevall 短刺猬/096
Hippopus hippopus（Linnaeus）砗蚝/106
Hordeum vulgare L. 大麦/125
Hordeum vulgare var. *nudum* Hook. f. 裸麦/122
Houttuynia cordata Thunb. 蕺菜/161
Hovenia acerba Lindl. 枳椇/038
Hovenia dulcis Thunb. 北枳椇/038
Hovenia trichocarpa Chun et Tsiang 毛果枳椇/038
Huso dauricus（Georgi）鳇鱼/105
Hydropotes inermis Swinhoe 獐/077
Hyriopsis cumingii Lea. 三角帆蚌/106

I

Ipomoea aquatica Forsk. 蕹菜/163
Ixeris polycephala Cass. 苦荬菜/165

J

Juglans regia L. 胡桃/060

L

Lablab purpureus（Linn.）Sweet 扁豆/127
Lactuca sativa L. 莴苣/159
Lactuca tatarica（L.）C. A. Mey. 蒙山莴苣/025
Lagenaria siceraria（Molina）Standl. 瓠子/153
Laminaria japonica Aresch. 海带/016
Lateolabrax japonicus（Cuvier et Valenciennes）鲈鱼/102
Lepus oiostolus Hodgson 高原兔/076
Lepus sinensis Gray 华南兔/076
Lepus tolai Pallas 蒙古兔/076
Libanotis seseloides（Fisch. et Mey.）Turcz. 香芹/133
Lilium brownii F. E. Brown var. *viridulum* Baker 百合/012
Lilium lancifolium Thunb. 卷丹/012
Lilium pumilum DC. 细叶百合/012
Litchi chinensis Sonn. 荔枝/051
Luciobrama macrocephalus（Lacépède）鳡鱼/104
Lutra lutra Linnaeus 水獭/081
Lycium chinense Mill. 枸杞/025

M

Macrobrachium nipponense（de Haan）青虾/109
Macrura reevesii（Richardson）鲥鱼/103
Malus asiatica Nakai 花红/058
Malus pumila Mill. 苹果/061
Malva crispa Linn. 冬葵/131
Medicago sativa L. 紫苜蓿/144
Megalobrama terminalis（Richardson）三鱼鲂/105
Mentha haplocalyx Briq. 薄荷/152
Monopterus albus（Zuiew）黄鳝/094
Morus alba L. 桑/028
Moschus berezovskii Flerov 林麝/065
Moschus moschiferus Linnaeus 原麝/065
Moschus Sifanicus Przewalski 马麝/065
Mosla chinensis Maxim. cv. Jiangxiangru 江香薷/151
Mosla chinensis Maxim. 石香薷/151
Musa nana Lour. 香蕉/023
Musa sapientum L. 大蕉/023
Mustelus manazo Bleeker 白斑星鲨/100
Mylopharyngodon piceus（Richardson）青鱼/101
Myrica rubra（Lour.）Sieb. et Zucc. 杨梅/059

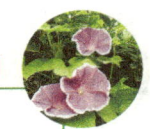

Mytilus crassitesta Lischke 厚壳贻贝/108

N

Nelumbo nucifera Gaertn. 莲/039,040

Neosinocalamus affinis（Rendle）Keng 慈竹/029

O

Ocimum basilicum L. 罗勒/135

Oenanthe javanica（Bl.）DC. 水芹/156

Ophicephalus argus Cantor 乌鳢/093

Oryctolagus cuniculus domesticus（Gmelin）家兔/076

Oryza sativa L. 稻/122,130

Ostrea gigas Thunberg 长牡蛎/091

Ovis aries Linnaeus 绵羊/068,069

P

Panicum miliaceum L. 稷/124

Panthera pardus L. 金钱豹/078

Panthera tigris Linnaeus 虎/075

Paralichthys olivaceus（Temminck et Schlegel）牙鲆/103

Parasiurus asotus（Linnaeus）鲇鱼/093

Passer montanus saturatus Stejneger 麻雀/087

Pelochelys bibroni（Owen）鼋/099

Pelteobagrus fulvidraco（Richardson）黄颡鱼/103

Perilla frutescens（L.）Britt. 白苏/142

Perilla frutescens（L.）Britt. 紫苏/150

Pharbitis nil（L.）Choisy 裂叶牵牛/021

Pharbitis purpurea（L.）Voigt 圆叶牵牛/021

Phasianus colchicus Linnaeus 环颈雉/087

Phyllostachys glauca McClure 淡竹/029

Piper betle L. 蒌叶/019

Piper nigrum L. 胡椒/036

Placuna placenta（L.）海月/111

Pleioblastus amarus（Keng）Keng f. 苦竹/029

Polygonatum cyrtonema Hua 多花黄精/004

Polygonatum sibiricum Red. 黄精/004

Polygonum aviculare L. 萹蓄/022

Polygonum hydropiper L. 水蓼/146

Porphyra haitanensis T. J. Chang et B. F. Zheng 坛紫菜/017

Porphyra tenera Kjellm. 甘紫菜/017

Portulaca oleracea L. 马齿苋/156

Prunus salicina Lindl. 李/059

Pseudosciaena crocea（Rich.）大黄鱼/101

Pseudosciaena polyactis Bleeker 小黄鱼/101

Pteridium aquilinum（L.）Kuhn var. *latiusculum*（Desv.）Underw. 蕨/145

Pueraria lobata（Willd.）Ohwi 野葛/010

Punica granatum L. 石榴/057

Pyrus bretschneideri Rehd. 白梨/058

Python molurus bivittatus Schlegel 蟒蛇/109

Q

Quercus acutissima Carr. 麻栎/037

Quercus liaotungensis Koidz. 辽东栎/037

R

Raphanus sativus L. 莱菔/141

Rattus norvegicus Berkenhout 褐家鼠/105

Rehmannia glutinosa Libosch 地黄/006

Rhamnus utilis Decne. 冻绿/037

Rhinoceros unicornis L. 印度犀/073

Rubus chingii Hu 掌叶覆盆子/045

Rumex japonicus Houtt. 羊蹄/021

S

Saccharum officinarum L. 甘蔗/053,054

Sagittaria trifolia L. var. *sinensis*（Sims.）Makino 慈姑/050

Saiga tatarica Linnaeus 赛加羚羊/075

Sargassum fusiforme（Harv.）Setch. 羊栖菜/015

Sargassum pallidum（Turn.）C. Ag. 海蒿子/015

Schizonepeta multifida（L.）Briq. 荆芥/149

Selenarctos thibetanus G. Cuvier 黑熊/065

Sepia esculenta Hoyle 金乌贼/098

Sepiella maindronide Rochebrune 无针乌贼/098

Sesamum indicum L. 芝麻/115,116

Setaria italica (L.) Beauv. var. *germanica* (Mill.) Schred. 粟/120,123

Siniperca chuatsi (Basilewsky) 鳜鱼/101

Sinonovacula constricta (Lamarck) 缢蛏/108

Solanum melongena L. 茄/157

Solanum nigrum L. 龙葵/143

Sophora japonica L. 槐/025

Sorghum bicolor (L.) Moench 高粱/121

Spinacia oleracea L. 菠菜/164

Stachys japonica Miq. 水苏/150

Stellaria media (L.) Cyr. 繁缕/158

Sus scrofa L. 野猪/082

Susscrofa domestica Brisson 猪/078

T

Tachypleus tridentatus Leach 东方鲎/102

Toona sinensis (A. Juss.) Roem. 香椿/035

Torreya grandis Fort et Lindl. 榧/038

Trapa bispinosa Roxb. 菱/045

Trichosanthes kirilowii Maxim. 栝楼/011

Trigonotis peduncularis (Trevis.) Benth. 附地菜/159

Trionychidae sinensis Wiegmann 中华鳖/096

Triticum aestivum L. 小麦/124

U

Ulmus macrocarpa Hance 大果榆/032

Ulmus pumila L. 榆树/026

Ulothrix flacca (Dillw.) Thuret 软丝藻/017

Ursus arctos Linnaeus 棕熊/065

V

Vigna radiata (Linn.) Wilczek 绿豆/119,128

Vigna umbellata (Thunb.) Ohwi et Ohashi 赤小豆/119

Vigna unguiculata (L.) Walp. 豇豆/129

Viola verecunda A. Gray 堇菜/161

Vitis vinifera L. 葡萄/043

Vulpes vulpes L. 狐/081

X

Xanthium sibiricum Patrin ex Widder 苍耳/010

Y

Yenia esculenta (P. Henn.) Liou 菰黑粉菌/022

Z

Zanthoxylum bungeanum Maxim. 花椒/034

Zanthoxylum nitidum (Roxb.) DC. 两面针/034

Zanthoxylum schinifolium Sieb. et Zucc. 青椒/034

Zingiber officinale Rosc. 姜/009

Zizania latifolia (Griseb.) Stapf 菰/022

Ziziphus jujuba Mill. 枣/042

Ziziphus jujuba Mill. var. *spinosa* (Bunge) Hu ex H. F. Chow 酸枣/027